BIBLIOTHÈQUE DE LA NUTRITION

L'ARTHRITISME

PAR

SURALIMENTATION

PAR

Le Dʳ L. PASCAULT

PARIS

A. MALOINE, ÉDITEUR

25-27, RUE DE L'ÉCOLE-DE-MÉDECINE, 25-27

1907

L'ARTHRITISME

PAR

SURALIMENTATION

L'ARTHRITISME

PAR

SURALIMENTATION

PAR

Le Dr L. PASCAULT

PARIS

A. MALOINE, ÉDITEUR

25-27, RUE DE L'ÉCOLE-DE-MÉDECINE, 25-27

1907

AVANT-PROPOS

L'arthritisme est, suivant l'expression de Bouchard, un « tempérament morbide », dont les tenants et aboutissants sont encore mal connus. Pour élucider sa pathogénie, il était nécessaire de partir de l'homme sain, bien portant, et de rechercher comment naissent en lui les troubles fonctionnels, dont les effets, s'accumulant dans ses descendants, provoquent les lésions organiques qui, parfois dès la seconde ou la troisième génération, font la diathèse définitive et incurable. En procédant ainsi et en analysant les divers agents capables de perturber les échanges nutritifs, nous sommes arrivé à donner pour cause à l'arthritisme, — cause sinon unique, du moins prépondérante, — les excès d'alimentation, qui fatiguent et usent prématurément la machine humaine en l'obligeant à une suractivité incompatible avec un fonctionnement régulier et durable. Cette pathogénie étant admise et démontrée, nous en avons déduit un traitement alimentaire, constituant une thérapeutique préventive pour ceux qui sont à leurs premiers pas dans l'évolu-

tion de la diathèse et, dans une certaine mesure, curative pour ceux qui en franchissent les dernières étapes.

Telles sont les idées directrices dont nous nous sommes inspiré pour tenter d'édifier une conception nouvelle de l'arthritisme. Cet essai, certes, est imparfait. Nous le livrons cependant à la critique, notre seul désir étant d'appeler sur ce sujet l'attention de ceux qui cherchent et qui pensent.

Docteur L. Pascault.

Cannes, le 1ᵉʳ décembre 1906.

L'Arthritisme par Suralimentation

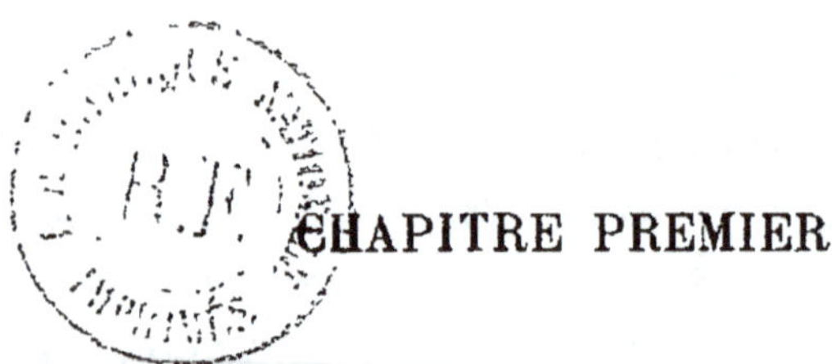

CHAPITRE PREMIER

Pathogénie de l'arthritisme.

SOMMAIRE. — La physiologie de la cellule doit être faite en partant de son milieu ; il en est de même de sa pathologie. — La vie est créée et entretenue ou abrégée par les excitations provenant de ce milieu. — Si elles sont excessives, on a de l'hyperfonction cellulaire, d'où fatigue et usure prématurée. — Mieux que toute autre cause, les excitations alimentaires expliquent l'arthritisme. — Certaines excitations conduisent à la neurasthénie.

Une des quatre règles fondamentales posées par Descartes dans son admirable *Discours sur la méthode* est la suivante : « Conduire par ordre ses pensées en commençant par les objets les plus simples pour monter peu à peu, comme par degrés, à la connaissance des plus composés. » Dans tout être vivant, l'objet le plus simple est la cellule. Connaître cette cellule, savoir comment et pourquoi elle fonctionne, puis, dans un organisme formé par la réunion de cellules multiples, saisir les relations qui existent entre chacune d'elles ou entre chaque « système » composé de cellules semblables, telle nous semble devoir

1

être la marche à suivre quand on veut pénétrer le secret de la pathogénie des diathèses.

Sur la *constitution de la cellule* nous ne nous arrêterons pas, car, dans un travail qui ne vise que les variations de son activité nutritive et fonctionnelle, sa physiologie seule a de l'intérêt. Notons cependant que les caractères morphologiques de la cellule ont une signification particulière, lors même qu'on l'envisage uniquement au point de vue très général de sa faculté d'opérer des échanges avec le monde extérieur. Une cellule musculaire, par exemple, ne diffère pas seulement d'une cellule nerveuse par sa propriété de contractilité, par sa façon spéciale de répondre aux excitations, elle s'en différencie également par une aptitude plus grande à s'assimiler les éléments utiles ou nocifs qui lui sont apportés par le sang. On peut dire, en thèse générale, que plus une cellule se perfectionne dans la fonction qui lui est dévolue, plus elle perd de ce que Boy-Teissier (1) appelle son pouvoir d'amorce, de cette faculté grâce à laquelle la matière vivante attire à elle les éléments du milieu ambiant pour les faire siens ou les employer au mieux de ses besoins : en un mot, sa capacité nutritive s'affaiblit à mesure qu'elle se spécialise et que se développe sa capacité fonctionnelle. Il en résulte que, parmi les cellules d'un organisme, celles qui, par leur forme et leurs fonctions, s'éloignent le moins du protoplasma primitif (cellules conjonctives) conservent un pouvoir d'amorce considérable. Nous verrons plus tard quelles applications peuvent être faites de ces données au relâchement du tissu cellulaire si

_____

(1) Boy-Teissier. *Maladies des vieillards.* Paris, 1895.

caractéristique chez l'arthritique, à la dilatation et à la stase cœcales, aux ptoses et à la sclérose.

Le *mode fonctionnel de la cellule* se rattache intimement à sa nutrition, car quelle que soit la manifestation extérieure, visible, de l'activité vitale, toujours cette manifestation est subordonnée à des phénomènes d'échange corrélatifs. Or, dans ces phénomènes il y a lieu de tenir compte, non seulement du rôle joué par la cellule elle-même, mais encore des influences qu'exerce sur elle le milieu dans lequel elle vit. Lorsque l'on met en cause la cellule seule, on arrive à des vues théoriques sans grande utilité pratique ; on idéalise le mouvement nutritif en lui assignant une rapidité, une intensité et une perfection, en rapport avec la vitalité cellulaire : on le dit normal ou ralenti suivant que cette vitalité est supposée intacte ou plus ou moins amoindrie... ; conception stérile, qui n'a d'autre avantage que de donner un nom à certaines modalités dynamiques de l'organisme vivant.

La physiologie de la cellule doit être faite *en partant de son milieu* : c'est par lui qu'elle est forte ou faible, malade ou bien portante ; c'est par lui qu'elle s'améliore ou se pervertit. Aussi est-ce en étudiant ce milieu que nous aurons le plus de chances de déterminer comment naît l'arthritisme, et de discerner quelle est la voie à suivre pour instituer la prophylaxie et le traitement de cette diathèse. En procédant ainsi, nous rencontrerons certainement des cas où, la cellule étant irrémédiablement compromise, toute lutte est impossible ; mais, à côté de ces exceptions, nous nous trouverons le plus souvent en face de troubles purement fonctionnels, pouvant s'atténuer ou disparaître si l'on en supprime à temps l'agent provocateur ; n'est-ce pas plus consolant que d'invoquer toujours une hérédité fatale contre laquelle nous n'avons aucun recours ?

L'hérédité arthritique, nous ne la contestons pas, ce serait nier l'évidence, mais nous disons que vraisemblablement elle consiste assez rarement en une lésion de la cellule, lui assignant un taux nutritif subnormal dont elle ne peut plus s'écarter ; nous disons que, quand l'arthritisme semble se transmettre de génération en génération, cet état diathésique persiste *parce que tous les membres d'une même famille sont soumis à des causes semblables qui le créent, l'entretiennent et à la longue le perpétuent.* Avec Glénard nous soutenons qu'interpréter la genèse de la bradytrophie par l'hérédité n'explique rien, pour ce simple motif que, pour qu'une perversion nutritive devienne transmissible, il faut d'abord qu'elle ait été acquise par les ascendants du malade chez qui nous la constatons : raisonner ainsi, c'est reculer la question et non la résoudre, et la solution du problème réside, à notre avis, dans l'examen des conditions *de milieu* propres à modifier le fonctionnement de la cellule et à le faire dévier d'une façon durable.

Ces conditions sont de deux sortes, chimiques et physiques. Précisons d'abord le sens de ces dernières.

La cellule vivante considérée en elle-même et isolée, est inerte ou, pour mieux dire, manque de spontanéité : elle ne passe du repos à l'activité qu'à la condition d'y être sollicitée par une excitation venue de l'extérieur. Il est facile de s'en rendre compte en examinant sous le microscope des êtres dont la structure est réduite à une cellule unique ou à une simple agglomération de protoplasma. Ils restent immobiles tant qu'un choc, une vibration lumineuse ou autre ne vient pas les sortir de leur torpeur ; au mouvement communiqué ils répondent alors par une manifestation vitale ayant pour objet de les adapter aux conditions nouvelles de leur milieu. C'est ce que l'on a traduit en disant que *la vie naît de l'excitation* ; comme nous le verrons dans un instant, *elle s'entretient aussi par elle* (1). — Chez les êtres simples, l'excitation s'épuise dans la cellule qui la reçoit ; chez les êtres complexes, elle se propage jusqu'aux appareils qui se sont spécialisés pour la recueillir, jusqu'aux centres nerveux, par l'intermédiaire desquels elle sera ensuite distribuée aux organes qui ont à faire acte fonctionnel.

D'autre part, toute manifestation vitale se liant nécessairement à une usure de matériaux, il en résulte pour la cellule l'obligation de se réparer d'une façon incessante : c'est ce qu'elle fait au moyen des processus chimiques, qui s'effectuent dans son milieu à l'aide de l'oxygène et de l'eau, et aux dépens des aliments.

De cette subordination des phénomènes chimiques aux excitations physiques, on doit conclure que l'intensité des échanges cellulaires est proportionnelle à celle des excitations, que par conséquent les échanges croissent en raison directe des excitations reçues (2),

____

(1) Voir GLEY. *Dict. encycl. des sciences méd.* ; article *Irritabilité*, — et GUIMBAIL. *La thérapeutique par les agents physiques.* Paris, 1900.

(2) Ceci n'est vrai que d'une façon générale, car, dans certaines conditions, les excitations provoquent un arrêt des

— en d'autres termes, qu'à côté du ralentissement nutritif représenté par l'arthritisme classique, une accélération nutritive est possible, tant que la cellule est saine, chez ceux qui abusent des excitations, — qu'à côté de l'*hypofonction*, il y a lieu d'admettre une autre modalité des fonctions vitales, l'*hyperfonction*.

Cette hyperfonction n'est d'ailleurs pas purement hypothétique ; ce qui se passe chez les animaux systématiquement suralimentés pour les engraisser nous en donne la démonstration tangible. Ici c'est l'aliment qui joue le rôle d'excitant.

Notons d'abord que l'engraissement ne s'obtient, d'après Wolff, qu'à la condition de *doubler* la ration de nourriture strictement nécessaire à l'entretien de l'animal. Rien que ce fait démontre l'extrême élasticité de l'être vivant, qui, avant de se constituer des réserves, est capable de faire passer du simple au double le taux de ses oxydations interstitielles. Chez lui, l'hyperfonction n'est pas niable. L'accélération des échanges cellulaires est d'ailleurs mise en évidence par le thermomètre, qui accuse constamment chez ces animaux une température d'un degré au moins supérieur à celle de leurs congénères.

Les expériences physiologiques nous en fournissent une autre preuve que voici. Tout travail entrainant une consommation notable d'hydrates de carbone,

échanges vitaux (inhibition). Ces phénomènes sont peut-être plus fréquents qu'on le pense dans les organismes faibles et très irritables, *où ils simulent l'atonie*, et où ils constituent un véritable mode de défense entravant le gaspillage de forces naturellement très précaires.

semble devoir comporter nécessairement une augmentation de l'acide carbonique éliminé par les voies respiratoires. Or, s'il en est bien ainsi chez un chien à jeun ou en équilibre de nutrition, il en est tout autrement lorsque cet animal est surabondamment nourri ; alors l'excrétion de CO_2 reste fixe quel que soit le travail qu'il accomplit (1). Comment comprendre ce fait, paradoxal au premier abord, si l'on n'admet pas que ses oxydations avaient déjà au repos leur intensité maxima ?

En ce qui concerne l'homme, il est de connaissance vulgaire aussi que tous les gros mangeurs n'engraissent pas ; si certains d'entre eux échappent à l'obésité, c'est donc que leurs tissus ont une vitalité suffisante pour oxyder tous les matériaux qui leur sont offerts et lors même qu'ils sont en grand excès ; or, ils ne peuvent le faire qu'en exagérant leur fonctionnement normal, *en hyperfonctionnant*. La clinique enfin nous montrera cette hyperfonction précédant le stade de ralentissement, quand nous étudierons l'évolution de l'arthritisme.

Revenons à notre point de départ : le milieu influe sur la cellule par ses excitations physiques et par ses éléments chimiques. Parmi ces derniers nous n'avons jusqu'à présent fait allusion qu'à ceux qu'on y rencontre normalement (oxygène, eau et aliments) ; mais il en est d'autres qui peuvent y être introduits accidentellement et qui deviennent des causes d'arthritisme. Signalons les *intoxications profession-nelles* par maniement quotidien du plomb, du phos-

(1) LAULANIÉ. *Énergétique musculaire*, p. 71.

phore..., et les *intoxications médicamenteuses*, le *surmenage thérapeutique*, peut-être moins rare qu'on le pense à une époque où tout le monde use inconsidérément de tant de calmants ou de soi-disant reconstituants.

A ces causes, en somme peu fréquentes, ajoutons les *maladies infectieuses*, et à ce propos faisons une remarque. Il est peu d'entre nous qui n'aient été, au cours de leur existence, victimes d'une infection ; et cependant combien en sortent indemnes, en ne conservant de cette atteinte qu'une immunité dont l'influence sur les mutations cellulaires est ou semble nulle. La raison en est-elle dans la nature ou la virulence du contage ? Doit-on croire, comme l'enseigne Glénard, que seules nous font arthritiques les infections qui produisent dans le foie une perturbation suffisamment profonde ou durable ? Ou ne faut-il pas plutôt admettre, chez ceux qui se révèlent diathésiques à cette occasion, une *prédisposition* méconnue ?

Même observation pour l'arthritisme dont les débuts coïncident avec un incident de la vie sexuelle chez la femme. On a coutume d'incriminer la *puberté* et plus souvent encore la *ménopause* ; la *grossesse* de son côté provoque assez fréquemment des troubles que l'on attribue à la bradytrophie en mettant cette aberration nutritive sur le compte des modifications apportées dans l'organisme par l'état actuel, comme si la puberté, la grossesse et la ménopause n'étaient pas choses essentiellement physiologiques. L'*accouchement* enfin mène parfois à l'arthritisme par des voies détournées, soit qu'il se complique d'accidents infectieux, soit qu'il détermine une véritable disloca-

tion des viscères abdominaux, avec désordres retentissant sur le foie et par contre coup sur l'ensemble de
l'économie (Entéroptose primitive de Glénard).

Pour n'oublier rien, disons encore que dans les ané-
mies ou la chlorose, et dans certaines affections cardiaques ou pulmonaires apportant une entrave à l'hé-
matose, on conçoit théoriquement que par suite d'une
diminution de l'oxygène du sang, les combustions
puissent tomber au-dessous de la norme.

Puis faisons le dénombrement des arthritiques qui
relèvent de ces causes diverses : nous arriverons à un
chiffre relativement très faible, même en y comprenant
ceux qui ne se sont acheminés vers la diathèse que grâce
à une prédisposition préalable. En réalité, les infections,
les intoxications professionnelles ou médicamenteuses
et les perturbations génitales ne rendent pas compte
de la légion d'arthritiques qui peuplent les grandes
villes. *A une maladie banale, il faut une cause
banale,* et cette cause banale ne peut se rencontrer
que dans les conditions de milieu qui s'appliquent à
tous, nous voulons dire dans les **excitations** extérieures ou intérieures qui sans cesse sollicitent
l'activité de nos cellules.

Les *excitations extérieures* consistent dans l'action exercée sur nous par le climat du lieu où nous
vivons : nous en parlerons dans le prochain chapitre ;
elles résident aussi dans la mise en jeu de nos sens,
de la vue, de l'ouïe, du goût, de l'odorat, dont l'influence sur les réactions de l'organisme a été si fine-
ment étudiée par Féré (1). Quant aux *excitations*

____

(1) FÉRÉ : *Sensation et mouvement* ; *études expérimentales
de psycho-mécanique.* Paris, 1900.

intérieures, elles sont de trois sortes ; les unes nous viennent du cerveau et jouent un rôle capital dans la genèse de la neurasthénie ; d'autres naissent des divers actes de là vie végétative ou de relation, des contractions musculaires par exemple ; *les plus importantes enfin tirent leur origine des aliments.* Ceux-ci, en effet, ne sont pas seulement les pourvoyeurs des matériaux et de l'énergie qui « alimentent » l'être vivant ; en outre, comme nous le verrons bientôt, par leur contact avec les muqueuses digestives et avec les tissus où les porte le courant sanguin, ils provoquent des excitations de tous les instants qui nous permettent d'utiliser ces matériaux et cette énergie. Or ces excitations par les aliments sont, disons-nous, les plus importantes : on l'admettra sans peine si l'on veut bien remarquer que seules parmi toutes celles qui nous assaillent, elles s'exercent dans tous les points de l'économie, d'une façon continue, et pendant toute la vie de l'individu.

Mais pour bien juger de la valeur des excitations en tant qu'agents pathogènes, il est nécessaire de définir préalablement leur mode d'action sur la matière organisée.

Leur caractère le plus saillant est de provoquer des effets absolument disproportionnés avec leur intensité propre. En effet, Matteucci, en calculant la quantité d'énergie électrique contenue dans un courant minimum capable de faire contracter un muscle, a constaté que le travail mécanique produit est 30.000 fois plus considérable que la force dépensée pour obtenir ce résultat (1). L'excitation, dit Laulanié dans ses *Éléments de Physiologie*, est presque toujours un phénomène insignifiant, qui intervient seulement comme cause occasionnelle. « Elle procède à la façon de l'étincelle électrique qui met le feu aux poudres, du coup de ciseau qui rompt le fil tenant un poids suspendu. L'explosion qui suit l'étincelle, la chute du poids qui suit la rupture du fil suspenseur, sont la manifestation de forces jusque-là tenues en équilibre et mises en liberté par un incident extérieur insignifiant par lui-même. » De fait, ce sont les excitations les plus minimes qui ont sur l'entretien de la vie l'action la plus efficace et la plus décisive; nous prenons à peine conscience de l'influence exercée sur nous par l'air et la lumière, et cependant il suffit d'en être privé pendant quelque temps pour que la maladie prenne pied en nous.

Un autre caractère essentiel de l'excitation chez les êtres complexes est de s'accroître à mesure qu'elle parcourt les conducteurs nerveux, de faire boule de neige en allant de la périphérie vers les centres récepteurs, et d'acquérir ainsi une intensité nullement en rapport avec sa force initiale. « Si, en effet, on porte successivement sur deux points d'un même nerf moteur une excitation identique, l'excitation du point le plus éloigné du muscle produit une contraction plus forte que celle du point le plus rapproché, et le maximum de contraction correspond au maximum d'éloignement. »

Enfin, ajoutons : 1° Qu'à partir d'un certain mo-

---

(1) Cité par Courtade. *L'irritabilité dans la série animale.* Paris, 1900, p. 76.

ment l'excitation croît beaucoup plus rapidement que n'augmente la force de l'excitant, et qu'il suffit parfois de doubler seulement la quantité d'un courant électrique pour avoir une excitation dix fois plus forte ; 2º Qu'un excitant qui, de prime abord, paraît insuffisant, provoque une réaction pour peu qu'on en répète l'application (Courtade). Une ingénieuse comparaison du grand physicien anglais, Tyndall, « matérialise » bien ce phénomène : « Un seul battement de pendule d'une horloge, dit-il, n'a pas d'effet sur le pendule au repos et d'égale longueur d'une horloge située à quelque distanse ; mais si les battements se renouvellent, et que chacun d'eux ajoute, au moment voulu, son impulsion infinitésimale à la somme des impulsions qui ont précédé, ils mettront la seconde horloge en mouvement. »

De ces considérations il nous est permis de conclure que l'intensité des excitations est toute relative et qu'il n'est pas d'excitation, *si faible soit-elle*, qui ne puisse avoir sur l'organisme un retentissement dont nous sommes absolument incapables de limiter la mesure et l'étendue.

Cette impuissance est encore plus évidente, si l'on veut bien penser que l'excitation agit fréquemment, sans même que nous en soyons avertis par une sensation quelconque. En voici des exemples : 1º Qu'avant d'appliquer des pointes de feu on insensibilise la peau, le sujet ne les sent pas, et pourtant leur utilité n'en est aucunement diminuée ; 2º L'individu soumis à l'excitation électrique par une des puissantes machines de haute fréquence que nous employons aujourd'hui ne perçoit aucune impression, et cependant la clinique nous montre qu'il se fait en lui de profondes réactions et que par ce procédé on peut engendrer un véritable surmenage (Guimbail).

Comment à présent nier la suprématie de l'excitation dans la dynamique des moteurs animés? *Son rôle est capital.* Guimbail, supposant que nous nous assimilons les vibrations mécaniques, lumineuses, calorifiques ou électriques, les considère comme génératrices de nos forces vitales : hypothèse séduisante, mais qui manque de preuves et semble même très improbable, quand on compare la somme infime d'énergie contenue dans les excitations que nous recevons journellement sous ces formes diverses avec celle que nous développons dans le moindre travail. Il est certainement plus conforme à nos connaissances physiologiques d'admettre que la source principale, et vraisemblablement unique, de notre énergie est dans les aliments. Dès lors les excitations extérieures ou intérieures n'interviennent plus, ainsi que nous le disions tout à l'heure, que comme cause occasionnelle suscitant en nous des manifestations vitales, qui d'une part nous mettent à même d'incorporer les aliments ingérés (phénomènes de digestion proprement dite et d'assimilation par la cellule), *mais, d'autre part, nous obligent à dépenser ceux que nous avions mis en réserve* (phénomènes de désassimilation cellulaire et d'oxydation), puisque, nous le répétons avec intention, toute manifestation d'activité se lie nécessairement à une usure de matériaux.

Nous avons donc d'un côté un gain, *de l'autre une perte.* Or, avec ce que nous savons de l'extraordinaire disproportion existant entre la cause et les effets qu'elle produit, ne sommes-nous pas en droit de regarder toute excitation un peu forte comme capable de nous mettre en déficit ? Apprenons donc à redouter les excitations, car entre celles qui font vivre et celles qui dépriment, il n'y a qu'une différence de degré : faibles, *elles créent la vie et l'entretiennent*, fortes, *elles l'abrègent*, car, tout en nous donnant pour un instant l'illusion de la force (hyperfonction), elles nous fatiguent et nous usent (Féré).

Cette longue digression, sous ses apparences théoriques, est pleine d'enseignements, qu'il s'agit maintenant de dégager pour les appliquer à la pathogénie de l'arthritisme.

Nous avons dit plus haut que, chez les êtres uni ou pauci-cellulaires, l'excitation s'épuise sur place ; leurs cellules, en effet, se suffisent à elles-mêmes, pourvu qu'elles rencontrent dans leur milieu les éléments propres à leur nutrition. Il n'en est plus de même quand la structure de l'animal devient plus compliquée : les échanges ne pouvant plus désormais se faire directement avec le milieu ambiant, ses cellules doivent se différencier pour se consacrer à des usages spéciaux, et des fonctions nouvelles apparaissent (circulation, digestion, etc.). Ces fonctions devant toutes concourir à un but unique, la conservation de l'individu, une direction des actes vitaux est bientôt indispensable pour maintenir entre elles l'harmonie : alors le système nerveux se dessine et progressivement acquiert la complexité et la délicatesse qu'il a chez les vertébrés supérieurs. Cet appareil a donc, lui aussi, une fonction bien définie : il enregistre et centralise les excitations variées nées du monde extérieur et de l'exercice même des divers organes ou tissus, puis les répartit dans les points de l'économie où elles trouveront leur emploi.

Chez l'homme, le mode d'activité des centres nerveux va plus loin encore : par un processus dont nous ignorons le mécanisme intime, le cerveau « prend connaissance » de certaines excitations, en forme des idées plus ou moins précises *qui, par la suite, deviendront des motifs d'action*. De sorte que, indépendamment d'appareils purement récepteurs et transmetteurs des excitations périphériques (ganglions du sympathique et moelle), nous avons un organe (le cerveau) qui sent, mais aussi qui pense et qui veut, et est de ce fait à son tour producteur d'excitations.

Ces relations de tous les instants entre les excitations et les centres nerveux nous donnent à supposer que ces derniers doivent jouer dans l'arthritisme un rôle prépondérant. On a décrit, en effet, un diabète nerveux, une goutte nerveuse... ; Lancereaux a localisé l'origine de son herpétisme dans le système nerveux, qui vicierait la nutrition par des troubles vaso-moteurs ou trophiques ; enfin à tout propos on invoque le surmenage physique, intellectuel ou moral.

Analysons les faits de plus près. Il est incontestable que certains accidents arthritiques reconnaissent pour cause un désordre primitif de l'innervation : nous ne les discuterons pas, faisant seulement remarquer que la plupart de ces cas se voient chez des héréditaires, chez des arthritiques « terminaux », où la perversion nutritive a mis plusieurs générations à se constituer : au total, ce sont des exceptions. Nombre d'arthritiques sont ce que l'on appelle communément des nerveux, mais ce ne sont pas des névropathes ; il ne suffit pas, en effet, de constater chez un individu une émotivité exagérée, pour conclure immédiatement à une névrose originelle. La cause de cette émotivité peut être ailleurs que dans le système nerveux, lequel ne fait alors que réagir à sa façon, soit contre une excitation permanente dont nous méconnaissons l'origine, soit contre une auto-intoxication ignorée : la recherche attentive des réflexes digestifs et des fermentations anormales de l'estomac et surtout de l'intestin nous donnerait probablement la clef de beaucoup de ces pseudo-névropathies si, comme le veut Glénard, nous explorions l'abdomen méthodiquement et systématiquement chez tous ces malades.

Quant au surmenage physique, intellectuel ou moral, *il fait plus de neurasthéniques que d'arthritiques*. Le terme de neurasthénie, que nous aurons souvent à employer, pouvant prêter à confusion, il est bon d'en préciser le sens une fois pour toutes. Par là, nous entendons seulement l'épuisement nerveux, sans y faire entrer les états dépressifs que fréquemment on rencontre chez l'arthritique : cette fausse neurasthénie n'a de la vraie que les apparences symptomatiques, mais elle en diffère essentiellement par sa pathogénie. Entretenue par une intoxication du système nerveux en rapport avec l'acidité ou l'adultération du sang par des produits mal brûlés (1), elle a la même origine que l'arthritisme et est justiciable du même traitement. Notre collègue et ami Moutier, qui la considère comme due à un excès de force nerveuse consécutive à la suralimentation, l'a baptisée du nom de *Neurosthénie*, qui mériterait d'entrer dans

(1) Voir à ce sujet: LAGRANGE. Les neurasthéniques à Vichy. *Rev. des mal. de la nutrit.*, 1896, 1897 et 1898.

la nomenclature médicale pour éviter toute équivoque.

L'arthritisme, dis-je, n'est généralement pas l'œuvre du surmenage physique, intellectuel ou moral. Parlons d'abord du *surmenage physique*. A vrai dire, sa part dans l'éclosion de l'arthritisme et de la neurasthénie nous semble des plus minimes. Assurément un travail excessif use son homme à la longue, et l'afflige des manifestations morbides caractéristiques de la diathèse arthritique ; mais n'est-il pas singulier de voir cet arthritisme un peu spécial si rare précisément chez ceux qui, par leur manière de vivre, y sont le plus exposés, chez le marin, par exemple, ou le travailleur des champs ? Si, par contre, on le rencontre relativement souvent chez l'ouvrier des grandes villes, c'est donc qu'à la cause physique s'en ajoute une autre, et cette autre cause nous la trouvons dans l'usage de l'alcool et des aliments excitants, qui, dissipant la fatigue et poussant à l'action, épuisent l'organisme par une activité ininterrompue et l'empêchent de se débarrasser pendant le repos des résidus toxiques qu'engendra le travail musculaire. Quant à la neurasthénie, elle peut être la conséquence des mêmes erreurs alimentaires ; cependant elle ne se manifeste guère que quand la nature du travail exige un effort intensif et continu du cerveau, organe de volition, ce qui est exceptionnel.

Avec le *surmenage intellectuel*, au contraire, la neurasthénie est plus fréquente. On peut en dire autant de l'arthritisme. Mais est-on en droit d'affirmer que ce dernier est sous la dépendance du surmenage cérébral, lorsqu'on le voit s'attaquer presque uniquement aux classes aisées, qui se nourrissent trop bien tout en menant une existence sédentaire **aggravée** par le séjour habituel dans un air confiné et vicié ? Là encore, il est légitime de penser que si la fatigue nerveuse consécutive aux travaux de l'esprit provoque si aisément des troubles arthritiques, c'est que l'organisme y est préparé par une nourriture quantitativement et qualitativement défectueuse. Si, de son côté, la neurasthénie s'implante si facilement sur ces sujets (et alors, qu'on ne s'y trompe pas, c'est bien plus souvent de la neurosthénie que de la neurasthénie vraie), c'est que leur système nerveux est en état d'intoxication permanente, qui le rend particulièrement fatigable et irritable. Dans l'occurrence, le surmenage cérébral n'est pas, à proprement parler, la cause de la neurasthénie, il n'en est que l'occasion et, pour ainsi dire, le prétexte (Lagrange). Semblable remarque s'applique au *surmenage moral* par les chagrins, les tracas d'affaires, les responsabilités, les soucis professionnels.

Chaque fois donc qu'intervient le cerveau, en tant qu'organe qui sent et qui souffre, ou qui s'épuise soit à vouloir, soit à penser, la neurasthénie peut marquer son empreinte. Lorsque l'arthritisme vient compliquer la situation, le fléchissement des forces nerveuses, certes, favorise son évolution, mais sa véritable cause est ailleurs, *elle est dans le surmenage alimentaire*. De là, l'obligation d'instituer un double traitement : d'enrayer la suralimentation par une hygiène appropriée : de calmer le système nerveux, — en le calmant on le met au repos et on le fortifie, — et de le tonifier ensuite par les moyens de douceur que nous décrirons ultérieurement.

CHAPITRE II

Pathogénie de l'arthritisme (*suite*).

Sommaire.— L'arthritisme dérive des excitations alimentaires. — Dans un aliment il faut considérer : 1° sa valeur nutritive (calorifique ou énergétique) ; 2° sa puissance et son mode d'excitation. — L'aliment considéré en tant qu'excitant. — Cette propriété explique pourquoi « on est fort par le ventre ». — Pour être utiles, les excitations alimentaires doivent être modérées et durables. — La viande excite trop vivement et nourrit peu. Comment elle mène à la suralimentation.

Après avoir montré, dans le chapitre précédent que l'activité nutritive et fonctionnelle de nos cellules est subordonnée aux excitations qu'elles reçoivent, et que cette activité peut s'orienter tout aussi bien vers l'hyperfonction que vers l'hypofonction (arthritisme des auteurs), nous avons tour à tour éliminé les causes diverses qui, suivant les classiques, engendrent l'arthritisme. Nous nous sommes attaché surtout à faire ressortir que les erreurs d'alimentation expliquent mieux qu'aucune de ces causes, l'extrême fréquence de cette perturbation de la nutrition.

En traitant des excitations, nous n'avons parlé que

des surmenages physique, intellectuel, moral et alimentaire, en négligeant celles qui nous viennent directement du milieu ambiant. *Les variations thermiques, hygrométriques et électriques de l'atmosphère*, impressionnant d'une façon à peu près égale tous les hommes en parfait équilibre de santé, ne nous semblent en effet jouer qu'un rôle secondaire dans la genèse de l'arthritisme. De leur côté, *l'air et la lumière* ont sur la vitalité cellulaire une influence qui n'apparaît nettement que chez ceux qui en sont privés : leur nutrition évolue dans le sens de la scrofule ou de la tuberculose, et non dans celui de la bradytrophie.

Notons qu'en nous exprimant ainsi nous n'entendons pas dire que ces agents sont sans action sur l'organisme, nous voulons seulement faire remarquer que si, dans un même pays et dans le nôtre en particulier, certains sujets versent dans l'arthritisme, tandis que les autres restent indemnes, c'est que, en dehors des *conditions climatériques*, il en est une qui leur est spéciale et qui imprime à leurs échanges une modalité différente. Cette autre condition, c'est, nous le répétons à dessein, l'alimentation : le fait est de toute évidence quand on compare la pathologie des citadins à celle des paysans dans une même région. Si l'air est plus vif et la lumière plus intense dans les campagnes que dans les villes, le fond du climat est en somme identique ; et cependant ceux-ci meurent de vieillesse ou de maladies aiguës, tandis que ceux-là sont victimes des innombrables affections chroniques qui se greffent sur un terrain affaibli par l'arthritisme ou la neurasthénie. La différence tend, il est vrai, à s'effacer aujourd'hui ; mais n'est-ce pas depuis le jour où le paysan a emprunté à la civilisation ses mœurs et son genre de nourriture ?

En définitive si, comme nous le démontrerons plus tard, l'arthritisme consiste dans une fatigue et, par la suite, dans une usure de la cellule vivante, sa cause essentielle, dans la plupart des cas, réside donc dans l'alimentation, ou, pour préciser, dans *l'excitation par les aliments* : l'arthritisme dérive du surmenage alimentaire, tout comme la neurasthénie découle du surmenage nerveux.

Les aliments en effet sont excitants : ils le sont peu ou prou, *mais ils le sont tous*. Cette affirmation catégorique ne sera peut-être pas sans provoquer quelque étonnement au premier abord. Ceci tient à ce que l'on s'entend mal sur le sens du mot « excitation ». On en fait le synonyme d'exaltation ; par exemple, on dit communément que l'alcool donne de l'excitation. Ce terme on ne l'applique pas au pain ; et cependant le pain fait naître en nous une sensation de force qui résulte, elle aussi, d'une excitation atténuée des centres nerveux. C'est une question de degré : comme l'alcool le pain est un excitant.

Il est une autre raison qui contribue encore à nous tromper : c'est que l'excitation alimentaire n'est pas toujours suivie d'effets positifs, elle en produit parfois de négatifs. Le lait, bien loin de stimuler l'adulte qui s'en nourrit exclusivement, l'affaiblit quand il en fait un usage prolongé : son excitation semble chez lui se limiter au tube digestif, où d'ailleurs elle est très faible. Mais s'il en est ainsi, c'est parce que le lait est, de par sa destination finale, non un générateur d'énergie, mais plutôt un aliment de croissance ou de réparation propre à créer des réserves dans un organisme qui grandit ou a besoin de se refaire. Toute excitation forte irait à l'encontre de ce but : c'est pourquoi l'excitation par le lait est (et doit être) minime et susceptible de faire vibrer seulement le système nerveux très sensible de l'enfant ou très irritable du malade et du convalescent.

Les aliments sont donc tous excitants et, à elle seule, cette propriété nous donnera une notion juste de l'importance qui revient à chacun d'eux dans la pathogénie de l'arthritisme. Leur composition chimique n'est pourtant pas complètement indifférente. Aussi croyons-nous nécessaire. avant d'entrer dans le vif du sujet, de bien préciser notre pensée.

Dans l'action physiologique d'un aliment, il importe d'envisager deux choses : 1° Sa teneur en C, H et O, avec ou sans adjonction d'Az : ces principes chimiques tiennent l'organisme en bon état, en lui fournissant tant des matériaux de constitution (albumine) que des matériaux de combustion (sucre), qui, à la suite des processus de dédoublement et d'oxydation s'effectuant dans nos tissus, deviendront des producteurs de chaleur ou de force. C'est ce qui constitue sa *valeur nutritive ou alimentaire*, qui, appréciée suivant ses effets visibles, pourrait aussi s'appeler soit *valeur calorifique*, soit *valeur énergétique* (dans le sens restreint du mot énergie) (1), ou encore *valeur d'entré-*

(1) Dans son sens le plus général, la valeur énergétique d'un aliment comprend l'ensemble des énergies thermique, mécanique et électrique, résultant de la transformation de son énergie chimique dans l'organisme. Mais ces différentes modalités peuvent, dans un même aliment, être considérées isolé-

tien, valeur trophique ; 2° Son action indirecte sur le métabolisme cellulaire, sur l'utilisation des éléments calorifiques ou énergétiques par le protoplasma vivant, laquelle résulte des excitations variées que provoque l'aliment dans les centres nerveux, avant même qu'il soit introduit dans les voies digestives et jusqu'au moment où ses résidus sont expulsés par les émonctoires. Cette action qui, chez les êtres complexes, repose presque uniquement sur la mise en jeu des réflexes, est corrélative de sa *puissance d'excitation*, — tout au moins dans une certaine mesure, car, en même temps que de l'intensité de l'excitation, il faut tenir le plus grand compte, comme nous le verrons par la suite, des dispositions où se trouvent les organes et le sujet qui la reçoit.

Valeur alimentaire et puissance d'excitation n'ont entre elles aucun rapport : bien au contraire, car, en thèse générale, on peut dire que *plus un aliment excite, moins il nourrit*, et inversement. Prenons comme points de comparaison les deux termes extrêmes, la viande et la graisse. Il est indiscutable que

ment : alors sa *valeur calorifique* exprime la contribution qu'il apporte à l'entretien de la chaleur animale, tandis que sa *valeur énergétique* représente spécialement « l'énergie », la force qu'il donne à l'individu en fournissant à ses muscles la glycose que Chauveau a démontré être nécessaire à leur travail physiologique et mécanique. En d'autres termes, la valeur calorifique d'un aliment équivaut à l'énergie thermique qu'il engendre dans l'économie, sa valeur énergétique (dans le sens restreint de ce mot) est l'expression de l'énergie mécanique qu'il détient en puissance, et que le muscle utilise sous cette forme (dans la contraction dynamique) ou qu'il libère sous forme de chaleur (dans la contraction statique et dans le tonus).

la viande donne plus de ton, plus d'entrain, plus de force factice que la graisse, et cependant elle nourrit moins, elle engendre moins de chaleur ou d'énergie, puisque par sa combustion elle ne dégage que 3 calories au lieu de 6 en équivalents glycosiques (valeur énergétique), 4 calories au lieu de 9 en équivalents thermiques (valeur calorifique). L'écart serait encore bien plus considérable si, en regard de la graisse, nous mettions, soit l'alcool, soit le café, le thé ou tout autre aliment à tort dit d'épargne.

Ceci étant admis, examinons l'aliment en tant qu'agent d'excitation et abstraction faite de sa valeur nutritive : suivons-le dans les étapes qu'il parcourt successivement avant d'être restitué au monde extérieur d'où il a été tiré.

1° Par sa vue d'abord, l'aliment inspire un désir plus ou moins conscient, éveille en nous le souvenir de sensations gustatives antérieurement perçues et met ainsi en branle les réflexes d'origine cérébrale, qui aboutissent à l'estomac pour y faire sourdre une sécrétion fort active : c'est la *sécrétion psychique* ou *suc d'appétit* de Pawlow (1).

Puis il arrive dans l'estomac, passe ensuite dans l'intestin et là, par simple contact avec la muqueuse de ces organes, y détermine une excitation locale, qui est le point de départ de leurs réflexes sécrétoires et musculaires : d'où une nouvelle *sécrétion dite chimique*. Pawlow l'a qualifiée ainsi, parce qu'elle ne s'établit qu'avec les aliments renfermant des prin-

---

(1) Pawlow. *Le travail des glandes digestives*, traduit par Pachon et Sabrazès. Paris, 1901.

cipes chimiques de nature à impressionner les terminaisons sensitives des nerfs viscéraux. Cette seconde sécrétion se différencie nettement de la première, car, outre qu'elle présente des caractères spéciaux dans l'instant de son apparition, sa durée et sa composition, Pawlow l'a vue se faire lorsque l'aliment (de la viande dans l'espèce) est déposé dans l'estomac d'un chien directement et à son insu.

Notons enfin qu'à la sécrétion psychique, le docteur Chigin a encore donné le nom de *suc d'amorce*, parce qu'elle permet aux aliments dépourvus de puissance excito-chimique de commencer leur digestion et, par cet artifice, fait naître en eux des éléments propres à provoquer la sécrétion chimique.

Telle est la première intervention du système nerveux, intervention qui suppose une excitation périphérique ou centrale. J'insiste sur ce point pour bien mettre en lumière que l'excitation est la condition nécessaire à la digestion des aliments, qui sans elle resteraient à l'état de corps étrangers et ne nous seraient d'aucun profit.

2º Ainsi rendu absorbable, l'aliment pénètre dans le système circulatoire ou les lymphatiques ; dans la plupart des cas, il se met momentanément en réserve, puis tôt ou tard est détruit par dédoublement, hydratation ou oxydation. Il y a alors transformation de son énergie chimique en énergie calorifique ou mécanique, qui sur-le-champ se dépense sous forme de chaleur ou de mouvement, et en énergie électrique qui pour M. Moutier s'emmagasine dans les centres nerveux. De ces métamorphoses résultent de nouveau des excitations. Nous en donnerons pour preuve ce qui se passe dans le travail physique : tout le monde sait que la marche et la course, lors même qu'elles sont automatiques, surexcitent au point qu'en masquant la fatigue elles nous conduisent au surmenage.

On nous objectera peut-être que l'aliment n'a rien à voir dans les excitations qui sont sous la dépendance des contractions musculaires ; on peut, en effet, se croire libre de les modérer à volonté en se condamnant à l'immobilité. En réalité, en agissant ainsi, on ne les supprime pas complètement, car chez l'individu au repos, le foie dégage thermiquement au moins une partie du potentiel alimentaire non consommé par les muscles (R. Dubois et J. Lefèvre) (1). Il est impossible, en effet, de s'expliquer autrement comment certains gros mangeurs n'engraissent pas tout en menant une vie sédentaire, et nous avons fait observer, au début de cette étude, que l'hyperfonction cellulaire est, chez l'homme en possession d'une activité normale, une conséquence forcée de l'ingestion d'un excédent d'aliments. La destruction des dérivés alimentaires n'est donc pas facultative, et nous devons subir les excitations qui en sont le corollaire obligé.

D'ailleurs, nous n'avons jusqu'ici fait allusion qu'aux aliments n'ayant qu'une puissance d'excitation indirecte et relativement peu marquée, mais il est d'autres substances qui, par elles-mêmes et sans métamorphoses préalables, stimulent très énergiquement les centres cérébro-médullaires, dès qu'elles sont entrées dans le torrent circulatoire : nous voulons parler

____

(1) Voir LAULANIÉ. *Eléments de physiologie.* Paris, 1900, p. 993.

des matières extractives de la viande, de l'alcool, du café et autres boissons similaires.

3º Reste à examiner comment agissent les produits de désintégration des divers aliments.

Quand ceux-ci parviennent à leur degré ultime de désorganisation (urée, eau, CO^2), ils ont pour propriété de stimuler les organes par lesquels ils doivent être rejetés au dehors : l'urée et l'eau sont diurétiques, l'acide carbonique augmente la fréquence et l'amplitude des mouvements respiratoires.

Lorsqu'au contraire ils s'arrêtent à un stade intermédiaire, leurs effets sont tout différents suivant les circonstances. Les *hydrates de carbone* donnent naissance à des acides acétique, lactique, butyrique, oxalique, qui, à faible dose, exaltent l'activité de tous les tissus, mais qui, à dose forte, la diminuent en ralentissant leurs échanges et leurs oxydations ; ils déterminent ainsi une sensation de fatigue permanente, particulièrement intense chez les oxalémiques. Les *azotés* ont une part aussi dans la formation de ces acides à action dépressive, mais elle est contrebalancée par une production parallèle d'acide urique et de leucomaïnes xanthiques, ayant avec la caféine et la théobromine une étroite parenté chimique et physiologique ; parenté chimique, car ils ne s'en distinguent que par quelques atomes de carbone, d'hydrogène ou d'oxygène ; parenté physiologique, car, de même que ces alcaloïdes, ce sont de puissants stimulants de l'appareil circulatoire (cœur et vaisseaux) et des centres nerveux. Huchard les rend, avec juste raison, responsables de l'hypertension artérielle et de la dyspnée toxi-alimentaire, et quand ils sont insuffi-

samment éliminés, ils deviennent franchement con-
vulsivants.

En résumé, *tous les aliments sont à des degrés
différents des agents d'excitation locale*, par simple
contact avec les muqueuses digestives ; *tous sont à
des degrés différents des agents d'excitation générale*, soit par eux-mêmes, soit par les produits
issus de leurs transformations dans l'organisme. Exception doit être faite pour les dérivés acides ternaires
lorsqu'ils sont en excès : par contre, les dérivés imparfaits de structure quartenaire possèdent au plus
haut point cette puissance d'excitation générale.

Ces notions arides ont leur intérêt ; elles devaient
être développées avec ampleur, car on a trop coutume
de ne voir dans l'aliment qu'une substance qui nourrit, sans se douter qu'elle excite, — et cependant la
clef de la pathogénie de l'arthritisme, diathèse de
fatigue fonctionnelle, est là : nous le démontrerons
dans quelques instants. Mais auparavant il nous faut
exposer brièvement une théorie dont par la suite nous
aurons souvent à faire l'application.

Cette théorie pourrait se résumer en l'aphorisme :
« On est fort par le ventre », que je déduis des travaux de Sigaud et de Vincent (1). Glénard, avant ces
auteurs, était arrivé à des conclusions inverses, mais
qui répondent à cette même idée fondamentale, que
*la tension abdominale donne la mesure de la
vigueur d'un individu* ; avec une tension abdomi-

(1) Sigaud. *Traité clinique de la digestion.* Paris, 1900. —
Vincent. *Traité de l'exploration manuelle des organes digestifs.* Paris, 1898.

nale forte (ou, plus exactement, moyenne et constante) on se sent fort ; avec une tension abdominale faible (comme elle l'est chez les ptosiques de Glénard) on se sent faible.

Il ne faudrait pas prendre cette règle pour absolue, car il est des gens à ventre mou, c'est-à-dire à tension abdominale faible, qui sont doués d'une résistance notable : c'est ce qui a fait dire, avec une certaine nuance d'exagération, à Cabanès, que les grandes énergies sont dans les corps grêles ; on en rencontre surtout des exemples parmi les « intellectuels » et les femmes de tempérament nerveux. Il en est d'autres par contre qui, avec un ventre élastique et ferme, sont sans ressort ou plutôt sont sujets à de véritables crises paroxystiques de fatigue, d'impuissance physique et cérébrale : habituellement alertes, ils sont de temps à autre envahis par une immense lassitude les rendant impropres à tout travail. Ceux-là sont ordinairement des arthritiques, des pseudo-neurasthéniques, chez qui ces phases de dépression correspondent, soit (quand elles sont longues et se prolongent plusieurs jours) à un redoublement d'auto-intoxication avec surcharge de produits acides et congestion du foie, soit (quand elles sont brèves et ne durent que le temps d'une digestion) à un fonctionnement irrégulier des viscères digestifs.

Quoi qu'il en soit, on peut admettre que *généralement* il y a une relation entre la force d'un individu et l'état de sa tension abdominale. La chose est d'ailleurs assez logique, car cette tension abdominale est, comme nous l'expliquerons plus tard, le reflet des réactions du tube digestif au contact des aliments, et par conséquent nous renseigne assez exactement sur la façon dont ils sont digérés et absorbés. Avec une tension forte et constante, on peut être à peu près certain que les aliments, convenablement élaborés par l'estomac et l'intestin, fourniront à nos tissus les principes nécessaires à l'entretien des forces ; avec une tension faible ou irrégulière, au contraire, on est en droit de craindre que ces aliments, mal préparés par les voies digestives, ne réparent pas suffisamment l'organisme qui s'en nourrit.

En m'exprimant ainsi, en attribuant à une bonne digestion la vigueur du sujet à forte tension abdominale, je fais à l'opinion courante, (on se nourrit, non de ce que l'on ingère, mais de ce que l'on digère), une concession dont je voudrais restreindre la portée. A mon avis, la raison vraie de cette vigueur n'est pas seulement là, n'est pas surtout là : elle est principalement dans ce que *tout ce qui augmente le tonus digestif relève parallèlement le tonus nerveux.* Qu'il s'agisse d'un aliment ou d'un médicament, si la stimulation locale par lui produite remplit certaines conditions, on ressent immédiatement et pendant tout le temps qu'elle dure un bien-être général, résultant de la répercussion des impressions digestives sur les centres nerveux.

Le contact de l'aliment avec les organes digestifs n'est même pas nécessaire, leur entrée en activité suffit : tout le monde en effet a pu remarquer que si, très fatigué, on s'assied à une table bien servie, couverte de mets appétissants, le sentiment de réconfort se manifeste pour ainsi dire dès les premières bouchées, et en tout cas bien avant que les aliments soient digérés et passés dans la circulation. La contre-partie de cette expérience n'est pas moins instructive ; le repas s'achève, les forces sont revenues dans leur plénitude, mais 5 ou 6 heures après, (plus tôt si les aliments sont de digestion rapide), elles tendent à faiblir et, quand les réactions gastro-intestinales · sont définitivement éteintes, toutes ces belles apparences s'évanouissent ; et cependant, en ce moment d'anéantissement où tout en nous crie famine, nous sommes bien loin d'avoir épuisé les réserves de matériaux et d'énergie qui se sont amassés dans le foie, les muscles et le tissu cellulaire.

La conclusion s'impose. Lorsque l'on envisage l'aliment au point de vue du dégagement de force qui suivra son ingestion, sa valeur nutritive passe au second plan : *il vaut surtout par sa puissance d'excitation*. Par sa valeur nutritive il nous apporte une quantité variable d'éléments susceptibles de produire de la chaleur ou du mouvement, mais c'est seulement par sa puissance d'excitation que l'organisme est incité à libérer l'énergie contenue dans les principes immédiats qu'il s'incorpore au cours de la digestion ou dans ceux qu'il a antérieurement faits siens.

De ces considérations, nous devons déduire aussi que le travail digestif, le travail qui extrait de l'aliment les matériaux nutritifs, n'est pas, comme on l'a dit, inutile et vain. Evidemment, il diminue la valeur alimentaire de la substance qui en est l'objet, évidemment un aliment est d'autant moins nourrissant qu'il est moins digestible, que ses « frais d'exploitation » sont plus considérables ; mais, hors le cas de croissance, de maladie ou de convalescence, un régime alimentaire « pratique » n'est-il pas celui qui, en soutenant efficacement notre système nerveux, nous fait assez forts pour lutter dans l'existence?

Quelles sont donc les conditions que doit remplir l'aliment pour maintenir la tension abdominale à un taux constant et moyen, et pour devenir ainsi un agent de force et de travail soutenu? Il faut d'abord qu'il s'adapte à la réceptivité digestive du sujet, qu'il ne provoque aucune révolte ni de son estomac ni de ses intestins. Il faut en second lieu que les excitations qu'il fait naître sur son passage soient *suffisantes* et *modérées*, c'est-à-dire ni trop faibles (nous nous sommes déjà expliqué plus haut sur ce sujet en parlant du lait) ni trop fortes, et qu'elles s'exercent d'une façon *continue, régulière et sans à-coups*, sous peine d'engendrer des phénomènes d'inhibition. Pour que leurs effets soient durables, il faut enfin que ces excitations *s'échelonnent sur toute la longueur du tube digestif*. En d'autres termes, l'aliment doit solliciter tour à tour les sécrétions salivaire, gastrique, biliaire, pancréatique et intestinale ; il doit se digérer doucement, lentement et avec le concours de tous les segments digestifs ; il doit, pour employer une locution vulgaire, mais qui rend bien ma pensée, tenir au ventre.

Sur beaucoup de ces points, l'excitation par l'aliment se rapproche de l'excitation par l'air et la lumière : — la comparaison semblera peut-être forcée, elle est juste pour qui veut y réfléchir. L'aliment en effet ne sera réellement « tonique » que si, comme l'air et la lumière, il agit par une succession d'excitations modérées, continues et réparties sur une grande étendue.

Modifiant et complétant ma formule, « l'aliment vaut

surtout par sa puissance d'excitation », je dirai donc : *l'aliment vaut surtout par son mode d'excitation*, par la forme, l'intensité et la durée des excitations qu'il imprime à l'appareil digestif.

Ici nous touchons à la question de la pathogénie de l'arthritisme par suralimentation.

Si pathologiquement le tube digestif, d'une extrémité à l'autre, est un, physiologiquement il peut se diviser en trois portions se distinguant les unes des autres par « l'allure » de leur digestion. La première, anté-gastrique, est d'intérêt secondaire chez l'homme où elle ne contribue que dans une faible mesure à la transformation des amylacés, qui s'y imprègnent de salive. La seconde, gastrique, peptonise les substances azotées, qui ensuite terminent leur digestion dès la sortie de l'estomac au contact du suc pancréatique ; *elle est le siège des digestions rapides, portant sur les aliments à excitation forte et brève*. La troisième, post-gastrique, commence au duodénum et comprend tout le petit et le gros intestin : les métamorphoses des amylacés s'y parfont dans le grêle par l'action du suc pancréatique, et dans le cœcum grâce à l'intervention des ferments figurés, qui ont également pour fonction de dissocier les aliments cellulosiques ; les graisses s'y émulsionnent et les sucres y sont partiellement intervertis. *Toutes ces opérations ont lentes*, surtout si l'on tient compte du séjour qu'ont dû préalablement faire ces aliments dans l'esomac, *et s'exercent sur des substances modérément excitantes*. Sous une autre forme, nous dirons ue la viande, type d'aliment azoté, a une digestion astro-duodénale et relativement courte, tandis que l'amidon, le sucre, les graisses et la cellulose ont une digestion duodéno-intestinale et toujours assez longue. Quant au lait, il a une digestion mixte, à la fois gastrique et intestinale, ce qui cadre bien avec la destination spéciale que nous lui avons assignée.

Relevons encore un fait important : la digestion gastrique tient, dans une certaine mesure, sous sa dépendance la digestion intestinale : *elle la précipite si elle est très active*, lui laisse sa sage lenteur si elle l'est peu, ce qui, entre parenthèses, prouve que physiologiquement aussi le tube digestif est un. La connaissance de ce fait est due à Pawlow et à ses élèves qui, par une série d'expériences très concluantes, ont démontré : 1° que la quantité de suc gastrique et d'HCl est en raison directe de la quantité d'aliments ingérés et est surtout abondante avec une nourriture fortement azotée ; 2° que les sécrétions pancréatiques et biliaires (1) sont à leur tour proportionnelles à l'acidité du suc gastrique, qu'elles doivent neutraliser pour assurer la digestion intestinale ; 3° que le suc pancréatique enfin provoque la sécrétion du suc de l'intestin grêle, dont la bile accélère et renforce les contractions musculaires.

En somme, la rapidité du processus digestif est subordonnée à la quantité des aliments *et plus encore à leur nature*. Or, qu'arrivera-t-il si le fond de l'alimentation, au lieu d'être constitué, comme le conseille Huchard à ses préscléreux, par beaucoup de lait, des

---

(1) Relativement à la bile, le fait de l'augmentation de sa sécrétion sous l'influence des acides, dénié par Pawlow, a été démontré par Enriquez et Hallion (*Presse médicale*, 1902, n° 100, et 1903, n° 7).

fruits, des légumes et peu de viande toujours bien cuite, se compose de peu ou pas de lait, quelques fruits, de rares légumes et beaucoup de viande presque toujours saignante ou mal cuite? En y ajoutant le pain, le vin et le café ou le thé, nous aurons, convenons-en, le tableau fidèle du régime de la plupart de nos contemporains.

La viande, surtout quand elle est bien présentée et lorsque dès le premier âge nous avons appris à l'aimer et à la considérer comme l'aliment réconfortant par excellence, possède au maximum le don d'éveiller en nous le désir et, par réflexe, la sécrétion psychique de l'estomac, ce suc d'amorce qui, rappelons-le, confère à tous les aliments le droit à la digestion. Puis, par ses matières extractives ou son arome (on n'est pas fixé sur ce point), elle détermine une sécrétion chimique d'une extrême activité (1). D'emblée, l'estomac se trouve donc dans des conditions telles qu'il doit digérer vite et bien ; d'emblée, par suite du lien qui unit les digestions gastrique et intestinale, le tube digestif tout entier est mis en demeure de presser l'élaboration des aliments qui sont à sa disposition. Et en effet, *la digestion s'accomplit hâtivement* et s'achève en quelques heures, en ne laissant après elle que de rares déchets, dont le volume est insuffisant pour donner prise aux contractions du gros intestin chargé d'expulser ces dangereux résidus.

(1) Ce sont les conclusions de Pawlow ; elles ont été pleinement confirmées par tous les auteurs ayant expérimenté soit sur l'homme, soit sur·les animaux. C'est ainsi que P. Carnot a constaté que, comparativement au pain, la viande détermine une augmensation d'HCl et de pepsine variant du quart à la moitié *(Soc. de Biologie*, 26 nov. 1904).

Avec ces réactions si vives, la tension abdominale s'élève promptement et la sensation de bien-être, de force disponible est immédiate, manifeste..., mais c'est un feu de paille, car, ne nous y trompons pas, si à la suite d'un repas à dominante carnée nous conservons une énergie un peu durable, nous la devons, non à la viande, mais aux aliments qui lui font cortège, et en particulier au pain et aux graisses d'assaisonnement qui, mieux qu'elle, tiennent au ventre. Quand, en effet, dans un but thérapeutique, on soumet un malade (un ptosique au 3ᵉ degré, par exemple) au régime carné absolu, la répétition fréquente des repas s'impose pour parer aux fringales et aux défaillances inséparables de cette diète anormale.

Stimulant digestif et par là même excitant général, telles sont donc les propriétés essentielles de la viande considérée dans son mode d'excication. *Stimulant digestif*, nous venons de le démontrer, et d'ailleurs, n'est-ce pas à ce titre, autant que comme aliment de réparation, qu'on la prescrit aux convalescents? *Excitant général*, on me le concédera moins volontiers, bien que ce soit une conséquence logique et de son action sur le tube digestif et, comme nous l'avons dit plus haut, des qualités propres à ses matières extractives et à ses produits de désintégration. Pour entraîner la conviction, je suis donc amené à poser en principe que sont mauvais juges en la matière ceux qui en font leur nourriture de tous les jours : accoutumés à digérer, à travailler, à accomplir en un mot toutes leurs fonctions à l'aide de ce stimulant, ils croient de bonne foi que l'habitude lui a enlevé toute efficacité. Mais qu'on la supprime de leur menu quotidien et ils tomberont à plat. Cette phrase qui spontanément vient aux lèvres du dyspeptique que nous voulons mettre au vert : « Mais, docteur, je ne pourrai jamais me passer de viande », n'est-elle pas la reconnaissance implicite de ce que j'avance ? Il en est de la viande comme de l'alcool, du tabac, de la morphine…, leur privation seule nous révèle l'influence qu'ils exercent sur nous.

Sur la valeur alimentaire de la viande, je serai bref. Cette valeur varie considérablement suivant qu'elle renferme plus ou moins de graisse. Mais comme, lorsque dans un régime on introduit de la viande, on le fait surtout dans le but d'augmenter la ration azotée, comme physiologiquement sa caractéristique est d'être un aliment azoté, il est juste d'évaluer sa puissance nutritive en partant de son principe azoté, de l'albumine. Or, la valeur de l'albumine peut être calculée au moyen des équivalents soit thermiques, soit glycosiques. Avec les premiers, nous obtiendrons le rendement calorifique de la viande ; avec les seconds, son rendement énergétique. En équivalents thermiques, *l'albumine donne 4 calories*, les hydrates de carbone, également 4 calories, les graisses, 9 calories (Atwater, Gautier) ; en équivalents glycosiques, *l'albumine se chiffre par 3 calories*, les hydrates de carbone par 4 calories, les graisses par 6 calories (Chauveau). Nous pouvons donc déjà en déduire que, pour l'entretien de la chaleur animale, la viande vient au même rang que les amidons et les sucres, mais se trouve très au-dessous des graisses ; que, comme aliment apte à compenser les dépenses du muscle qui travaille, elle est inférieure aux hydrocarbonés et encore plus aux corps gras. Si enfin dans le calcul on fait entrer en ligne de compte sa teneur en eau, qui parfois atteint 80 p. 100, alors on est logiquement et forcément amené à conclure que *la viande est un aliment calorifique médiocre* (à moins d'être très grasse), *un aliment énergétique mauvais*. On pourrait même dire que de tous les aliments usuels (à part le lait, les fruits, les légumes verts et les tubercules farineux), c'est le moins nourrissant. Sa comparaison avec le pain, dont on trouvera les éléments dans le tableau ci-contre, met ce fait en évidence.

Nous sommes maintenant en possession du dossier complet de la viande. Il se résume ainsi : (*a*. — Valeur nutritive faible, surtout si l'on considère le bénéfice qu'en retire un organisme qui travaille ; (*b*. — Puissance d'excitation forte qui se traduit : du côté du système nerveux par de l'excitation (j'attribue à ce mot le sens qu'il a dans le langage courant) ; du côté de l'appareil digestif, estomac, intestins et glandes annexes, par une accélération de tous les phénomènes circulatoires, sécrétoires et moteurs. La viande, outre qu'elle est facilement et complètement digestible, est apéritive et digestive, elle hâte l'élaboration des aliments co-ingérés.

Ce sont là de précieux avantages chez certains malades, dont les parois digestives absolument atones ne répondent plus qu'aux excitations fortes (ptosiques vrais et dyspeptiques « de naissance ») : ce sont là de graves inconvénients chez l'homme bien portant, dont la sensibilité et les réflexes sont intacts.

En effet, brusquant d'une part la progression des aliments dans les voies digestives, entretenant d'autre part un afflux constant d'HCl dans l'estomac, *la viande*

		100 gr. de viande (1).	100 gr de pain (2).
Composition centé-simale.	Albumine.....	19 gr.	7 gr. 50
	Hydr. de carb.	0,50	56 »
	Graisse	8 »	0,70
	Eau..........	70 »	34 »
Valeur calorifique. (Equiv. thermiq.)	Albumine.....	19 $\times$ 4 cal. = 76 cal.	7,50 $\times$ 4 c. = 30 cal.
	Hydr. de carb.	0,50 $\times$ 4 » = 2 »	56 $\times$ 4 » = 224 »
	Graisse	8 $\times$ 9 » = 72 »	0,70 $\times$ 9 » = 6 »
		Total.... 150 cal.	Total.... 260 cal.
Valeur énergétique. (Equiv. glycosiques.)	Albumine.....	19 $\times$ 3 cal. = 57 cal.	7,50 $\times$ 3 c. = 22 cal.
	Hydr. de carb.	0,50 $\times$ 4 » = 2 »	56 $\times$ 4 » = 224 »
	Graisse	8 $\times$ 6 » = 48 »	0,70 $\times$ 6 » = 4 »
		Total.... 107 cal.	Total.... 250 cal.

(1) Moyenne des diverses viandes de boucherie et de basse-cour.
(2) Moyenne des pains blancs de 1re et 2e qualités.

n'apaise la faim que pour la faire renaître au plus vite ; elle crée un besoin qui, agréable au début, revêt peu à peu les caractères d'une sensation pénible ou même douloureuse, demandant un remède immédiat. Ce remède, c'est l'aliment ; et à la viande, par instinct, on adjoint des correctifs, les graisses qui, tant qu'on les digère, tempèrent heureusement l'éréthisme gastrique, le pain et les farineux qui « occupent » les segments digestifs laissés inactifs par les mets à dominante carnée, parfois les entremets sucrés, les fruits... Or, si la viande est peu nourrissante, *ces aliments le sont pour elle,* et c'est ainsi que, par une voie détournée, elle conduit à la suralimentation.

Elle y mène encore, et plus directement, par une autre route. Elle produit dans le système nerveux une excitation qui, comme nous l'avons démontré, est vraiment forte, — elle pousse à l'action, ce qui revient à dire *qu'elle pousse à la dépense,* car on ne saurait concevoir un travail quelconque sans usure proportionnelle de matériaux énergétiques. Or, couvre-t-elle cette dépense ? Nous savons que non, puisque comme valeur nutritive elle est au bas de l'échelle alimentaire. *De tous les aliments c'est le moins nourrissant et le plus excitant : ce rapprochement n'est-il pas suggestif ?* Aussi l'homme qui, grâce à elle, travaille bien souvent au-delà de ses forces, est-il dans l'obligation de se suralimenter sous peine de succomber à la tâche (1).

____

(1) Ce que nous disons de la viande s'applique *a fortiori* à l'alcool, dont la valeur énergétique reste douteuse, malgré certaines expériences récentes autour desquelles on a fait grand

Dans le débat, il faudrait enfin, pour être complet, faire intervenir, indépendamment de *la fatigue* tenant à ce que la viande, qui se digère trop vite, ne soutient pas le tonus abdominal (1), celle qui se manifeste à la suite de toute excitation forte. Avec cet aliment elle est particulièrement intense, parce que à l'épuisement des systèmes nerveux et musculaire s'ajoute leur intoxication par les dérivés azotés anormaux, qui résultent tant des fermentations de la viande dans l'intestin que de sa destruction incomplète dans l'économie. Et c'est là encore une cause qui exige l'apport, non seulement d'aliments, mais aussi d'excitants sans cesse renouvelés ; si la viande est alors impuissante à faire sortir l'organisme de sa torpeur, on fait appel au café, à l'alcool, au tabac... Un cercle vicieux s'est constitué, et désormais la suralimentation et la surexcitation deviennent une nécessité, contre laquelle les plus vaillants sont sans courage pour lutter.

En accusant la viande d'être, dans la grande majorité des cas, le point de départ de la suralimentation, je n'ai eu en vue que le côté physiologique de la question ; nous verrons dans le chapitre suivant comment

bruit et qui, d'après leurs auteurs eux-mêmes, démontrent surtout sa valeur calorifique. Si sur le tard l'alcoolique avéré mange peu, la cause en est dans les lésions de ses organes d'assimilation : mais, avant d'en arriver là, il a été longtemps, non seulement grand buveur, mais aussi gros mangeur. V. PASCAULT. L'alcool au point de vue alimentaire. *Rev. des mal. de la nutr.* 1904, p. 264.

(1) A cette fatigue, nous avons donné le nom de fatigue réflexe abdominale pour la distinguer de la fatigue par épuisement nerveux ou musculaire et de la fatigue par auto-intoxication. V. PASCAULT. Tourisme et alimentation. *Rev. des mal. de la nutr.*, 1905, p. 356.

on arrive à un résultat identique en obéissant aux habitudes et aux préjugés qui gouvernent le monde : ce sera son côté philosophique. Puis nous étudierons les relations qui lient cette déplorable erreur d'hygiène au ralentissement de la nutrition, si étroitement que le Dr Maurel a pu dire très justement que « sans suralimentation, l'arthritisme n'existerait pas ».

CHAPITRE III

Pathogénie de l'arthritisme *(fin)*.

Sommaire. — Autres voies menant à la suralimentation. — Suralimentés volontaires. — Suralimentés involontaires et inconscients. — Origines de la faim. — Comment on stimule artificiellement l'appétit. — Conséquences résultant de la surexcitation de l'appétit : suralimentation, hyperfonction cellulaire. — *Résumé de notre pathogénie de l'arthritisme par suralimentation.*

« Sans suralimentation, pas d'arthritisme », disions-nous avec Maurel, comme conclusion du chapitre précédent, où nous faisions le procès des aliments à digestion gastrique. Cette proposition trop absolue en théorie est cependant vraie en pratique, car, s'il est difficile de ne pas voir un rapport de cause à effet entre la suralimentation, facteur de surmenage digestif et cellulaire, et l'arthritisme, diathèse par fatigue ou par usure digestive et cellulaire, il est impossible de nier la fréquence des abus dans le boire et le manger. Ces abus n'étant souvent que relatifs, la suralimentation est alors méconnue ; elle n'en est pas moins extrêmement commune et, pour s'en convaincre, il suffit de l'étudier sous les divers aspects où nous la rencontrons tous les jours. Voyons donc les faits.

Nombreux d'abord sont ceux qui se suralimentent volontairement.

Un préjugé vulgaire, que nous ne saurions trop combattre parce que ses effets sont déplorables, est celui qui veut que : « Plus on mange, mieux on se porte ». L'homme de bonne santé, celui qui n'a jamais *senti* son estomac, trouve dans un repas copieux un réconfort qu'il juge utile et nécessaire, parce qu'il n'en apprécie que le bénéfice immédiat sans penser à ses conséquences éloignées. Il ignore d'ailleurs généralement que tout excès alimentaire entraîne une suractivité de tous ses organes, et qu'à surchauffer la machine il l'use ou risque de la briser : l'artério-sclérose, la goutte et la gravelle urinaire, la pléthore avec son échéance brutale, l'hémorragie cérébrale, sont en effet l'apanage de la plupart de ceux dont le tube digestif a longtemps résisté à tous les assauts. Le dyspeptique au contraire, j'entends celui qui le fut pour ainsi dire dès sa naissance, ayant eu toujours à lutter par la sobriété contre les révoltes de son estomac, prolonge bien souvent son existence au-delà des limites prévues. Non seulement il vit, mais, à part ses misères de dyspeptique, il échappe aux maladies du surnourri et parfois, sur le tard, jouit d'un regain de jeunesse bien inattendu : il vit vieux et meurt « jeune », preuve que l'abstinence est plus que l'abondance source de santé. A l'appui de cette thèse, je ne citerai pas d'exemples historiques, ils abondent. Mais que chacun regarde autour de soi : ce sont les forts

qui succombent, et les faibles, les malingres, qui ré-
sistent, parce que chez eux le surmenage digestif,
partant le surmenage général, sont à peu près impossibles : la douleur est leur sauvegarde.

A côté de ceux qui dans la suralimentation cherchent la santé, mentionnons ceux qui lui demandent
un surcroît de force physique. Il s'agit là encore d'un
préjugé très répandu parmi les travailleurs du corps :
les hommes d'étude donnent la préférence aux excitants cérébraux, au tabac qui alourdit la mémoire, au
café qui affaiblit le jugement... Dans ce préjugé, re-
connaissons-le, est une grande part de vérité, car le
moteur humain, grâce à sa merveilleuse élasticité, se
soustrait longtemps aux dangers de la suralimentation, lorsqu'elle est compensée par un travail manuel
suffisant. Malheureusement, ce travail est générateur
de déchets qui se surajoutent à ceux, déjà très abondants, qui dérivent des aliments ; aussi les organes
d'élimination tôt ou tard faillissent à la tâche excessive qu'on leur impose ; ils deviennent alors le siège
de ces déviations fonctionnelles auxquelles, faute de
notions précises sur leur nature, on donne le qualificatif générique « d'insuffisances », Or, il est à remarquer que la sensation de fatigue se trouve intimement
liée à cette défaillance de nos émonctoires, car nos
cellules musculaires et nerveuses ne conservent toute
leur vigueur qu'à la condition d'être sans cesse lavées
des résidus provenant de leur désassimilation. Il en
résulte que l'homme arrivé à cette phase de déchéance
voit l'aliment se transformer en producteur de poisons, qui le dépriment au lieu de lui donner l'énergie
qu'il en attendait.

Du travailleur manuel qui pense que sa vigueur croîtra parallèlement à la quantité d'aliments entrant dans son menu quotidien, rapprochons le sujet, neurasthénique ou non, chez qui la fatigue est en permanence et qui espère que la suralimentation sera un remède à sa lassitude habituelle. L'erreur est toujours la même et provient de ce que l'on considère l'aliment comme synonyme de force. Or il ne l'est que s'il s'adapte convenablement d'une part à la réceptivité digestive de l'individu, d'autre part à sa capacité d'oxydation. Un aliment dont la digestion s'accompagne de pesanteur d'estomac, de gonflement, de poussées de chaleur à la face ou de somnolence, bien loin de stimuler le système nerveux, le déprime : il le déprime, non par auto-intoxication, car la sensation de fatigue suit de très près son ingestion, mais par la mise en jeu des réflexes gastriques, qui, avec notre sensibilité toujours plus ou moins exaltée, jouent un rôle maintenant trop oublié. Quant à la capacité d'oxydation, que de fois n'est-elle pas diminuée dans ces organismes où tout languit, où le mouvement vital ne se maintient qu'à la condition d'user sans cesse d'excitants alimentaires ou médicamenteux ! Que peut faire alors la suralimentation ?

Autre genre de suralimentés volontaires : les gourmands. Il en est peu qui ne se défendent de faire excès de bonne chère : mais est-il admissible que celui qui demande à l'alimentation des jouissances de tous les instants ne se crée pas des désirs qui le mèneront à l'abus ? La pente est trop attrayante pour ne pas y glisser, surtout quand, pour se satisfaire, le gourmand fait appel aux ressources d'un art culinaire très savant, qui masque la saveur naturelle des aliments par celle des épices et des condiments. En sollicitant ainsi sans répit son estomac, il entretient un appétit véritablement artificiel, qui l'oblige à manger bien au-delà de ce qui lui est nécessaire.

Pour clore la série, un mot des gens du monde. Leur manière de vivre les force, si bien intentionnés qu'ils soient, à de continuels écarts de régime. La mode et les exigences mondaines avec leurs dîners en ville, lunchs, soirées, goûters chez le patissier, contribuent, comme chez le gourmand, à maintenir dans un état de surexcitation constante leurs estomacs, qui s'habituent à céder à tous les caprices, à toutes les fantaisies. Ceux-là aussi sont bien loin du régime et de la ration !

Passons aux suralimentés involontaires. Ils sont légion.

Signalons d'abord l'espèce la plus rare, l'individu qui mange trop sans y penser. C'est souvent le fait de l'homme d'affaires, qui, tout à ses préoccupations, déjeûne vivement, à la hâte, pour se libérer d'une corvée qui lui prend des moments précieux. C'est aussi le cas du distrait, qui mange étourdiment sans songer à ce qu'il y a d'important à « soigner sa digestion ».

Sont plus communs, beaucoup plus communs, ceux qui arrivent à se suralimenter parce qu'ils mastiquent mal. Un aliment insuffisamment broyé, ne s'imprégnant qu'incomplètement des sucs digestifs, ne satisfait pas la faim. La preuve inverse est facile à faire et nous l'avons maintes fois réalisée dans nos voyages en vélo : il suffit d'une croûte de pain, si elle est minutieusement mâchée, réduite en bouillie avant d'être avalée, pour calmer momentanément ce malaise indéfinissable que l'on nomme la faim. Or, on doit admettre en thèse générale que les individus qui « savent » mastiquer sont une exception. La mastication, pour être efficace, doit consister en des mouvements très complexes de la mâchoire, de la langue et même des joues et des lèvres : ces manœuvres exigent un temps appréciable. Combien de gens s'astreignent-ils à ce patient travail qu'ils n'ont d'ailleurs jamais appris à exécuter ?

Reste à traiter enfin de la suralimentation par entraînement mutuel, par obéissance aux usages courants. Elle a été admirablement définie par Maurel (1) : « Il ne faut pas, dit-il en substance, confondre la suralimentation qui conduit à la pléthore, à l'arthritisme, avec l'abus excessif de la table qui engendre rapidement l'embarras gastrique et les troubles intestinaux. La suralimentation qui mène à l'arthritisme semble rentrer dans le cadre d'une hygiène irréprochable pour beaucoup de personnes qui usent modérément des alcools, ne font jamais d'excès et mangent simplement à leur appétit. Or, cette pratique de contenter son appétit, qui de nos jours est de règle générale, aboutit presque fatalement à la suralimentation telle que nous devons la comprendre. Très souvent d'ailleurs, et cela surtout dans la vie de famille, outre que l'appétit est aiguisé par les conversations et par l'exemple, il y a tendance générale à faire manger les nôtres plus qu'ils ne veulent : la femme incite le mari, le mari incite la femme, et tous deux usent de leur autorité pour faire manger les enfants. Nous pouvons

---

(1) Maurel. *De la dépopulation de la France*. Paris, 1896, p. 239.

donc dire que dans le milieu familial on mange, non pas seulement selon son appétit, mais toujours plus que son appétit. *C'est ce léger surcroît de tous les jours qui constitue la suralimentation.* »

Cette remarque du Dr Maurel est fort juste, mais, à notre avis, elle ne remonte pas à la véritable cause première de la suralimentation. A satisfaire pleinement son appétit, il n'y aurait sans doute aucun mal, si cet appétit n'était pas chez la grande majorité d'entre nous hors de proportion avec les besoins vrais de la nutrition.

Pour le démontrer il nous faut rechercher d'abord quelles sont les origines de la faim : il est probable qu'elles sont multiples et actuellement encore nous sommes réduits à faire des hypothèses sur ce point intéressant de la physiologie (1).

Les expériences de Schiff tendent à prouver que la composition du sang, son appauvrissement en principes nutritifs, provoque la sensation de faim : celle-ci disparaît, en effet, lorsque l'on injecte dans le torrent circulatoire une quantité suffisante d'aliments artificiellement digérés. D'où Schiff conclut que la faim résulte d'une modification physico-chimique du sang, qui excite d'une manière spéciale les centres nerveux. Pour Joanny Roux, ces centres seraient mis en éveil par des réflexes partant de toutes les cellules de l'organisme à court d'aliments. « Toutes nos cellules, dit-il, sont solidaires, et cette solidarité est rendue nécessaire par les spécialisations fonctionnelles multiples, par la division du travail. Lorsqu'une cellule éprouve

(1) Voir Bardier. *Dict. de Physiol. de Ch. Richet*, article *Faim.*

un besoin qu'en raison de cette spécialisation elle est inapte à satisfaire elle-même, elle fait appel à d'autres cellules, et cela par l'intermédiaire du système nerveux. Telle est l'origine de tous les réflexes nutritifs, et dans la sensation de la faim il n'y a pas autre chose qu'un réflexe nutritif cortical, réflexe incomplètement adapté, et donnant naissance à ce titre, comme épiphénomène, à un fait de conscience : la sensation de la faim. » D'après ces deux théories, la faim serait donc uniquement due à un état général de dénutrition.

Cette hypothèse est logique et en concordance avec ce que nous savons de la cause de la soif, mais elle est trop exclusive, car, non seulement la faim se manifeste bien avant que nos tissus aient épuisé leurs réserves alimentaires, mais en outre il est certain que son apparition est étroitement subordonnée aux habitudes acquises par le système nerveux et par l'estomac.

Ces habitudes se traduisent par la périodicité régulière du retour de l'appétit aux heures où nous avons coutume de nous mettre à table. Il en résulte que plus nous multiplions les repas, plus souvent se fait sentir la faim.

Une autre habitude de l'estomac est celle en vertu de laquelle l'appétit s'atténue seulement quand la poche gastrique a atteint un certain degré de réplétion, lequel, — notons-le, car ce point explique la genèse de la suralimentation dans bien des cas, — varie *du tout au tout* suivant que l'on a pris le pli de manger peu ou beaucoup.

C'est là que nous voulions en venir : *l'appétit est*, dans une grande mesure, *question d'habitude* et, comme tout fait basé sur l'habitude, il peut être absolument détourné de son but primitif ; à la suite d'erreurs d'hygiène quotidiennement répétées, il peut en arriver à répondre, non plus aux besoins réels de l'économie, mais à des besoins factices créés de toutes pièces.

N'est-ce pas ainsi que nous devons interpréter ce que nous voyons tous les jours ? Dès qu'il est au monde, le nouveau-né est gavé au point que les accidents de suralimentation éclatent parfois dans la première ou la deuxième semaine qui suit sa naissance. Puis, à peine sorti de l'alimentation lactée, l'enfant est initié aux douceurs de certains condiments, tels que les préparations à base de cacao, qui déjà vont stimuler inutilement son estomac. Un peu plus tard, au lieu des aliments gras qui laisseraient cet organe au repos, au lieu des mets un peu grossiers qui, fortifiant la musculature de son intestin, le mettraient en garde contre la constipation dont il souffrira peut-être toute son existence, on fait entrer dans son régime la viande et les assaisonnements qu'elle nécessite. *En toutes circonstances on s'applique à surexciter les fonctions gastriques* et, par là même, la digestion intestinale : la conséquence forcée est, comme nous l'avons démontré plus haut, l'introduction dans le courant sanguin d'une grande abondance de principes alimentaires que nos tissus doivent utiliser quand même au mieux de leurs intérêts.

Contre cette première ébauche de suralimentation l'organisme réagit, physiologiquement en exagérant ses combustions (en hyperfonctionnant) ou en mettant en réserve ce qu'il est impuissant à brûler, pathologiquement par des poussées d'embarras gastri-

que, des crises diarrhéiques, des épistaxis, des accès
de fièvre sans motif... Puis l'accoutumance se fait : le
tube digestif se modifie conformément au genre de
nourriture qui lui est offert, les tissus transforment
leur modalité nutritive de manière à faire face au travail que l'on exige d'eux, et quand cette « adaptation »
est un fait accompli, l'existence devient impossible
sans suralimentation. Nos cellules désormais *habituées* à accélérer leurs échanges ne peuvent plus se
contenter de ce qui jadis leur eût amplement suffi :
elles réclament davantage, détruisent plus rapidement
et bientôt crient famine. Cet appel, transmis au cerveau et perçu par la conscience, y détermine, comme
nous le disions tout à l'heure, une sensation pénible,
un « besoin », immédiatement suivi du « désir » de
manger d'une façon déréglée.

Ainsi s'explique, suivant nous, comment l'enfant
arrive progressivement et inconsciemment à se suralimenter. Son appétit, exaspéré par une éducation
mal conduite, ne tarde pas à commander en maître
et, par la suractivité qu'il imprime à toutes ses fonctions, prépare la voie au surmenage cellulaire, autrement dit à l'arthritisme.

Les pratiques que nous avons relevées chez l'adulte
entraînent les mêmes conséquences. Que nous mangions trop — volontairement, parce que dans l'aliment nous pensons trouver la force ou la santé, —
involontairement, parce que nous avalons distraitement, à la hâte, sans mastiquer convenablement, —
que nous cédions à la gourmandise, à l'entraînement
de la vie de famille ou aux obligations de la vie du monde,
la répétition des repas dans quelques cas, l'apport exagéré de nourriture dans tous, surexcitent l'estomac

et portent au contact de nos cellules une surabondance d'aliments, qui les habitue à ne plus savoir se contenter de peu. D'où une recrudescence de l'appétit, incitant à son tour à la suralimentation, véritable cercle vicieux, dont nous ne pouvons sortir qu'avec l'aide d'un puissant effort de volonté.

Ainsi envisagée, la suralimentation part d'un fait physiologique, les changements survenus dans la nutrition de nos cellules, pour aboutir à un phénomène psychique, le besoin de manger. Mais le cerveau intervient aussi d'une façon plus directe.

Les aliments, avons-nous dit dans le précédent chapitre, sont tous excitants : ils le sont plus ou moins, et ceux dont la digestion s'effectue presque exclusivement dans la portion gastro-duodénale du tube digestif le sont particulièrement. Or, l'excitation par l'aliment ne va pas sans un certain bien-être, d'autant plus marqué que plus est vive la stimulation qui l'engendra : nous prenons « plaisir » à manger, plaisir à nous sentir dispos et forts en sortant de table. Cette sensation d'euphorie n'est pas exempte d'inconvénients, car elle nous invite, non seulement à outrepasser les limites de notre appétit, mais aussi à recourir aux aliments qui lui donnent son maximum d'intensité. Et par ce mécanisme nous sommes une fois de plus poussés à nous suralimenter et à user largement des aliments à digestion gastrique.

Enfin l'élément psychique apparaît plus nettement encore chez celui qui aime la bonne chère ou qui, sans être à proprement parler gourmand ni gourmet, apprécie les mets, si simples qu'ils soient, à leur juste valeur. Son esprit, après avoir pris connaissance des sensations agréables qui lui sont fournies par le sens du goût, s'est meublé d'une foule de séduisants souvenirs, que la moindre impression gustative, olfactive ou visuelle, suffit à évoquer. Dès lors, le désir s'impose plus impérieux que jamais, et l'homme obéit à cette impulsion qui lui fera dépasser toute mesure si elle n'est pas réprimée par la raison.

A côté de la déviation physiologique, nous devons donc admettre une sorte de déviation psychique entretenue par le plaisir plus ou moins conscient attaché à l'acte de manger. Cette dernière quand, par prudence ou par nécessité, nous nous décidons à retrancher de l'alimentation le superflu, n'est pas la plus facile à déraciner. Les habitudes mentales, en effet, sont tenaces, et tous ceux qui ont usé de l'alcool ou du tabac attesteront que si, après la suppression de ces pseudo-stimulants, ils ont assez vite reconquis l'intolérance que par nature nous avons à leur égard, ils ont en revanche dû, pendant un certain temps, se faire violence pour ne pas succomber de nouveau à la tentation.

Quant à la déviation physiologique, il est presque toujours possible de la corriger, car, comme tout ce qui tend à troubler le cours normal des échanges vitaux, elle reste pendant longtemps purement fonctionnelle. Pawlow l'a démontré en ce qui concerne les glandes digestives : ayant mis au pain et au lait un chien habituellement nourri avec de la viande, il vit ses ferments pancréatiques se modifier dès le premier repas et s'adapter complètement au nouveau régime après trente ou quarante jours. Evidemment cette déviation peut, à la longue, devenir plus stable, quand par exemple les causes qui l'ont provoquée s'accumulent dans plusieurs générations successives : c'est ainsi que certains enfants de souche arthritique sont inévitablement voués dès leur naissance à la suralimentation. Mais on peut dire qu'en thèse générale, il est permis à celui qui a contracté la fâcheuse habitude de manger trop, de revenir sur ses pas : c'est pour lui une éducation à refaire, c'est surtout une question de persévérance et de volonté.

Nous terminerons sur cette affirmation consolante cette longue dissertation sur la pathogénie de l'arthritisme, nous réservant d'analyser plus tard le processus par lequel la suralimentation produit le ralentissement de la nutrition. Auparavant nous voudrions nous résumer en quelques lignes, pour bien mettre en relief l'enchaînement des idées semées au cours de ces trois chapitres.

La pathogénie de l'arthritisme est à faire, car les théories émises jusqu'à présent n'expliquent pas le pourquoi de cette diathèse. Bouchard, en l'attribuant à une diminution congénitale de l'énergie cellulaire, nous met en présence d'un fait, sans nous en révéler la cause primordiale. Il en est de même de Lancereaux, qui rend le système nerveux responsable de l'affaiblissement des mutations nutritives. L'influence de ce *régulateur* des échanges n'est mise en doute par personne, mais elle a sa contre-partie dans l'ensemble de tous les autres organes et tissus qui, suivant leur état de santé ou de maladie, assurent ou compromettent sa vitalité ; cette solidarité, qui s'exerce par l'intermédiaire du milieu sanguin, nous défend de reconnaître aux centres nerveux l'omnipotence qu'on leur accorde communément.

Quelles que soient leurs formes et leurs fonctions, qu'elles soient nerveuses, musculaires, conjonctives... *nos cellules, en effet, sont avant tout gouvernées par les conditions du milieu où elles vivent* : aussi est-ce là qu'il faut aller chercher la cause des modifications survenant dans leur taux nutritif. Ces conditions sont physiques et chimiques. Physiques, ce sont les excitations de toutes sortes qui font passer la cellule du repos à l'activité. Chimiques, ce sont les matériaux qu'emploie cette cellule dans ses manifestations vitales, ce sont les résidus qu'elle rejette comme impropres à son existence.

Le rôle des excitations dans la pathologie de la cellule est capital. Faibles, elles entretiennent sa vie en favorisant l'assimilation des principes nutritifs ; fortes, elles l'abrègent *en accélérant son fonctionnement* dans une mesure telle que la fatigue et l'usure surviennent prématurément. Or, le tableau clinique de l'arthritisme, considéré dans la succession d'individus constituant une même famille, nous montre que la phase de ralentissement nutritif (hypofonction cellulaire) *est toujours précédée d'une période d'hyperfonction,* caractérisée par une exubérance de vigueur et d'activité. *Nous nous croyons donc autorisé à rapporter l'arthritisme à un abus d'excitations* entraînant une fatigue, puis une usure de la totalité de nos cellules avec prédominance en tel ou tel point particulièrement surmené ; cette déchéance est précipitée par l'insuffisance des organes d'élimination obligeant nos tissus à vivre dans un milieu toxique.

Cette pathogénie est d'autant plus vraisemblable que les autres causes qui sont réputées engendrer l'arthritisme (infection...) ne s'appliquent qu'à quelques cas, rares comparativement à la fréquence de cette diathèse. Les surmenages même font peu d'arthritiques, mais surtout des neurasthéniques. *A une maladie banale il faut une cause banale* ; et, après examen fait de toutes les conditions de milieu capables de « dénaturer » la cellule, *cette cause banale ne peut être que la suralimentation, que l'abus des excitations alimentaires.*

Les aliments, en effet, sont tous excitants, mais à des degrés très différents ; ils le sont depuis leur entrée jusqu'à leur sortie de l'organisme. L'excitation qu'ils font naître dans le tube digestif augmente la tension abdominale et, par réflexe, la sensation de force disponible. Cette sensation atteint son maximum (de durée, sinon d'intensité) avec les aliments qui agissent sur les voies digestives par une série d'excitations modérées, continues et réparties sur une grande étendue ; tels sont les aliments à digestion intestinale (amidon, graisse et sucre). *Les aliments à digestion gastrique* (dont le type est la viande) ont une action précisément inverse ; *ils hâtent la digestion* et, celle-ci terminée, nous laissent une impression de fatigue, de lassitude, coïncidant avec un retour rapide de l'appétit ; aussi sommes-nous incités à leur adjoindre d'autres substances « tenant mieux au ventre », d'où un premier pas vers la suralimentation.

Les aliments à digestion gastrique *sont, en outre, d'énergiques stimulants généraux* : comme tels, ils poussent à l'action, donc à la dépense. Or, cette dépense ils ne la couvrent pas, car en principe un aliment nourrit d'autant moins qu'il excite davantage. Il en résulte donc un déficit, un état de dénutrition cellulaire, qui se traduit également par une recrudescence de l'appétit. Dans ces conditions la suralimentation devient une nécessité à laquelle nous ne pouvons nous soustraire.

Bien plus, cette nécessité se fait tous les jours plus impérieuse, *car la surabondance de matériaux et d'énergie apportés par les aliments agit à son tour comme stimulant digestif et général.* Ainsi s'établit un cercle vicieux dont le premier terme est l'hyperfonction cellulaire, le second l'hypofonction par fatigue ou par usure.

La suralimentation a aussi d'autres origines, les erreurs d'hygiène reposant sur des préjugés (l'aliment est une source de force et de santé) ou sur des habitudes acquises : l'enfant y est conduit par l'éducation qu'on lui donne, l'adulte par le plaisir qu'il y trouve. Toutes ces erreurs ont un fond commun, toutes visent à stimuler les fonctions gastriques ou y aboutissent, et l'exaspération de l'appétit qui en est la conséquence est, en fin de compte, la cause déterminante de la suralimentation.

Concluons donc : *l'arthritisme est dû à une surexcitation anormale de l'appétit par l'abus des aliments à digestion gastrique.* Son remède, souvent efficace, car cette perversion nutritive reste longtemps purement fonctionnelle, est dans l'adoption des aliments à digestion intestinale et dans le rationnement de la nourriture.

CHAPITRE IV

Evolution du processus arthritique.

SOMMAIRE. — **Vue** d'ensemble. Comment l'hyperfonction cellulaire engendre les troubles fonctionnels, puis les lésions organiques, caractérisant l'arthritisme classique. — **A.** *Pléthore avec hyperfonction* : première génération d'arthritiques, préarthritiques. — Suralimentation et suractivité s'associent pour engendrer la pléthore. — Rôle prépondérant du foie. — Pléthore hépatique, abdominale, générale ; obésité abdominale. — Poussées arthritiques. — **B.** *Réactions défensives avec hyperdys-fonction* : deuxième génération d'arthritiques. — Obésité générale : gravelle urinaire. — Albuminurie hématique, hépatique, rénale. — Goutte. — Diabète. — Hypersécrétions muqueuses. — Le fonctionnement de l'organisme est troublé uniquement parce qu'il est exagéré. A cette periode, l'arthritique n'est un ralenti que dans la mesure où il se suralimente.

Nous avons déjà dans les chapitres précédents sommairement indiqué les grandes lignes du processus de l'arthritisme par suralimentation qui, suivant nous, prélude par de l'hyperfonction générale pour aboutir à une hypofonction également générale, mais avec affaiblissement plus accentué des appareils ou des tissus qui furent particulièrement surmenés. Entre ces deux phases extrêmes il en existe une troisième, celle des réactions défensives de l'organisme, pendant laquelle l'hyper et l'hypofonction s'enchevêtrent au point qu'il est généralement impossible de distinguer celle de ces deux modalités qui prédomine.

Au début de cette période, la machine humaine, toujours soumise aux causes perturbatrices que nous avons étudiées, lutte encore avec énergie, mais ne déploie plus toutes les ressources dont elle disposait jadis : comme auparavant elle fonctionne *à l'excès, mais mal.* C'est alors que, lorsqu'il analyse le travail d'un organe, le médecin se trouve embarrassé pour donner un nom à la perturbation fonctionnelle qu'il constate. Pour le foie par exemple, il emploie, suivant le point de vue où il se place, les termes d'hyperhépatie, d'hypohépatie ou encore d'insuffisance relative. Or aucune de ces expressions, même la dernière, ne répond exactement au trouble complexe que nous signalons. Pour éviter toute équivoque, nous nous servirons du préfixe *hyperdys* (hyperdysfonction, hyperdyshépatie), dans lequel sont réunies les notions de quantité et de qualité.

Ce fonctionnement exagéré, mais défectueux, de l'économie n'entraîne pas forcément des conséquences fâcheuses pendant les premiers temps. L'équilibre s'établit et se maintient grâce aux organes compensateurs, qui parent aux dangers les plus pressants : le foie fabrique plus de bile, le rein élimine plus d'acide urique ou de xanthines et d'acides sulfo-conjugués, la sueur se charge d'acides gras..., et la santé n'en est pas moins florissante.

Puis tôt ou tard la fatigue se manifeste, non pas continue, mais seulement à l'occasion de trop grands écarts. Dès lors la machine marche par à-coups : *elle a perdu la plus précieuse de ses qualités, la régularité*. Elle ne s'adapte plus servilement à son milieu, elle commence à en réfléter les fluctuations. Quelques malaises fugaces, quelques indispositions, insignifiantes en apparence, signalent ces premières défaillances.

La déchéance finale serait proche si l'organisme n'avait pas la faculté de recourir à certains subterfuges qui, pendant un temps encore, le protégeront efficacement. C'est alors qu'interviennent les réactions défensives auxquelles nous venons de faire allusion : la plus caractéristique est le diabète ou, pour mieux dire, la glycosurie. Quelle que soit l'idée que l'on se fasse de la pathogénie de cette affection, le fait pathologique consiste en la présence d'un excès de sucre dans le sang, et son élimination par la voie rénale constitue, au premier chef, un acte de préservation contre cette substance qui met obstacle à l'endosmose cellulaire ; il est, en effet, parfaitement reconnu que, lorsqu'elle ne résulte pas du traitement, la disparition du sucre dans l'urine d'un diabétique est suivie rapidement d'accidents redoutables.

Incidemment j'ajouterai qu'il en est de même pour la plupart des matériaux solides de l'urine. Lorsque chez un goutteux, lorsque chez un individu en butte à des fermentations digestives, on ne rencontre parmi ces éléments que peu d'acide urique, que des traces d'indican, de scatol ou de leucomaïnes, on doit conclure à la rétention de ces dérivés toxiques et par conséquent à une aggravation de la maladie causale. En

thèse générale, nous estimons donc que, dans l'interprétation d'une analyse d'urines, il est logique de
tenir compte, non seulement de ce que l'on y trouve,
mais encore de ce que l'on devrait y trouver.

Je ferme cette parenthèse justifiée par les applications que l'on en peut faire journellement dans la pratique et reviens à ma phase des réactions défensives.
Elle dure, comme les autres, un temps qui varie considérablement suivant la résistance des malades. Souvent elle se prolonge jusqu'au terme de leur vie, mais
parfois provoque leur mort avant l'échéance normale
par un faux pas de l'organisme, momentanément mis
dans l'impuissance de faire les frais de cette lutte de
tous les instants. C'est ce qui arrive notamment à la
suite d'une infection, fût-elle peu violente : la grippe
nous en a, pendant ces dernières années, fourni de
nombreux exemples.

Dans d'autres cas, les réactions défensives s'affai-
blissent peu à peu et font place à de l'hypofonction
nettement caractérisée : aux *troubles fonctionnels*
succèdent ou se surajoutent des troubles ayant leur
point de départ dans des *lésions organiques*, et l'arthritisme se trouve ainsi définitivement constitué. Le
mal est désormais irrémédiable : l'individu est irrévo-
cablement « touché » et ne pourra léguer à ses descendants qu'un capital de vie plus ou moins entamé.
Ceux-ci naîtront tarés, « diminués » dans leur ensemble et plus spécialement dans quelques-unes de leurs
parties (foie, reins, système nerveux...). Ce seront des
dégénérés qui, à leur tour, donneront naissance à des
êtres malingres, chétifs, condamnés à une existence
de valétudinaires, incapables heureusement de faire
souche. Avec ces derniers rejetons s'éteindra donc la

lignée d'arthritiques qui a mis plusieurs générations à s'établir, et leur stérilité viendra témoigner de la puissance destructive de cette diathèse de fatigue et d'usure.

Telle est à grands traits l'évolution de l'arthritisme. Entrons dans les détails en nous appuyant sur la clinique. Nous ne citerons pas d'observations personnelles : elles sont inutiles : le médecin n'a qu'à jeter les yeux autour de lui, il n'a qu'à scruter les antécédents de ses « ralentis », pour s'assurer de la réalité des faits que nous avançons. Nous nous contenterons d'esquisser le schéma de la « famille arthritique » comme l'ont déjà fait avant nous Gautrelet, Peyraud et Maurel (1). Les variantes sont innombrables, mais toutes rentrent dans le cadre que nous allons tracer. (1re période : *pléthore* avec hyperfonction digestive et générale. (2e période : *réactions défensives* avec hyperfonction tendant à l'hypofonction. Prédominance de plus en plus marquée des troubles fonctionnels par fatigue cellulaire (phénomènes d'hyperdysfonction) ; et plus tard apparition des troubles par usure cellulaire. (3e période : *manifestations régressives* (sclérose des divers organes et tissus) avec hypofonction. Prédominance de plus en plus marquée des troubles par lésions matérielles, compliqués d'épisodes aigus dus à des troubles fonctionnels concomitants.

(I) Gautrelet. *Urines, dépôts et sédiments.* Paris, 1889. — Peyraud. De l'hyperacidité organique : suite d'articles parus in *Revue des maladies de la nutrition,* 1893, 1894, 1895, 1896. — Maurel. *De la dépopulation de la France.* Paris, 1896, et *Rapport sur l'obésité* au 7e Congrès de médecine. Paris, 1904.

La première période sur laquelle Maurel insiste avec juste raison, la **Pléthore**, vient d'être de nouveau incriminée par Huchard qui, sous le nom d'hypertension portale (1), la considère comme cause provocatrice des maladies par ralentissement de la nutrition. Cette accusation est légitime, si l'on admet avec nous que la suralimentation méconnue se rencontre habituellement à l'origine de la diathèse bradytrophique. Voyons donc si la clinique nous donne raison.

Lorsque, chez un arthritique avéré, on remonte le cours des années jusqu'à sa prime jeunesse, on apprend généralement qu'il fut, au moins dans son enfance, gros mangeur. Si ce stigmate n'existe pas chez lui et qu'on le questionne avec insistance sur ses ascendants, on constate toujours que « dans une première génération qui représente les grands parents et plus fréquemment les aïeux, le chef de famille a été fort, vigoureux et souvent doué des précieuses qualités qui assurent la réussite dans la vie. Il a même eu beaucoup d'enfants et s'est éteint vieux, en ayant présenté toute sa vie les apparences d'une santé qui ne laisse rien à désirer. Si l'on pousse les investigations plus loin, en s'éclairant de la marche de l'arthritisme, on apprend que cet aïeul ou grand parent mangeait et buvait beaucoup, qu'il était sanguin, doué d'embonpoint et qu'on devait le saigner souvent. En un mot on acquiert la certitude qu'il était pléthorique. C'est là, ajoute Maurel, a qui j'emprunte ces lignes, un fait constant. »

(1) HUCHARD. Les trois hypertensions. *Journal des Pratic.*, 1901, 25.

De cet exposé il ressort, non seulement que les ascendants de nos ralentis étaient pleins de santé, mais encore qu'ils savaient faire largement honneur à une table bien servie. Et c'est là une raison suffisante pour expliquer l'arthritisme de ceux qui vinrent après eux, car il n'est pas d'organisme, si bien constitué soit-il, qui résiste indéfiniment à un régime trop riche et trop abondant. Mais, m'objectera-t-on, c'étaient des travailleurs, des hommes d'action, et leurs dépenses physiques justifiaient l'ingestion d'une grande quantité de nourriture. Peut-être : mais d'abord il n'est pas prouvé qu'ils ne dépassaient pas la mesure..., et puis il y a place pour une autre hypothèse qui est la suivante.

Les statistiques démontrent que, depuis le commencement du siècle dernier, la consommation de la viande, déjà considérable dans les villes à cette époque, a triplé dans les campagnes (Maurel) : elles démontrent également que l'usage des autres aliments a suivi une progression analogue (1). On peut donc se demander si nos ancêtres ne sont pas arrivés à se suralimenter précisément par la voie que nous avons indiquée précédemment, par l'abus des aliments à digestion gastrique. Dans ces conditions, cette activité physique, que l'on invoque pour excuser leur amour

(1) D'une enquête faite récemment par l'Office du travail, il résulte que, pour une population qui depuis 1840 n'a augmenté que de 12 p. 100, la consommation de la viande s'est accrue de 90 p. 100, celle du blé de 60 p. 100, celle des pommes de terre de 100 p. 100, celle du sucre de 500 p. 100, celle du vin de 90 p. 100, celle de l'alcool de 260 p. 100, celle du tabac enfin de 170 p. 100.

de la bonne chère, ne serait que la conséquence de l'obligation où ils étaient d'utiliser quand même un surcroît d'aliments, et nous nous trouvons, non plus en face d'hommes qui se nourrissaient pour travailler, mais d'hommes qui travaillaient pour dépenser l'excédent d'énergie qu'ils s'étaient imprudemment assimilée. Dès lors quoi d'étonnant à ce qu'ils aient abouti au surmenage cellulaire, à l'arthritisme ?

Aujourd'hui il en est absolument de même, et l'arthritisme continuera sa marche envahissante tant que nous n'aurons pas la volonté et l'énergie de réagir contre les sollicitations d'un appétit déréglé, tant que nous ferons entrer dans nos menus de tous les jours des aliments qui « poussent à l'action ». Qu'on ne s'y trompe pas ; l'existence fébrile, que mènent depuis moins d'un siècle les peuples civilisés, n'est pas tant le fait des nécessités sociales que d'une alimentation qui vise à faire rendre à la machine humaine plus qu'elle ne peut donner. Nous ne pouvons plus comme autrefois nous « laisser vivre », parce que, aux aliments de résistance qui faisaient la force de nos pères et leur tranquillité d'âme, nous avons substitué les excitants qui font de nous des agités, des nerveux ; grâce à eux, nous doublons les étapes de la vie, mais au détriment de nos santés.

Suralimentation et suractivité s'associent, en effet, pour engendrer la pléthore. Au premier abord cette affirmation peut sembler singulière, car nous sommes habitués à considérer le travail physique comme un correctif de l'alimentation exagérée. C'est même en vertu de cette idée préconçue que nous conseillons l'exercice aux obèses : mais il est à remarquer qu'ils n'en retirent de réels bénéfices que s'ils consentent à observer en même temps une diète rigoureuse. Dans la vie courante, cette sage sobriété n'étant pas dans les mœurs, nous verrons au contraire l'influence du travail s'ajouter à celle de la suralimentation pour créer peu à peu l'arthritisme par l'intermédiaire d'un organe dont Glénard nous a révélé la prépondérance dans les maladies par ralentissement de la nutrition, *par l'intermédiaire du foie*. Ce que nous gagnons d'un côté en activant les combustions intra-musculaires, nous le perdons de l'autre en exagérant outre mesure le fonctionnement hépatique.

Le foie, en effet, ne l'oublions pas, n'est pas seulement préposé aux actes préliminaires de la nutrition, il veille également à certains de ses actes complémentaires : il n'est pas uniquement l'organe qui prépare l'assimilation, il est aussi celui qui complète la désassimilation des matériaux azotés, qui neutralise les poisons d'origine digestive ou générale véhiculés par le sang. Chez un individu qui mange et se dépense beaucoup, le foie se trouve donc doublement surmené : surmené pour élaborer les aliments qui subviennent à son travail ; surmené pour parfaire les métamorphoses des résidus azotés, qui ont été mis en liberté par l'usure des muscles ou par les dédoublements des albuminoïdes que n'ont pas employés les tissus ; surmené bien souvent aussi par les toxines nées dans le tube digestif au cours de digestions laborieuses ou dans l'intimité de l'organisme, — toxines que n'ont pu transformer les oxydations rendues insuffisantes par la disproportion existant entre le comburant (l'oxygène) et le combustible (dérivés alimentaires et déchets cellulaires).

Or, dans un organe, quel qu'il soit, l'activité fonctionnelle se traduit, comparativement au repos, par un afflux de sang plus considérable, *par une congestion*, qui dure tout le temps de la période d'activité. Que résultera-t-il donc de l'effort incessant imposé à la cellule hépatique? Une congestion du foie pour ainsi dire continue. Chez les gros mangeurs, les digestions se succèdent sans trêve; chez les grands travailleurs, l'élimination des résidus de la désassimilation, toujours lente à se produire, n'est pas encore terminée au moment où ils se livrent à un nouveau labeur, et la congestion s'installe en permanence dans cet organe, auquel n'est laissé aucun répit. Congestion physiologique d'abord, *active*, tant que ses vaisseaux ont une vitalité suffisante pour se ressaisir quand, par hasard, il leur est permis de se détendre; puis congestion pathologique, *passive*, lorsqu'ils se sont altérés au contact des substances irritantes ou toxiques qui les traversent. De ce moment il y a pléthore, *pléthore hépatique* d'abord, puis *pléthore abdominale* par obstacle à la circulation porte, et enfin *pléthore générale*, le sang se saturant des principes solides et liquides que nous sommes de plus en plus incapables de détruire ou d'éliminer.

La pléthore hépatique se manifeste objectivement par un foie gros et douloureux, — douloureux le plus souvent au niveau de son lobe moyen (Glénard) ou de son lobe gauche, de celui que nous avons coutume d'appeler le « lobe d'alarme », parce qu'il signale les perturbations survenues dans l'estomac et l'intestin bien avant que ces organes eux-mêmes ne protestent d'une façon quelconque. La sensibilité de la région épigastrique est alors telle que, dans la plupart des cas, toute constriction est intolérable : l'homme porte bretelles et relâche sa ceinture, la femme place son corset bas (signe des temps !) ou le délace ; à première vue, le diagnostic est fait.

Subjectivement, la pléthore hépatique se révèle par une sensation spontanée de pesanteur, de tiraillements, dans l'hypochondre droit : rien de bien précis.

De temps à autre, lors d'un écart de régime, un orage éclate. Notre sujet, qui se glorifie de sa trop superbe santé, de son appétit insatiable, est tout à coup pris de tranchées, de coliques : il les met sur le compte d'un refroidissement. Une diarrhée bilieuse, parfois des vomissements, expulsent le trop-plein de ses voies digestives : le lendemain la tête est lourde, la langue pâteuse et sèche, les reins courbaturés, les urines brûlantes et chargées. Puis tout rentre dans l'ordre. Ce ne fut qu'une indigestion, dira-t-on : non, ce fut une première révolte, une ébauche de réaction défensive, et déjà le foie, l'estomac, l'intestin, ne jouissent plus de leur parfaite intégrité, car ils ne s'adaptent plus au travail exigé d'eux avec la régularité d'une machine bien réglée.

D'ailleurs, la pléthore n'est plus maintenant seulement hépatique. Les relations existant entre la circulation du foie et celle des autres viscères abdominaux sont trop étroites pour que la stase veineuse se cantonne là où elle a pris naissance. Elle envahit l'intestin grêle, puis l'estomac, la rate, le pancréas et, en dernier lieu, le gros intestin (côlon transverse, puis cœcum et côlon ascendant) (1) ; d'où des troubles digestifs variés, parmi lesquels la dyspepsie flatulente

____

(1) GLÉNARD et SIRAUD. *Rev. des mal. de la nut.*, 1895, p. 375.

tient la première place ; d'où des hémorroïdes ; d'où enfin une augmentation dans le volume ou tout au moins la tension du ventre, aisément appréciable pour une main exercée. Nous reviendrons plus tard sur ce point des plus intéressants, en étudiant la technique de la palpation abdominale chez l'arthritique.

Puis la congestion devenant « régionale » s'étend aux reins, gagne progressivement tous les organes du petit bassin. C'est alors que l'on voit aux poussées hémorroïdaires s'adjoindre les épreintes vésicales : chez la femme, (phénomène plus fréquent), l'utérus participant à l'éréthisme des viscères voisins, les règles deviennent douloureuses et profuses, s'éternisent et laissent après elles une leucorrhée persistante (1). On pense à la métrite, métrite infectieuse bien entendu : avec la curette on s'attaque à la muqueuse qui suinte et, après une courte accalmie due à cette saignée salutaire, la malade retombe dans ses misères, parce qu'on l'a traitée comme utérine quand elle était en réalité une pléthorique abdominale, une « abdominale méconnue », pour employer l'expression imagée de Monteuuis (2).

A côté de ces conséquences *mécaniques* de la stase portale qui, notons-le, ne sont généralement que faiblement esquissées dans la première et la seconde générations de la famille arthritique, il en est d'autres plus précoces *d'ordre fonctionnel.* La paresse circulatoire, en effet, ne tarde pas à se compliquer d'une fa-

<hr>

(1) L. PIERRA. La menstruation des arthritiques. *Rev. des mal. de la nut.*, 1905, p. 456.

(2) MONTEUUIS. *Les abdominales méconnues.* Paris, 1903.

tigue de la cellule hépatique. Toutes les fonctions de cette dernière commencent à se pervertir, — inégalement d'ailleurs suivant les individus, suivant aussi certaines conditions qui nous échappent à peu près complètement. Chez l'un, c'est la sécrétion ou l'excrétion de la bile qui se ralentit, d'où une constipation opiniâtre, rarement entrecoupée de débâcles ; chez l'autre, la formation d'urée fléchit et les reins, privés de leur stimulant physiologique, subissent le contre-coup du désordre hépatique... Passons pour en venir immédiatement à sa fonction anti-toxique. Le foie n'arrête plus, ne neutralise plus, les substances non assimilables et les poisons qui lui sont amenés par la veine porte et l'artère hépatique : déversées dans la veine cave, ces matières, essentiellement pathogènes, arrivent au cœur droit, traversent le poumon et le cœur gauche, pénètrent enfin dans la grande circulation (ou y rentrent) et vont imprégner l'ensemble de tous nos tissus. Partout sur leur passage elles sèment des germes d'irritation, partout elles excitent ou paralysent les vaso-moteurs et provoquent une inégale répartition du sang, se traduisant ici par de l'ischémie là par de la congestion.

Nous nous trouvons alors en présence du pléthorique-type, à la face rouge, aux yeux injectés, au pommettes couperosées. L'obésité s'annonce : il prend du ventre ; mais la pléthore n'est plus limitée au territoire abdominal, elle s'est généralisée ainsi que les phénomènes congestifs. Aussi notre sujet est-il désormais exposé à des accidents spéciaux dus aux changements de son état constitutionnel. Ces accidents ont une allure si particulière que, quand on les observe chez un malade, ils permettent d'affirmer, sans plus ample examen, l'arthritisme naissant. Nous voulons parler des *poussées arthritiques*. Duclos leur a assigné les caractères suivants (1) : elles sont soudaines, violentes, rebelles à toute médication : souvent *à répétition*, elles frappent à plusieurs reprises le même appareil organique ou, au contraire, elles varient dans leurs formes et leurs localisations successives, sautant alternativement des poumons à la peau, de la peau aux reins, pour revenir ensuite aux bronches.... Par exemple, un homme d'une parfaite santé apparente est pris brusquement, sans prodromes et aussi sans cause appréciable, d'une hémoptysie ou d'une congestion pulmonaire. D'emblée le tableau symptomatique est des plus sombres et fait redouter soit une issue funeste rapide, soit le début d'une affection grave. On agit énergiquement et l'on s'étonne de ce que les traitements les plus rationnels échouent lamentablement : on désespère, quand tout à coup le mal tourne court et marche à la guérison. Il n'y a eu en somme que fluxion congestive, manifestation *fonctionnelle* de la diathèse qui lentement s'organise, véritable crise (dans le sens heureux qu'attribuaient à à ce mot les anciens), d'où la victime sort victorieuse, après avoir signé un nouveau bail avec la santé.

Ce mode de terminaison est la règle : mais que la poussée ait une exceptionnelle violence et cette hémoptysie, contre laquelle nous sommes sans ressources, tuera brutalement le malade, ou bien la congestion, envahissant les poumons dans toute leur étendue, l'étouffera en quelques heures ; qu'elle s'at-

____

(1) Duclos. Les manifestations alternantes de l'arthritisme. *Journ. des pratic.*, 1895, 23.

taque au cerveau et elle déterminera un ictus, qui sera immédiatement fatal ou le laissera paralysé pour le reste de ses jours. Congestions, apoplexies, hémorragies, telles sont les conséquenses de l'hyperfonction digestive et générale, qui engendra la pléthore.

Mais, nous venons de le dire, la fin de notre « préarthritique » est ordinairement moins dramatique. Doué d'organes parfaitement sains et qui, quand il en est besoin, se prêtent un mutuel concours, il résiste à ces assauts ou n'en ressent que des effets atténués. Habituellement bien portant, il atteint un âge avancé sans avoir jamais eu, comme il se plaît à le dire, une heure de maladie sérieuse. Sur le tard seulement il présente quelques manifestations anodines, dont il ne prend d'ailleurs aucun souci, et dans lesquelles le médécin seul peut apercevoir les signes d'une énergie vitale qui décline. C'est ainsi, pensons-nous, que doivent être interprétées l'obésité du ventre et la gravelle urinaire assez fréquentes chez les pléthoriques. L'une et l'autre ne sont, il est vrai, que l'exagération de phénomènes physiologiques, (constitution d'aliments de réserve, élimination des résidus azotés), mais cette exagération même démontre que le taux des oxydations s'est déjà sensiblement affaibli, que la désassimilation ne suit plus absolument son cours normal.

Quoi qu'il en soit, et une existence tout entière de surmenage et d'excès n'ayant pas suffi pour ruiner sa robuste constitution, le préarthritique ordinairement meurt vieux et de sa belle mort, en laissant après lui, comme le fait remarquer Maurel, de nombreux enfants. Ce sont eux seulement qui, s'ils suivent les mêmes errements que leur père, ouvriront l'ère de l'arthritisme vrai, du ralentissement de la nutrition.

Dès la seconde génération, en effet, les manifestations de la diathèse se montrent plus précoces et mieux caractérisées, mais elles ne suivent plus, comme jusqu'à présent, un ordre déterminé. Chez le premier représentant de la famille arthritique nous venons de voir d'abord le foie, les reins, les poumons et la peau, activer leur fonctionnement pour éliminer les trop nombreux déchets provenant d'une alimentation surabondante et d'une activité physique exagérée, (garde-robes copieuses, homogènes et molles, souvent biquotidiennes, indigestions : urines colorées avec décharges uratiques intermittentes : sueurs profuses au moindre exercice). Puis la pléthore, partant du foie, a gagné de proche en proche les viscères abdominaux (dyspepsie flatulente, hémorroïdes, congestion des organes du petit bassin), et l'ensemble du système circulatoire (poussées arthritiques à localisations variées). Enfin les échanges généraux ont marqué une certaine tendance à se ralentir (obésité du ventre, gravelle urinaire). Mais à partir de là, c'est-à-dire dès la deuxième génération, la diathèse peut prendre plusieurs voies distinctes. « Du tronc commun, la pléthore, partent les grands rameaux de l'arthritisme : la goutte, le diabète et l'albuminurie. Ces formes-types, qui révèlent chacune un mode différent de la nature pour résister à la pléthore, peuvent exister isolément ou se combiner de différentes manières ; je voudrais dire s'entr'aider. »

Nous citons ces lignes de Maurel (1) pour reporter

(1) MAUREL. *Dépopulation de la France*, p. 82.

sur lui tout le mérite d'avoir montré que certaines modalités arthritiques doivent être regardées comme des **réactions défensives** contre la suralimentation, mais nous nous séparons de lui quand parmi elles il range l'albuminurie. A l'état chronique, l'albuminurie n'est jamais suffisamment intense pour dériver de la circulation une quantité appréciable de matériaux azotés. Ce symptôme, à notre avis, doit être considéré, dans les premiers stades de la diathèse arthritique, simplement comme la traduction extérieure soit d'une modification indéterminée de la crase sanguine, soit d'une perturbation fonctionnelle des glandes hépatique ou rénale, et plus tard seulement comme le signe d'une lésion des reins. Dans le premier cas (albuminurie hématique, hépatique (1) ou rénale), la présence d'albumine dans les urines ne comporte donc pas le pronostic grave qui s'attache à l'albuminurie par sclérose ou par dégénérescence du rein (albuminurie brightique).

En réalité, le diabète, la goutte et peut-être les hypersécrétions muqueuses nous semblent seuls jouer le rôle de protection que leur attribue Maurel : avec lui, nous y joindrons l'obésité. Les aliments organiques d'origine animale ou végétale aboutissent tous à deux termes : l'albumine et la glycose. Lorsqu'ils sont offerts en excès à nos tissus, *si ceux-ci sont en pleine possession de leur puissance d'action*, ils assimi-

---

(1) Dans le terme d'albuminurie hépatique, nous englobons toutes les albuminuries ayant leur point de départ dans un fonctionnement défectueux de l'appareil digestif. Dans son livre sur l'*Albuminurie goutteuse* (Paris, 1906), de Grandmaison a très clairement élucidé et démontré la pathogénie de ces albuminuries indépendantes de la sclérose rénale.

lent et désassimilent ou oxydent la totalité de l'albumine, ils brûlent la totalité de la glycose, mises à leur
disposition, et en éliminent les déchets au fur et à mesure de leur production. Tel est le mode de défense
physiologique. Tôt ou tard il doit logiquement en ré-
sulter de la fatigue cellulaire : c'est en effet ce que
nous constatons au premier échelon de l'arthritisme,
où l'hyperfonction franche, dégagée de toute défaillance, ne dure qu'un temps.

Quand arrive la phase de déclin, si la suralimentation se continue, — et nous montrerons bientôt
qu'elle se continue pour ainsi dire fatalement, — l'organisme ne pouvant plus accélérer son fonctionnement que dans une mesure limitée, emmagasine ce
qu'il est incapable de détruire ou d'oxyder (1). De là
vient l'obésité que nous avons vue poindre chez le
pléthorique dans ses dernières années. La gravelle
urinaire en est le corollaire, car les réserves adipeuses employant pour se constituer aussi bien les aliments ternaires que quaternaires, le dédoublement de
ces derniers met en liberté un noyau azoté qui est re-
jeté par les reins.

Mais que les reins se refusent à leur tour à cette besogne supplémentaire, et les déchets azotés s'accumu-
leront dans les tissus partout où la lenteur de la circulation est favorable à la formation de dépôts urati-

____

(1) Tout est relatif dans cette question, et l'on peut parfaitement concevoir que la proportion d'aliments ingérés chaque
jour soit telle que se trouve débordé même un organisme dont
les échanges se font avec toute leur énergie primitive. A cette
période l'arthritique n'est donc pas encore à proprement parler
un ralenti : il ne l'est que dans la mesure où il se suralimente.

ques : la goutte couvera sournoisement jusqu'au jour où, par un effort énergique, l'organisme, dans un accès aigu, se débarrassera de tous ces résidus. Ici encore il y a défense, défense d'ordre morbide, mais quand même efficace, puisqu'à la suite de ces crises le malade se porte mieux qu'avant. Chez un autre sujet, au lieu de la goutte, nous aurons de la glycosurie, sans que nous sachions au juste pourquoi, — question d'alimentation probablement, la nourriture habituelle fournissant une proportion de dérivés sucrés telle que le foie, quotidiennement surmené, est impuissant à les arrêter au passage pour les fixer provisoirement sous forme de glycogène. Nous avons déjà expliqué comme quoi la glycosurie est, elle aussi, une réaction défensive : nous n'y reviendrons pas.

En résumé, le plan suivi par l'organisme pour se garder contre la suralimentation nous paraît être le suivant : 1° *Destruction totale des aliments ingérés*, par accélération de nos fonctions aérobies et anaérobies, avec augmentation de notre activité physique et de la déperdition de chaleur par la peau ; 2° Puis obésité, c'est-à-dire *formation de tissus de réserve aux dépens d'une partie des principes alimentaires tant ternaires que quaternaires*, procédé physiologique copié sur ce qui se passe chez nous pendant la croissance : et parallèlement élimination des déchets azotés par les reins (d'où gravelle urinaire possible) ; 3° Enfin goutte ou diabète : goutte par hyperdysfonction rénale, avec *élimination intermittente des urates* antérieurement accumulés : diabète par hyperdysfonction hépatique, avec *élimination continue de la glycose* en excès dans le sang ;

dans un cas comme dans l'autre, rejet des substances qui pourraient nuire à nos tissus.

Le tableau clinique de cette seconde phase de l'arthritisme par suralimentation a été tracé de main de maître par Maurel (1) : nous le reproduirons presque textuellement. En venant au monde, le fils du pléthorique porte souvent déjà l'empreinte de la diathèse qui influera sur toute son existence. Naissant trop gros, trop gras, il se fraye péniblement passage à travers les organes dé sa mère et lui fait subir toutes les tortures d'un accouchement lent et difficile : mais qu'importe ! c'est un « enfant magnifique ». Il prend le sein avec avidité ; c'est un « nourrisson superbe » ; on l'admire — aveuglément. Plus tard il ne connaît pas non plus la maigreur de l'adolescence ; il est fort en chair et vigoureux. Plein d'entrain, il y a chez lui un besoin presque irrésistible de mouvement. Cérébralement c'est aussi un « excité » ; parfois même déjà, dans ses actes, dans ses paroles, on sent l'impulsif. Il est violent, irascible, et on l'explique dans le monde par sa complexion physique et son tempérament.

Ayant. hérité des habitudes fonctionnelles de son père, et son organisme *ne pouvant pas* se contenter de peu, il est sans cesse tourmenté par la faim ; comme à cet appétit qui, pour les parents, est un indice de bonne santé, on n'apporte aucun frein, il est, dans sa première enfance, sujet aux embarras gastriques répétés. Dans la suite, ces indispositions se

____

(1) MAUREL. *Dépopulation de la France*, p. 86, et *Rapport sur l'obésité*, p. 15.

font plus rares, car par son activité dévorante il corrige ses excès de table. Mais, dès 30 ans, il commence à prendre un peu d'embonpoint, et s'achemine vers l'obésité, qu'il atteint vers 35 ou 40 ans. Dès lors, il devient lourd et se fatiguant promptement, il fuit les exercices du corps qu'il aimait tant dans sa jeunesse. Enfin, sous l'influence de ce repos relatif et de la suralimentation qui n'a fait que s'exagérer, vers 50 ans une douleur vive se fait sentir dans la première articulation métatarso-phalangienne ; c'est la goutte qui apparaît. Du reste, depuis plusieurs années déjà, le malade avait du sable rouge dans ses urines : il avait dû recourir aux alcalins ou faire des cures thermales.

Plus rarement c'est le diabète qui se montre chez ce même fils de pléthorique, ou bien, parmi ses enfants, l'un est goutteux, l'autre est albuminurique, un troisième est diabétique. Ce dernier, après une période de malaises, pendant laquelle l'obésité s'est encore accrue, s'étonne un jour de ce que ses forces déclinent ; cette impression de fatigue permanente lui paraît d'autant plus singulière que son appétit est toujours excellent ; il boit aussi beaucoup, urine de même... Enfin, il consulte un médecin qui, après analyse faite, lui révèle qu'il est glycosurique.

Entre temps, la pléthore a donné lieu à quelques manifestations dont on a méconnu la portée. Nous ne rappelons que pour mémoire les hémorroïdes, que l'on tolère patiemment tant qu'elles ne forcent pas l'attention par des douleurs ou des hémorragies : la dyspepsie flatulente, si fréquente chez les candidats à la goutte et à l'obésité, mais qui n'est qu'une gêne pour laquelle les conseils médicaux sont ordinairement jugés inutiles : les troubles de circulation utérine chez la femme : les poussées arthritiques enfin.

En somme, dans cette deuxième génération comme dans la première, la déviation nutritive se cache pendant longtemps sous les dehors d'une santé présentant ce caractère paradoxal d'être exubérante. La fatigue cellulaire se montre tardivement et se traduit par des troubles fonctionnels souvent mal interprétés, parce qu'on voit seulement le désordre de la fonction, quand en réalité il n'y a désorde que *parce qu'il y a en même temps exagération de la fonction*. Plus tard, ce second facteur passera au second plan, — tout en conservant cependant son importance morbifique, — car, à la longue, le jeu des organes les plus atteints, du foie et des reins en particulier, finit par devenir « normalement anormal ». La diathèse alors se développe dans toute son ampleur et avec tout le luxe de symptômes variés que nous décrirons à propos de la troisième génération de la famille arthritique.

CHAPITRE V

Evolution du processus arthritique (*suite*).

Sommaire. — Pourquoi les premières générations d'arthritiques sont caractérisées par un excès de santé. — Dans
les générations suivantes, à la surnutrition s'ajoute de
l'auto-intoxication, parce que les organes d'élimination
entrent en hypofonction. — C. *Manifestations régressives avec hypofonction* : Arthritisme classique avec
ralentissement de la nutrition. — Tissus les premiers
attaqués. L'arthritisme, « diathèse glandulaire ». —
Causes pouvant accélérer ou retarder l'évolution de
l'arthritisme. — Symptomatologie de la troisième génération d'arthritiques : obésité, goutte, diabète..., cancer, fibrome. — Pourquoi l'arthritisme aboutit à la
stérilité. — Dégénérescence des cellules nobles : prolifération des cellules conjonctives et sclérose. — Importance des phénomènes toxiques et des phénomènes réflexes à cette période de l'arthritisme.

L'arthritisme par suralimentation pourrait être
appelé « l'arthritisme insidieux » : rien de plus trom-
peur, en effet, que ses débuts caractérisés par un dé-
bordement de santé éloignant toute idée de maladie
ou de déchéance à venir. La cause de cette phase
d'exubérance vitale est dans notre organisation même :

6

elle est dans ce fait que la nature a multiplié en nous les moyens destinés à assurer la conservation de l'individu.

Par l'appétit d'abord, par la sensation de faim, elle nous a mis en garde contre l'appauvrissement de nos tissus en principes nutritifs ; mais nous avons déjà montré que cet avertissement n'est pas toujours de circonstance, que bien souvent il provient de besoins purement factices et dont la satisfaction nous est préjudiciable plutôt qu'utile.

D'autre part, elle a fait en sorte que, quelle que soit la quantité d'aliments ingérés, la presque totalité soit transformée par les actes digestifs et livrée aux échanges cellulaires. Prenons l'amidon, par exemple. Normalement, chez l'individu qui mastique avec tout le soin désirable, il est en grande partie dissocié par la salive. S'il lui échappe et tombe dans un estomac suffisamment pourvu d'HCl, cet acide stimule énergiquement les glandes pancréatiques et intestinales, dont les sucs substituent leur action à celle de la salive. Qu'il soit enfin en abondance telle que les amylases glandulaires ne parviennent pas à le métamorphoser et les amylases bactériennes se chargent, dans le trajet du grêle et dans le cœcum, de faire de lui un dérivé assimilable. De sorte qu'en définitive, dans les selles on ne trouvera de cet amidon que des traces (1),

---

(1) Avec une alimentation, soit carnée, soit végétale, quand toutefois cette dernière n'est ni trop grossière, ni exagérément abondante, les fèces sont composées d'eau, de bile, de mucus, de débris épithéliaux..., dans la proportion de 90 p. 100 ; les déchets d'origine alimentaire n'y entrent donc presque pour rien, pour 10 à 15 grammes au plus par 24 heures (*Dict. de Physiol. de Ch. Richet.* NICLOUX, art. *Fèces*).

l'appareil digestif ayant tiré de lui tout ce qu'il peut donner, ayant épuisé tout ce qu'il peut fournir à la nutrition cellulaire.

Chez un sujet pauvrement alimenté, ce luxe de précautions est des plus heureux, mais il tourne contre celui qui, par une des mille façons que nous avons précédemment indiquées, arrive à prendre tous les jours plus de nourriture qu'il ne lui est nécessaire. Le but de la nature est alors dépassé : il n'y a plus seulement apport des matériaux indispensables à la reconstitution de ses tissus et de l'énergie que ceux-ci dissipent dans leur fonctionnement, il y a *surnutrition*, surcharge de principes matériels, surcharge de forces, conduisant fatalement à un déploiement exagéré d'activité nutritive et fonctionnelle.

Cette suractivité, cette hyperfonction générale, que nous avons constatée dans la première et la seconde génération de la famille arthritique, nous la retrouverons encore chez les représentants de la troisième, du moins pendant leur jeunesse. Mais si la nature est prodigue de moyens propres à compenser l'usure et les dépenses cellulaires, elle l'est moins en ce qui concerne les procédés de dépuration : si les voies d'entrée sont largement ouvertes, les voies « de sortie » sont, on pourrait dire, moins perfectionnées.

Ce sont ces voies de sortie, en effet, qui sont les premières à défaillir, comme nous l'avons déjà fait remarquer en parlant de la genèse de la pléthore générale, du diabète et de la goutte, par hyperdysfonction hépatique ou rénale. Il n'y a d'ailleurs pas lieu de s'en étonner si l'on veut bien réfléchir que, en dehors des traumatismes et de l'inanition ici hors de cause, *la principale source de maladie èt de mort pour le protoplasma vivant est l'adultération du milieu dans lequel il est plongé.* Chez le suralimenté, le gros intestin est sans cesse encombré de détritus alimentaires : d'autre part, ses humeurs charriant des résidus extrêmement abondants, les organes d'élimination et de neutralisation doivent sans répit remanier ou expulser ces substances éminemment délétères. Dès lors n'est-il pas logique que chez lui *le gros intestin, le foie et les reins*, les poumons et la peau, donnent avant tout autre organe ou appareil des signes de fatigue et deviennent le siège d'une usure prématurée ?

A côté de *l'hyperfonction générale,* à côté de la suractivité déployée par l'ensemble de l'organisme pour utiliser au mieux de ses intérêts l'excès de principes nutritifs que lui fournit le suralimenté, il y a donc lieu de considérer des déviations localisées à certains organes ou appareils préposés à une fonction déterminée. Ainsi, chez les préarthritiques, il y a dès le début hyperfonction des organes qui préparent l'assimilation (*hyperfonction assimilatrice* : hyperfonction gastrique et intestinale, hépatique et pancréatique), et plus tard hypofonction relative de ceux qui achèvent le travail de désassimilation (*hypofonction désassimilatrice* : insuffisance intestinale, hépatique, rénale, pulmonaire, etc.). On s'étonnera peut-être de nous voir dire qu'il existe simultanément de l'hyperfonction assimilatrice et de l'hypofonction désassimilatrice dans le foie et l'intestin. Cependant cette diversité de fonctions dans un même organe est fréquente ; la physiologie nous apprendra dans l'avenir si à chacune d'elles répond un ordre de cellules ou un segment spécial de l'organe considéré (1).

La troisième génération de la famille arthritique héritera de ces deux déviations fonctionnelles, qui uniront leurs influences pour accentuer la perversion de sa nutrition générale. Tant qu'il n'y a eu qu'hyper-fonction assimilatrice, tant que l'organisme ne s'est trouvé qu'en présence d'un excès d'aliments à mettre en œuvre, il a pu se défendre en accélérant ses échanges et sans qu'il en résulte pour lui autre chose que de la fatigue. Mais du jour où par suite d'une hypo-fonction désassimilatrice, par suite d'une insuffisance relative du foie ou des reins par exemple, il y a en outre rétention des déchets de la vie, la situation se complique, car *à la surnutrition*, cause de surme-nage, *s'ajoute une intoxication*, cause d'altération cellulaire. A la longue, ces excreta modifient d'une façon durable la composition chimique des éléments anatomiques avec lesquels ils sont en contact : ils leur font perdre peu à peu leurs caractères primitifs, affai-

(1) Sérégé vient précisément de nous donner un exemple re-marquable d'organe fonctionnant différemment dans ses divers segments. Dans une brochure des mieux documentées (*Fonc-tion biologique distincte des accouplements hépatiques avec le tube gastro-intestinal.* Maloine, édit., Paris, 1906), il a, en effet, démontré que physiologiquement le foie doit être divisé en *un foie gauche*, presque exclusivement anti-toxique, des-tructeur des poisons alimentaires ou microbiens, provenant des voies digestives ou véhiculés par les humeurs (car il reçoit le sang de la rate), — et *un foie droit*, dont le rôle est essen-tiellement trophique, car il règle les échanges cellulaires géné-raux en présidant à l'élaboration des aliments qu'ils mettent en œuvre. L'insuffisance de ces deux foies se traduit par des manifestations arthritiques différentes.

blissent d'abord leur activité fonctionnelle, puis les acheminent progressivement vers la dégénérescence ou la sclérose.

C'est ainsi qu'à l'hyperfonction générale des pléthoriques et aux réactions défensives par hyperdysfonction de leurs successeurs, se substitue par degrés insensibles une *hypofonction générale*, un ralentissement total de la nutrition, — ralentissement ici, non plus relatif comme il l'était dans les générations précédentes, mais absolu, c'est-à-dire qui se manifeste même si le sujet n'ingère que la quantité d'aliments strictement nécessaire à ses besoins réels, même s'il reste au-dessous. Ainsi se trouve réalisé l'*arthritisme vrai* (1), celui que nous a fait connaître la conception magistrale de Bouchard.

Notons en passant que les organes d'assimilation participent à cette hypofonction générale, mais ils ne le font que tardivement, — timidement, le principal souci de la nature semblant toujours être de sauvegarder l'organisme, en lui conservant les voies par lesquelles lui arrivent ses éléments de réparation. Nous en avons un frappant exemple chez certains tuberculeux qui, même en pleine décadence, conservent au moins pendant un temps la faculté de se suralimenter. Chez l'arthritique, cette *hypofonction assimilatrice* devient rarement complète : elle reste toujours partielle, ne s'appliquant qu'aux graisses, parfois au lait, aux farineux, à l'alcool. Aussi est-il exceptionnel

____

(1) On peut donc dire que c'est seulement à partir du moment où le malade ne peut plus faire disparaître ses manifestations morbides simplement en se mettant « à la ration » qu'il est un arthritique vrai.

que le ralenti souffre véritablement d'inanition : cependant, comme nous le verrons bientôt, son état général en pâtit assez pour qu'il soit atteint dans sa descendance.

Nous venons d'envisager les conséquences de l'imprégnation toxique sur les cellules au point de vue des troubles qu'elle apporte dans leurs fonctions ; mais là ne s'arrête pas son action néfaste : elle les modifie aussi dans leur évolution et dans leur structure anatomique, et finalement y provoque des **manifestations régressives** (dégénérescence ou sclérose), signature définitive de la déchéance vitale.

Au fond, on peut dire que ces modifications cellulaires sont générales, comme l'est elle-même l'intoxication causale : on peut dire que l'arthritique vieillit et s'use dans son ensemble, mais il le fait inégalement. A cela plusieurs raisons. D'abord si une maladie intercurrente lèse d'une façon irrémédiable un organe, il est de toute évidence qu'il se constituera là un foyer de moindre résistance particulièrement apte à dégénérer ou se scléroser. Mais examinons l'influence que par elle seule, exerce la toxémie sur les différentes cellules, sur les différents organes.

Relativement aux organes, nous ne reviendrons pas sur la fâcheuse prédisposition qu'ont ceux qui président aux actes complémentaires de la désassimilation. Les dégénérescences hépatique et rénale sont banales dans l'arthritisme confirmé : mais le foie et les reins ne sont pas les seuls qui soient exposés. Tout organe qui, comme eux, a pour mission de s'incorporer et de « travailler » les matériaux véhiculés par le sang est également menacé de dégénérer rapidement, quand ces matériaux sont trop abondants, défectueux ou d'une élaboration trop compliquée. **Toutes les glandes,** *que leurs sécrétions soient externes ou internes (glandes vasculaires sanguines),* **sont dans ce cas** ; aussi l'arthritique est-il, en raison de sa viciation humorale, un terrain de prédilection pour les catarrhes, inflammations et altérations glandulaires de toute nature (1).

Quant aux cellules, bien que l'imprégnation toxique n'en respecte aucune, certaines catégories d'entre elles sont plus spécialement atteintes. Les unes le sont à cause de leur extrême fragilité : telles celles *des centres nerveux* : d'où les perversions psychiques, sensitives et motrices. D'autres parce qu'elles sont en contact direct et constant avec des humeurs chargées d'éléments irritants : nous voulons parler de *l'endothélium des vaisseaux lymphatiques et sanguins,* dont la désorganisation se traduit, dans les artères par les innombrables manifestations de l'artério-sclérose, dans les veines par les varices, les phlébites, dans les lymphatiques par les stigmates du lymphatisme. D'autres enfin parce qu'elles ont une « puissance d'amorce » considérable que nous avons déjà signalée au début de cet ouvrage, et en vertu de laquelle elles attirent à elles avec avidité tous les principes, tant utiles que nuisibles en circulation dans le milieu

---

(1) Cette thèse, l'arthritisme « diathèse glandulaire », est également admise par Gastou (Nature et conception de la scrofule. *Rev. des Idées,* 1905, 19, p. 528), pour qui l'arthritisme et le lymphatisme — qui est l'arthritisme des jeunes — consistent en une intoxication chronique provoquée et entretenue par une incapacité fonctionnelle ou organique du système glandulaire.

humoral. Nous faisons allusion aux *cellules con-jonctives*. La profusion avec laquelle ces cellules de vitalité trop intense sont répandues dans tous les tissus contribue, dans une mesure impossible à fixer mais probablement fort étendue, à leur déchéance et aux accidents qui en sont la conséquence : aussi jouent-elles un rôle capital dans la pathogénie des maladies des organes dans la constitution desquels elles entrent en majorité. Nous en donnerons un exemple, lorsque nous remonterons à la cause première de l'arthritisme, qui, selon nous, est dans la stase cœcale, stase due primitivement à la suralimentation, mais qui, dans la suite, est étonnamment favorisée par la structure presque exclusivement conjonctive de ce cul-de-sac intestinal.

Un mot seulement sur l'ordre chronologique suivant lequel se succèdent ces diverses modifications dans le fonctionnement et la structure des éléments anatomiques chez le suralimenté. Il est probable que la multiplication des cellules conjonctives ouvre la marche et débute dès qu'il y a pléthore, dès qu'il y a hyperfonction digestive et générale ; les perversions des glandes d'élimination (hypofonction désassimilatrice) viennent peu après. Puis, *à mesure que s'établit l'intoxication par rétention des déchets alimentaires et cellulaires*, à mesure que l'organisme se fatigue, se montrent des phénomènes d'hyperdysfonction (réactions défensives). A ceux-ci succède tôt ou tard une hypofonction générale progressive (arthritisme vrai) avec ébauche d'hypofonction assimilatrice; alors seulement les centres nerveux font preuve d'une certaine irritabilité, les artères commencent à s'indurer. Enfin les manifestations régressives frappent d'un dernier coup les tissus, les organes ou les appareils les plus affaiblis et, les détruisant partiellement par dégénérescence ou sclérose, enlèvent tout espoir d'un retour à la normale.

Cette schématisation du processus arthritique, ces distinctions un peu subtiles au premier abord, peuvent paraître d'un intérêt secondaire ; le lecteur non prévenu peut être tenté de n'y voir que le développement d'une théorie pure n'ayant aucune portée pratique. Il est loin d'en être ainsi. Ces hyper et ces hypofonctions, nous sommes dès aujourd'hui capables, sinon d'en faire toujours un diagnostic indiscutable, au moins de les soupçonner, en tenant compte des renseignements fournis par l'analyse des urines et de certains syndromes que nous décrirons bientôt. D'autre part, leur étude mène à une thérapeutique qui, *parce qu'elle est pathogénique*, nous permet d'instituer un traitement réellement efficace de l'arthritisme par suralimentation.

En fixant à la troisième génération le début du ralentissement de la nutrition, nous nous sommes conformé aux enseignements que nous donne la clinique dans la majorité des cas, mais il va de soi que cette échéance peut être retardée ou avancée. Que pour une raison quelconque l'hygiène défectueuse que suivent les préarthritiques soit changée, et la diathèse rétrocèdera ou subira un temps d'arrêt pendant une ou plusieurs générations. C'est là, comme le fait remarquer Maurel, un bénéfice des revers de fortune et aussi des révolutions sociales entraînant un remaniement de la richesse publique. Telle famille qui, par sa situation dans le monde, était condamnée à la suralimentation et qui déjà présentait les attributs d'un arthritisme naissant, peut voir sa santé s'améliorer, dès qu'elle est obligée de restreindre ses dépenses de table et de revenir à une vie plus active.

Inversement, le ralentissement nutritif apparaîtra plus vite sous l'influence de toutes les causes qui s'attaquent soit à l'ensemble de nos cellules, soit spécialement aux organes de dépuration, *régulateurs du milieu humoral*, ou au système nerveux, *régulateur des échanges*. La plupart de ces causes frappent d'ailleurs plusieurs points à la fois. C'est ainsi que l'abus de l'alcool, qui s'allie si fréquemment à la suralimentation, paralyse et le système nerveux et la totalité de nos cellules, tout en altérant profondément le foie et les reins. Les condiments, sans le secours desquels les gros mangeurs seraient en état d'indigestion permanente, portent l'irritation partout où ils passent, et changent les conditions d'osmose cellulaire, lors même qu'ils sont intégralement éliminés. Dans maintes circonstances, la profession du sujet, son genre de vie, viennent renforcer l'action néfaste d'un régime mal conçu tant au point de vue de la qualité que de la quantité ; mentionnons seulement les méfaits de la sédentarité, du séjour habituel dans une atmosphère confinée, où est parcimonieusement mesuré l'oxygène à ces organismes qui, s'ils brûlent souvent trop, brûlent toujours mal. Chez les suralimentés, tous les surmenages, — surmenage physique par le fait d'obligations professionnelles ou d'une vie déréglée (excès vénériens), surmenage intellectuel par un travail cérébral trop assidu, surmenage moral consécutif aux chagrins ou aux tracas d'affaires — entraînent après eux une dépression nerveuse qui, retentissant sur le fonctionnement de l'appareil digestif et sur les mutations cellulaires, aggravera les effets désastreux de la suralimentation. Signalons enfin l'intervention de la syphilis ou d'une maladie infectieuse et, chez la femme, l'influence des grossesses répétées, qui parfois transforment radicalement le tempérament, vraisemblablement en modifiant le milieu humoral après avoir lésé les organes d'élimination.

Chez un individu de souche arthritique la transmission diathésique est, d'autre part, commandée par l'âge et l'état de santé de ses deux procréateurs. En général, si la mère contribue puissamment *au développement* des formes et des aptitudes transmises à son produit, c'est le père qui donne à ses enfants les caractères héréditaires les plus tranchés. Ce fait, déduit par Maurel de ses statistiques personnelles, est confirmé par l'expérience de la plupart de ceux qui se sont occupés de l'élevage des animaux (1). Chez les bêtes, en effet, il est reconnu que, tandis que le mâle confère à ses descendants la vigueur physique, la rusticité (aptitude à résister aux intempéries, aux fatigues et aux privations) et le « sang » (aptitude aux travaux de vitesse, en rapport avec la force nerveuse et la puissance d'oxydation), la femelle ne leur transmet guère que des facultés de « nourrissement » (aptitude à tirer profit de l'alimentation pour en faire du

(1) Voir à ce sujet les très curieuses observations de Pagès sur l'hygiène de la reproduction dans son *Hygiène pour tous*, Paris, 1903, p. 423, et dans *Les méthodes pratiques en zootechnie*, Paris, 1898.

muscle ou de la graisse). Si chez l'homme le père est dans la phase floride de l'arthritisme, ses enfants tendront donc comme lui à la pléthore par exagération du « sang » ; s'il est déjà sur le déclin, ils manqueront des qualités qui leur permettraient de lutter contre la diathèse dont ils apportent le germe en venant au monde.

Relativement à l'âge, on sait également que les animaux jeunes ont des produits jeunes, c'est-à-dire qui se développent très vite, mais tournent presque immédiatement à l'obésité : débiles malgré leurs belles apparences, ils vieillissent et meurent tôt. Or, pour l'arthritique confirmé, il est à noter que, passé un certain âge, il devient infécond ; s'il procrée, ce ne peut donc être que dans sa jeunesse : aussi a-t-il des enfants « jeunes » et par cela même prédisposés à renforcer la tare familiale. Cette tendance morbide peut cependant être corrigée par un mariage avec une femme saine *et surtout par un croisement* entre gens de pays différents. Si le croisement, « c'est la santé des bêtes », il doit en être de même pour l'homme, et nous avons la conviction que si l'arthritisme ne fait pas plus de victimes dans les grandes villes, la raison en est dans la fusion des peuples si divers qui s'y donnent rendez-vous.

Etant connus les facteurs multiples qui interviennent dans l'hérédité arthritique, on conçoit qu'il est impossible de dresser un tableau exact de la succession de ses manifestations morbides. Tout ce que l'on peut dire, c'est que, en thèse générale, si cette hérédité est atténuée par une hygiène meilleure des ascendants ou par un croisement favorable, les représentants de la troisième génération en resteront, comme ceux de la seconde, au stade des réactions défensives ; mais ces réactions seront plus précoces, s'associeront entre elles et tendront à s'aggraver, à devenir incurables. Dès 25 ans, ils seront complètement obèses ou deviendront diabétiques, goutteux, avant la quarantaine, soit dix ans plus tôt que leurs pères.

Peut-être pourrait-on rattacher à cette phase hyperdysfonctionnelle de l'arthritisme certaines tumeurs qui, comme le cancer (l'épithélioma) et le fibrome utérin, semblent dues à une exubérance de vitalité cellulaire aboutissant, non à une dégénérescence, mais à une prolifération surintense des épithéliums et du tissu conjonctif. Pour le *cancer*, lors même que sa contagiosité serait démontrée, il n'en reste pas moins évident qu'il exige pour se développer une prédisposition de nature inconnue. Or, n'est-il pas remarquable de le voir, comme la goutte, le diabète..., s'attaquer presque exclusivement à ceux qui, jusqu'aux approches de la vieillesse, se sont toujours bien portés ; de le voir frapper de préférence les familles de gros mangeurs et sévir particulièrement dans les pays où l'on abuse de l'alimentation carnée ? D'autre part, la teneur du cancer en glycogène, aliment de réserve, ne fait-elle pas de lui un type de tumeur par surnutrition ? Enfin, rappelons que l'arthritisme prédispose aux aberrations nutritives et fonctionnelles des glandes, et rapprochons de ce fait que le cancer est bâti comme une glande et fonctionne comme elle (1). — Le *fibrome*

(1) Besançon et Paulesco. La spécificité cellulaire dans le cancer. *Journ. de Méd. interne*, 1898, 22.

utérin relève de conditions étiologiques semblables. Remarquons, en outre, qu'il se greffe sur un organe qui, par suite de la pléthore abdominale si commune chez l'arthritique floride, fut toujours le siège de mutations cellulaires extrêmement actives : donc même cause interne que le cancer (irritation par apport exagéré de principes nutritifs et par adultération du sang surchargé de déchets). Mais la cause externe, les traumatismes réitérés, ayant fait défaut, — on sait que le fibrome utérin est l'apanage des femmes qui n'ont pas eu d'enfants, — l'irritation des cellules conjonctives et de leurs congénères, les fibres musculaires lisses, n'a pas atteint le même degré d'acuité que dans le cancer et a provoqué une prolifération cellulaire moins désordonnée.

Quoi qu'il en soit, même avec une hygiène sévère, la troisième génération de la famille arthritique a peu de chances de voir sa déviation nutritive rétrocéder. Le fonctionnement de ses organes a fini, comme nous le disions au précédent chapitre, par devenir « normalement anormal » ; aussi ne peut-elle guère espérer qu'un *statu quo*, qui retardera peut-être l'apparition des manifestations régressives jusqu'à la quatrième ou la cinquième génération (Maurel). Sur le seuil de l'hypofonction générale, elle est déjà touchée dans tous ses organes, dans tous ses appareils ; elle le sera aussi dans sa descendance, qui fatalement subira le contre-coup de l'affaiblissement de sa vitalité. Ceci demande quelques développements.

Pour expliquer comment chez le suralimenté les organes d'élimination sont les premiers atteints, nous invoquions plus haut cette loi de pathologie générale,

— loi qui domine la pathogénie de l'arthritisme, — d'après laquelle la vie de la cellule est limitée par l'intoxication de son milieu ; mais sa vie n'est pas seule compromise, sa croissance et sa reproduction le sont également. Qu'une cellule quelconque soit placée dans un milieu amplement pourvu des aliments qui lui conviennent, elle s'accroîtra jusqu'à une certaine limite, puis se reproduira, et cela jusqu'à épuisement des principes nutritifs dont elle dispose, *mais à la condition formelle que ce milieu soit d'une assez grande étendue pour n'être pas sensiblement altéré par les résidus qu'elle y rejette* (1). Supposons, au contraire, qu'il soit relativement fermé, comme il l'est chez le suralimenté dont les organes de sortie ne suffisent plus à leur tâche, et il surviendra un phénomène analogue à celui qui se passe dans les fermentations par la levure de bière, quand l'alcool arrive à un taux déterminé ; cette cellule, paralysée par ses propres déchets, commencera par s'assimiler moins bien les aliments qui fournissaient à toutes ses activités, puis elle s'arrêtera dans sa croissance ; bientôt appauvrie, elle ne donnera plus naissance qu'à des cellules-filles dégénérées et finalement cessera de reproduire. En d'autres termes, *la désassimilation commande l'assimilation, et celle-ci tient sous sa dépendance la croissance et la reproduction,* — ou encore : la propagation de l'espèce n'est possible que quand la conservation de l'individu est assurée par une nutrition normale ou exagérée (stade hyperfonctionnel de l'arthritisme) ; dès l'instant où l'insuffisance dans les éliminations souille le milieu

______

(1) Voir DASTRE. *La Vie et la Mort*, p. 326.

humoral au point d'entraver les mutations cellulaires, l'assimilation s'affaiblit (stade hypofonctionnel) et l'arthritique, mal nourri d'une part, intoxiqué de l'autre, ne procrée plus que d'une façon imparfaite et finit par s'immobiliser dans la stérilité.

Cette fin naturelle de la famille arthritique prévue par la théorie, Maurel a démontré qu'elle est conforme aux observations cliniques. « Sur 41 ménages inféconds, dit-il (1), j'ai rencontré l'hérédo-arthritisme se manifestant de la manière la moins douteuse 33 fois, soit environ 80 p. 100. Sur ces 33 cas, j'ai trouvé ses manifestations 18 fois chez le mari seul, 6 fois chez la femme seule et 9 fois chez les deux. Pour les 8 autres cas, la cause m'est restée inconnue ». Puis, approfondissant les choses, Maurel se demande si cette stérilité n'est pas due à une restriction volontaire des conjoints. Or, d'une enquête, portant sur 100 familles hérédo-arthritiques, se dégage ce fait remarquable que, parmi les ménages féconds, la plupart n'ont qu'un enfant, *qui le plus souvent est une fille.* Comme, si par calcul on peut restreindre le nombre des enfants, on n'a pas la faculté d'en choisir le sexe, et, si on le choisissait, ce ne seraient vraisemblablement pas les filles qui domineraient, on est en droit de conclure que dans ces ménages la diminution de la natalité n'était pas voulue.

Nous insistons sur ce point de détail, parce que la constatation d'une descendance rare et représentée surtout par des filles est de nature à mettre le praticien sur la voie du diagnostic d'une déchéance familiale ignorée. Evidemment toute fille unique n'est pas

(1) MAUREL. *Dépopulation de la France*, p. 61.

nécessairement une « fin de race », (un fils unique risque plus de l'être), mais elle constitue certainement un élément de présomption en faveur d'un affaiblissement de la valeur vitale de ceux qui l'ont procréée.

Une fille unique, disons-nous, n'est pas forcément une « fin de race ». Nous savons, en effet, que l'arthritisme avec sa conséquence, la stérilité, se transmet moins par les filles que par les garçons. La femme doit-elle cette immunité relative à des appareils d'élimination plus développés que ceux de l'homme (1), à une vie mieux réglée, une hygiène mieux entendue ? Toujours est-il que, en vertu de ses qualités particulières de « nourrissement », de ses aptitudes à utiliser convenablement les aliments, elle est plus que lui capable, lorsqu'elle est bien dirigée, de corriger le vice nutritif qu'elle tient de ses parents. En terminant par des filles l'évolution de la famille arthritique, la nature s'oppose donc dans une certaine mesure à l'extinction de la race.

De ces considérations ressort la possibilité d'instituer un traitement prophylactique du ralentissement nutritif *par* la femme, en la soignant dès sa jeunesse et plus tard au cours de ses grossesses, quand elle a

---

(1) Des pesées comparatives faites chez des animaux de même taille et de même âge, ont démontré que le foie, les reins... sont plus volumineux chez la femelle que chez le mâle. En outre, dans l'espèce humaine, il y a lieu de tenir compte chez la femme de l'élimination des toxiques par le sang menstruel, qui n'a pas son équivalent chez l'homme. Remarquons enfin que, chez la femme arthritique, les règles sont habituellement profuses, donc contribuent activement à dépurer son organisme, ce qui vient à l'appui de notre manière de voir, d'après laquelle elle serait destinée à corriger le vice nutritif héréditaire.

la chance de concevoir ; par son intermédiaire, on peut espérer léguer aux enfants qui naîtront d'elle des habitudes fonctionnelles plus normales, qui modifieront avantageusement leur tempérament et leur constitution. En agissant ainsi, on ne ferait d'ailleurs qu'imiter la pratique des éleveurs, quand ils veulent régénérer une race d'animaux.

Mais nous sommes loin de notre sujet. Nous avons examiné le cas le plus favorable ; supposons à présent que, non contents de se suralimenter, les représentants de la seconde génération aient abusé de l'alcool, du tabac, de tous les déprimants nerveux, qu'ils aient eu une vie des plus sédentaires ou se soient au contraire longuement surmenés ; supposons l'action intercurrente d'une syphilis ou d'une infection grave qui ait lésé leurs reins ou leur foie ; ou encore imaginons une alliance entre deux sujets également tarés, un mariage entre homme jeune et femme trop âgée..., et la troisième génération franchira rapidement le stade des réactions défensives pour aboutir presque aussitôt à l'hypofonction générale.

L'intoxication maintenant poursuit sans arrêt son œuvre de destruction. Dans un tube digestif atone et dilaté, les fermentations se donnent libre cours ; les tissus ne ramènent plus les aliments aux formes simples qui sont inoffensives pour l'organisme, mais les laissent à l'état de dérivés intermédiaires plus ou moins toxiques ; le foie et autres glandes anti-toxiques n'arrêtent plus au passage les produits imparfaits qui leur viennent de toutes parts ; les reins, la peau, l'intestin, les poumons, n'éliminent plus qu'une partie des déchets liquides, solides ou gazeux, qu'ils devraient rejeter intégralement..., et de cette association « d'insuffisances multiples » résulte un empoisonnement intense de l'organisme, avec saturation du sang par tous les résidus de la vie cellulaire. Dans ces conditions, les *manifestations régressives*, la dégénérescence et la sclérose, ne peuvent tarder à paraître : elles marquent d'une empreinte indélébile ces précoces ralentis et frappent sans pitié leurs descendants. Nous ferons leur histoire clinique dans le prochain chapitre, car il nous faut auparavant définir exactement ce qu'est la nutrition chez l'arthritique arrivé à ce stade ultime de sa diathèse.

A cette période, le suralimenté vit sur un fonds d'intoxication chronique et permanente ; d'autre part, dans chacun de ses organes importants les cellules nobles sont usées ou dégénérées, en plus ou moins grand nombre suivant l'activité qu'elles ont dû déployer dans leur lutte contre un milieu mal approprié à leurs besoins vitaux. Au premier abord, il semblerait que cette déchéance des cellules nobles doive provoquer l'éclosion de symptômes morbides graves, incompatibles avec le maintien d'une santé relative et même avec l'existence. Heureusement la nature ici encore a su garantir la conservation de l'individu en assurant le fonctionnement de chaque organe par une telle multitude d'éléments anatomiques que, même profondément dégénéré, il est toujours capable d'accomplir à peu près sa tâche, tant qu'il n'en est pas empêché par certaines conditions extérieures sur lesquelles nous allons revenir.

En réalité d'ailleurs les organes essentiels à la vie ne déchoient pas tant par eux-mêmes que par suite des métamorphoses qui surviennent dans le tissu conjonctif interposé entre chacune de leurs propres cellules. Dès le début de la suralimentation, alors que tous les éléments anatomiques gorgés de principes nutritifs prolifèrent et s'hypertrophient, ce tissu, *grâce à sa puissance d'amorce si remarquable*, tend à prendre le pas sur les autres ; plus tard, il se charge de molécules adipeuses, et déjà gêne mécaniquement certains organes d'un jeu délicat, tels que le cœur. Puis arrive la phase d'intoxication, et, sous l'influence des matériaux irritants que lui apportent les humeurs, non seulement il se multiplie avec ardeur, mais encore il évolue vers la transformation fibreuse (sclérose), ou s'incruste de sels calcaires. Considéré en tant que tissu interstitiel, il enserre alors dans un étau inextensible les cellules nobles auxquelles il ne devrait servir que de support et les étouffe (1). Considéré en tant qu'élément constitutif des capillaires sanguins et lymphatiques, il contrarie doublement leurs échanges, en s'opposant à l'arrivée des aliments qui leur sont destinés et au départ de leurs déchets de désassimilation. Enfin il se peut, comme l'assure Metchnikoff, que le tissu conjonctif agisse à l'égard de ces cellules nobles comme il le fait avec les microbes,

---

(1) Un bel exemple de cet étouffement des éléments nobles nous a été donné par les chirurgiens qui se sont avisés de décapsuler le rein pour remédier aux troubles fonctionnels des néphrites interstitielles chroniques rebelles aux moyens médicaux. Sur 92 malades atteints de mal de Bright grave, Edebolhs, Rovsing et Pousson (de Bordeaux) ont eu 70 guérisons ou améliorations sensibles et persistantes, évidemment dues à ce que le parenchyme glandulaire survivait dans la gangue fibreuse qui l'étranglait.

il se peut qu'il les détruise directement, qu'il les dé-
vore, lorsqu'elles sont affaiblies par la fatigue fonctionnelle ou l'intoxication ; moins différencié qu'elles,
moins affiné, donc doué d'une vitalité plus intense, il
est tout naturel qu'il prenne leur place dès qu'elles fléchissent. Cette puissance d'amorce, cette énergie végétative du tissu conjonctif, sur laquelle nous
revenons sans cesse, fait que, *dans un organisme
qui pêche par excès d'alimentation*, il doit nécessairement jouer un rôle capital, non seulement,
comme nous le disions au début, dans la pathologie
des organes dans la structure desquels il entre en majorité, mais aussi dans celle de tous les organes, de
tous les tissus (1).

En somme, parvenu au stade des manifestations régressives, l'arthritique présente un ralentissement de
toutes ses fonctions et se trouve en état d'intoxication
continue. Tant que ses organes arrivent à éliminer au
jour le jour une bonne partie des résidus en circulation, il ne souffre que de malaises indéfinissables, à
peine perçus (arthritisme insidieux); ne connaissant
plus l'impression de bien-être général qui caractérise
la santé, c'est seulement à la suite d'une poussée ai-

(1) Nous ne nous dissimulons pas ce qu'il y a d'artificiel dans
cette séparation entre les manifestations régressives des cellules nobles et celles du tissu conjonctif : nous ne l'avons faite
que pour bien mettre en relief le rôle de la suralimentation
dans ces dernières. Nous en tirerons une déduction thérapeutique des plus importantes qui est la suivante : si en médecine
nous avons peu de prise sur la dégénérescence des cellules nobles, nous pouvons du moins par le régime et la ration alimentaires enrayer la prolifération et la sclérose du tissu conjonctif et les préserver ainsi d'une déchéance trop rapide.

guë, ayant amené une débâcle salutaire, que, *par hasard*, il se rend compte qu'en temps ordinaire il est mal portant. Un degré de plus cependant, et il convient que « jamais il ne se sent vraiment bien ». Plus tard enfin l'intoxication s'accentue davantage et apparaissent les signes multiples d'une insuffisance hépatique ou d'une insuffisance rénale ou, pour user d'une expression plus juste, employée par Grasset, les signes d'une « insuffisance anti-toxique », car les reins et le foie ne sont pas les seuls organes destructeurs de poisons ; et alors seulement il se reconnaît malade.

Malade, en effet, il l'est ; mais cet état d'habituelle souffrance, ces troubles fonctionnels chroniques, qui sont la suite de la dégénérescence de ses cellules nobles ou conjonctives et de la sub-intoxication permanente, ne constituent pas pour lui un danger immédiat : il peut vivre ainsi longtemps, si les conditions extérieures, d'où dépendent la composition de son milieu humoral et l'activité de ses échanges, restent invariablement toujours les mêmes. Mais le moindre choc peut détruire cet équilibre instable ; un écart de régime, une fatigue physique ou cérébrale, qui augmentent les déchets en circulation, un refroidissement, une saute barométrique, une modification insaisissable dans l'état hygrométrique ou électrique de l'atmosphère, qui apportent une perturbation dans les mutations cellulaires, peuvent suffire à faire passer à l'état aigu les troubles fonctionnels jusqu'alors presque latents : une affection grave brusquement se déclare et parfois tue le malade en quelques jours. C'est ainsi que, comme ils le faisaient déjà au début de la diathèse, chez le pléthorique, *les troubles fonction-*

nels aigus donnent à cette période de l'arthritisme une physionomie clinique spéciale. Ce sont eux qui à proprement parler représentent le péril, contre lequel le ralenti aura à se défendre par une hygiène sévère et des soins de tous les instants.

D'où vient donc cette vulnérabilité dont les conséquences sont si redoutables ? D'abord de l'état précaire des émonctoires, qui ne sont plus capables de faire face à aucun surcroît de travail : la défaillance soudaine de ces *régulateurs du milieu humoral* provoque une aggravation de l'intoxication immédiatement dangereuse. Puis du système nerveux. Nous l'avons qualifié de *régulateur des échanges*. Or chez quelques arthritiques il se dérobe tout à coup à cette fonction conservatrice par épuisement, parce que par le mode d'existence du sujet il a été surmené, usé. Mais, dans la plupart des cas, nous pensons que le système nerveux manque plutôt à ses devoirs par suite d'une perversion de sa sensibilité, par suite d'une irritabilité anormale, due à son affaiblissement (irritabilité par fatigue) et surtout à son imprégnation par des substances toxiques excitantes (irritabilité par intoxication).

Le ralenti ou, pour employer une locution plus caractéristique .et· maintenant seulement exacte, le neuro-arthritique « sent » en effet plus qu'un autre malade, (on dit de lui qu'il est très impressionnable), mais aussi *il sent autrement* ; il réagit plus, mais aussi *il réagit autrement*, — il réagit par des réflexes bizarres ; il réagit, négativement par des phénomènes d'inhibition ou au contraire avec une énergie factice, une brutalité, une absence de pondération, qui cause les plus graves désordres dans les appareils où aboutissent ces réflexes réactionnels. S'il y a inhibition d'un organe, la suspension de sa fonction n'est généralement pas durable et n'apporte qu'un trouble passager dans l'harmonie du mouvement vital. Mais si la réaction se traduit, comme c'est fréquent, par une vaso-dilatation capillaire, souvent on voit la congestion ou l'œdème s'étendre rapidement, puis s'éterniser et, pendant des jours ou des semaines, annihiler toute activité dans l'organe envahi par la stase sanguine ; les échanges ne s'y faisant plus, peu à peu ses tissus se désorganisent, et il finit par mourir en entraînant par contre-coup la mort totale de l'organisme.

En un mot, si l'arthritisme est une diathèse de fatigue et d'usure anatomique, la plupart de ses manifestations morbides sont d'ordre fonctionnel et réglées par l'intoxication et par l'irritabilité nerveuse : *phénomènes toxiques et phénomènes réflexes se partagent la pathologie du ralenti*. Mais l'irritabilité nerveuse étant elle-même en grande partie de nature toxique, tous nos efforts devront tendre à corriger d'abord le milieu humoral par une hygiène et une thérapeutique appropriées.

CHAPITRE VI

Evolution du processus arthritique (*suite*).

Sommaire. — Quand faut-il penser à l'arthritisme ? — Symptomatologie des dernières générations d'arthritiques. — *Maladies par suralimentation* : 1° Chez le nourrisson : gros ventre, entérites, symptômes frustes d'auto-intoxication, etc. ; 2° dans la seconde enfance : obésité précoce, lymphatisme, nervosisme, poussées fébriles, maladies à répétition, etc. ; 3° chez le collégien, dyspepsies, appendicite, céphalée, fausse anémie, excitation génitale, petits signes d'uricémie, etc.

Au moment d'entamer ce chapitre, dans lequel nous nous proposons d'esquisser l'histoire clinique des dernières générations de la famille arthritique, nous sommes arrêté par une objection que l'on ne manquera pas de nous faire et à laquelle nous devons répondre tout d'abord. En voyant la multiplicité de formes morbides qu'emprunte l'arthritisme par suralimentation, on dira sans aucun doute que cette diathèse englobe la pathologie tout entière. Au fond, c'est exact, et il ne peut même guère en être autrement, puisqu'à cette période de son évolution la déviation nutritive consiste essentiellement en une intoxication permanente avec manifestations régressives plus ou moins avancées, qui ne respectent aucune de nos cellules ; puisque les réflexes partis d'un système nerveux anormalement irritable sont susceptibles de donner lieu aux symptômes les plus disparates et aussi les plus propres à égarer le diagnostic.

D'autre part, il ne faut pas oublier qu'en maintes circonstances la suralimentation agit, non plus seument comme cause provocatrice de tel ou tel phénomène, mais aussi comme cause prédisposante favorisant l'éclosion de nombreuses maladies qui viennent chárger le tableau de l'arthritisme primordial. Si, en effet, l'excitation par l'aliment nous met heureusement en garde contre les atteintes extérieures (refroidissement, contagion...), le surmenage général, résultant d'un abus de ces excitations, nous laisse sans défense contre elles. En outre, la fatigue digestive, consécutive à l'ingestion habituelle d'aliments trop abondants, ne va jamais sans fermentations vicieuses, à la faveur desquelles la flore intestinale se multiplie et vient ajouter l'intoxication microbienne et l'infection à l'intoxication alimentaire.

Enfin, on se rappellera encore que, dans notre vie civilisée, parallèlement à la suralimentation, agissent presque toujours d'autres facteurs d'affaiblissement vital et d'usure organique (alcoolisme, surmenages de toutes sortes), qui compliquent et dénaturent la physionomie clinique de la diathèse coexistante.

De cette symptomatologie si touffue de l'arthritisme par suralimentation, doit-on conclure qu'il faut le voir partout ? Non, mais tout au moins *il faut y penser toujours*. On y pensera principalement quand on se trouvera en présence de troubles fonctionnels ou de lésions des organes ou des tissus qu'affectionne l'arthritisme. Rappelons qu'il s'attaque volontiers aux glandes, et de préférence aux glandes chargées de neutraliser ou d'éliminer les principes toxiques (*symptômes de dysfonction hépatique, rénale*), qu'il atteint tout particulièrement les tissus conjonctif et musculaire lisse, puis les vaisseaux lymphatiques et sanguins, les centres nerveux, et enfin que, s'il ne débute pas constamment par un syndrome digestif bien caractérisé, toujours à la phase où nous en sommes (phase d'hérédo-arthritisme), il a imprimé au fonctionnement de l'estomac, de l'intestin ou du foie, un cachet spécial qui permet de remonter à l'origine du mal.

En outre, l'histoire du malade, *celle de sa famille surtout* (ascendants et collatéraux), mettront fréquemment sur la bonne voie ; la comparaison entre son alimentation habituelle et la ration-type, que nous déterminerons plus tard, nous autorisera à être plus affirmatifs ; à son tour, le traitement fera la preuve dans les cas douteux. Enfin pour guider le praticien, nous allons, dans l'exposé qui va suivre, nous en tenir, autant que possible, aux affections qui relèvent directement d'un excès de nourriture et sont utilement traitées par la « restriction alimentaire ».

Par une de ces désharmonies de l'instinct dont Metchnikoff, dans ses *Etudes sur la nature humaine*, nous a cité de fréquents exemples et que nous avons tenté d'expliquer au début du chapitre précédent, l'homme est généralement porté à manger au-delà de ses besoins réels. Plus que tout autre, l'enfant de souche arthritique naît avec cette tendance et, si l'on n'y met un frein, il y obéit d'autant plus facilement qu'il est plus jeune. C'est dire que, à peine au monde, l'hérédo-arthritique se suralimente, si on ne le règle pas rigoureusement.

Suivant la vitalité de son appareil digestif, les effets de cette suralimentation sont tout différents. Si ses parents lui ont légué un estomac et un intestin encore vigoureux, un foie à peu près indemne, le lait, si abondant qu'il soit, se digère convenablement, au moins pendant un temps, et le seul signe qui puisse attirer l'attention est une *augmentation trop rapide du poids corporel* (1). Par le fait d'un surcroît de travail incessant, la musculature des voies digestives s'hypertrophie, la tension abdominale s'exagère, le foie augmente de volume, et dans son ensemble le ventre se développe insensiblement, lentement, si lentement qu'à première vue il paraît être d'une proportion normale ; c'est, comme le dit Sigaud dans ses études si remarquables sur l'exploration externe du tube digestif (2), c'est un de ces *gros ventres qu'il faut chercher* pour les voir.

Si, au contraire, le nouveau-né porte la charge de

(1) L'augmentation quotidienne du poids du nouveau-né doit être de 25 grammes *au maximum* pendant les quatre premiers mois, puis en moyenne de 22 grammes le cinquième mois, 17 grammes le sixième, 15 grammes le septième, 12 grammes les huit, neuf et dixième mois, 10 grammes le onzième et enfin de 7 grammes le douzième mois. A partir de la seconde année et jusqu'à la puberté, la croissance de l'enfant se ralentit considérablement.

(2) SIGAUD. *Traité clinique de la digestion, d'après l'exploration externe du tube digestif.* Paris, 1900.

trop lourdes tares héréditaires, si, de par ses parents, c'est déjà un « faible irritable », souvent il naît et reste chétif, et la symptomatologie de la suralimentation est exclusivement abdominale. Les voies digestives dont la sensibilité est exagérée, maladive, se défendent vivement contre la surcharge qu'on leur impose. Elles traduisent leur intolérance d'abord par des régurgitations, puis, quand l'intestin entre en jeu, par des modifications des garde-robes. Excessivement acides, les selles entretiennent au niveau des fesses et des cuisses une rougeur persistante. Bientôt elles augmentent de fréquence, elles deviennent pâteuses et moins homogènes, puis crémeuses et panachées, enfin franchement liquides, elles acquièrent de la fétidité..., la *diarrhée* est constituée et l'infection ne tardera pas à se greffer sur ce terrain tout préparé. Dans d'autres cas, la constipation domine la scène, *constipation par inhibition* plutôt que par atonie, attendu qu'elle disparaît lorsque, par des laxatifs répétés, on réussit à chasser complètement de l'intestin les matières qui l'irritent. En outre, les parois digestives insuffisamment musclées et à tissu cellulaire déjà plus ou moins dégénéré, cédant sous la poussée des gaz qu'elles renferment, distendent l'abdomen et créent rapidement un de ces *gros ventres qui frappent au premier coup d'œil* et font immédiatement penser à la suralimentation.

Avant même que le ventre n'ait pris ce développement, avant l'apparition de la diarrhée ou de la constipation, l'irrégularité du travail digestif se révèle d'ailleurs par des *symptômes à côté* très significatifs pour qui sait les interpréter. L'enfant paraît inquiet, il est grognon, crie et pleure sans motif, son sommeil est agité et il s'éveille à tout propos (1). A la palpation, son ventre est déjà d'une dureté insolite, ou au contraire mou, sans résistance ni élasticité. La percussion enfin met en évidence, dès les premiers jours de la suralimentation, un signe d'importance capitale ; la sonorité abdominale n'est pas partout la même et, si l'examen est pratiqué à jeun, la région du cœcum est submate ou rend un son plus faible et de tonalité plus élevée que la zone gastrique : *il y a de la stase cœcale* ; les troubles digestifs et l'auto-intoxication se préparent.

L'auto-intoxication, l'hérédo-arthritique y est voué par hérédité, car, si ceux qui l'ont procréé lui ont transmis une puissance d'assimilation suffisante encore pour assurer son existence, ils lui ont aussi légué la faiblesse de leurs organes de désassimilation et, pendant toute sa vie, il aura à compter avec les défaillances de son foie et de ses reins, autant et plus qu'avec celles de son tube digestif.

Cette auto-intoxication souvent reste latente chez le nourrisson ; mais, pour peu qu'elle atteigne un certain degré, elle se révèle par une *teinte de peau bien spéciale,* qui ne trompe pas un œil exercé. La mine de l'enfant s'altère ; dans les premiers temps, ses pommettes sont toujours du blanc rosé qu'elles ont en pleine santé, mais la figure se tache de plaques ou de larges traînées d'un jaune sale, qui contournent le nez et la bouche, envahissent les joues, le menton, l'ourlet des oreilles et la face interne de leur pavillon. Puis les traits se tirent, les yeux s'excavent ou au con-

____

(1) Maurel. *Hygiène alimentaire du nourrisson.* Paris, 1903, p. 188.

traire se bouffissent, et la face entière prend une teinte plus ou moins terreuse, dénotant une insuffisance antitoxique déjà très avancée. En même temps, l'enfant voit son appétit baisser, la langue se charge, sa gorge est rouge, ses selles deviennent fétides si elles ne l'étaient pas auparavant, et son ventre, maintenant submat dans toute son étendue, acquiert le plus souvent une mollesse particulière, donnant à la main qui le palpe à plat, largement, l'impression d'un paquet de chiffons mouillés (Sigaud).

Nous insistons sur ces détails, non seulement parce qu'il importe de dépister l'auto-intoxication dès ses débuts, et de ne pas la confondre avec une anémie qui peut exister aussi, mais n'est que secondaire, — mais aussi parce que ces « petits signes » constituent des points de repère précieux pour la direction du traitement. *Il faut bien savoir qu'ils se tiennent tous*, et que l'on ne saurait considérer le péril comme définitivement conjuré tant que la langue n'est pas absolument propre, les selles sans odeur, le ventre partout et également élastique et sonore, tant que subsisteront sur la face les plaques ou traînées jaunâtres que nous venons de décrire, enfin tant que le petit malade n'aura pas recouvré, avec sa bonne mine et son appétit, la tranquillité de son sommeil et l'égalité de son caractère. Ce sont des nuances, dira-t-on? Nous ne le croyons pas ; la médecine utile, celle qui guérit, est celle qui se base sur les « petits signes » dénonçant la maladie avant qu'elle ne soit là et tant qu'elle est là.

Cette longue description nous dispensera de nous arrêter sur d'autres formes mieux connues de l'intoxication par suralimentation ; formes aiguës, comme les *entérites*, les *embarras gastriques*, les *accès de fièvre* qui surviennent sans cause appréciable: formes chroniques, telles que *l'eczéma humide*, étendu. récidivant avec une ténacité qui s'explique par cela même que les parents ne veulent pas se résoudre à rationner un enfant qui, sous ses croûtes suintantes, a généralement toutes les apparences d'une santé florissante.

Nous ne nous attarderons pas davantage sur les maladies qui surviennent pendant et après le sevrage, car la plupart d'entre elles ne nous semblent pas relever spécialement de l'arthritisme par suralimentation. C'est ainsi que le *rachitisme*, que l'on a voulu faire rentrer dans cette diathèse, est imputable à une alimentation mal conduite, plutôt qu'à un ralentissement primitif de la nutrition ; la meilleure preuve que l'on en puisse donner est que nombre d'enfants rachitiques naissent de parents jouissant d'une santé parfaite, et qu'inversement il n'est pas rare de voir des enfants sains naître de parents rachitiques. *L'hémophilie*, par contre, appartient très probablement à cette grande famille morbide (1) ; mais ses rapports avec les excès ou les erreurs alimentaires sont des plus mystérieux : peut-être pourrait-on invoquer ici un déficit du sang en sels calcaires ou une surcharge en peptones, rendant compte de sa non-coagulation (?).

Dans les *dyspepsies, entérites et auto-intoxications par abus du lait dans la seconde enfance,*

_____

(1) Gilbert et Lereboullet l'attribuent à la cholémie familiale. *Soc. méd. des hôp.*, janvier 1902.

décrites par Guinon (1), l'arthritisme peut également
n'avoir rien à faire, et il est impossible de dire ce qui,
dans la genèse de ces affections, revient soit à la suralimentation, soit à l'emploi intempestif d'un aliment
que l'on considère à tort comme la panacée de tous
les troubles digestifs. Et quand ces mêmes enfants
s'anémient, tout en présentant un engraissement de
mauvais aloi, nous pensons que la cause en est surtout
dans ce que le lait, « aliment de croissance », ne convient plus comme nourriture exclusive ou prédominante, à partir du moment où l'enfant ne grandit plus
que lentement, c'est-à-dire dès le douzième ou le qua-
torzième mois qui suit la naissance. Ce fait est bien
connu des éleveurs et nous en reparlerons quand,
dans un essai de pathologie comparée, nous tenterons
de faire un rapprochement entre l'arthritisme de
l'homme et celui des animaux.

Lorsque l'hérédo-arthritique touche à ses trois ans,
il entre dans une nouvelle phase de son existence ;
comme l'a très justement fait remarquer de Grandmaison dans son article sur les *Petits signes de l'uricémie* (2) (signes que pour la plupart nous retrouverons dans la symptomatologie de l'arthritisme par
suralimentation), ses conditions d'hygiène sont alors
radicalement changées. De passif et « végétant » qu'il
était, il devient actif, physiquement et cérébralement ;
d'autre part, sa nourriture est désormais analogue à

(1) L. GUINON. *Rev. mensuelle des mal. de l'enfance*, mars
1904.

(2) DE GRANDMAISON. *Rev. des mal. de la nutr.*, 1908, 10.

celle de l'adulte. Il se suralimente peut-être autant qu'avant, mais maintenant il corrige l'excédent de ses recettes par des dépenses équivalentes. Pour un temps, en effet, temps que trop souvent on abrège au détriment de son avenir, *l'enfant vit d'une vie naturelle*, bien faite pour amender sa nutrition. Par des courses rapides où il se gave d'oxygène, il active ses oxydations et vient ainsi en aide à ses émonctoires en détresse ; en sautant, en se baissant fréquemment à terre, il impose à ses muscles abdominaux une gymnastique qui décongestionne sa circulation porte déjà encombrée et lutte contre la paresse intestinale, contre la stase cœcale qui le menace. Aussi sa diathèse sommeille-t-elle généralement jusqu'au jour où on l'assoit sur les bancs de l'école

De trois à huit ou dix ans, la diathèse, disons-nous, généralement sommeille ; mais la moindre faute contre l'hygiène peut la faire évoluer sans arrêt. C'est ainsi que si l'appareil digestif est assez vaillant pour permettre une suralimentation relative entretenant l'auto-intoxication, le système lymphatique, *système d'élimination des déchets de la vie cellulaire*, tend souvent à devenir prédominant. Alors l'enfant, au lieu de faire, comme ses ascendants, de la pléthore sanguine, tourne au *lymphatisme*, qui, par la suite, suivant son mode d'existence et le milieu où il sera placé, l'orientera vers la tuberculose ou le conduira à l'artério-sclérose. Dès cette époque aussi peut se dessiner un embonpoint, qui insensiblement se généralise. L'enfant perd l'élégance de formes, la souplesse d'allure, qui devrait être le privilège de sa jeunesse. Parfois même il devient franchement obèse (*obésité*

précoce, infantile) (1), et à 10 ou 12 ans il tranche
étrangement sur ses camarades par ses traits empâ-
tés, sa physionomie grave et sa démarche d'homme
fait.

C'est qu'en effet il est vieux avant terme, — et de
l'âge mûr il a quelquefois tous les ennuis, puisque la
lithiase rénale par exemple chez ces hérédo-arthritiques est loin d'être une rareté. Comby, Bouloumié,
Mousseaux, ont signalé chez eux, non seulement l'existence fréquente de sable urinaire, mais aussi des coliques néphrétiques (souvent prises pour des accidents
digestifs) ou des douleurs lombaires persistantes, dues
à des graviers rénaux d'acide urique ou oxalique ; en
même temps ils ont constaté de l'albuminurie, du té-
nesme ou de la dysurie, de l'incontinence..., provoqués par l'extrême acidité des urines. Rappelons aussi
les terribles surprises que réserve le *diabète* infantile
exceptionnel au-dessous d'un an, mais dont on a re-
laté des cas assez nombreux d'hérédité directe chez
des enfants de moins de dix ans. Mentionnons enfin,
pour clore la série des manifestations graves de l'arthritisme dans le jeune âge, le *rhumatisme articu-*

(1) Remarquons que chez l'hérédo-arthritique de la troisième
ou quatrième génération, l'obésité relève, non pas seulement,
comme au début de la diathèse, de la suralimentation, mais
aussi et surtout de l'hypofonction générale par fatigue ou
usure de l'organisme. En outre, il est vraisemblable que cette
hypofonction générale est, dans certains cas, aggravée par la
défaillance des glandes qui, comme la thyroïde, l'ovaire.... ont
pour propriété d'accélérer nos combustions et de lutter contre
l'auto-intoxication. A cette période, il faut donc, à côté de l'obésité
par surnutrition pure, faire une place aux obésités « par insuffisances glandulaires ». Voir, à ce sujet, P. CARNOT. Sur divers
types pathogéniques d'obésité. *Bull. méd.*, 1906, 25 et 27.

laire aigu (avec comme complications possibles, les cardiopathies valvulaires et *la chorée*), maladie infectieuse d'origine, mais qui, pour germer dans l'organisme, exige une modification préalable des humeurs, à laquelle l'auto-intoxication par suralimentation ne nous paraît pas étrangère.

En opposition avec ces jeunes arthritiques gras ou lymphatiques, à tempérament mou, sans ressort, nous mettrons les malingres qui, ayant hérité d'un appareil digestif définitivement surmené, restent maigres quoi qu'on fasse. Ce sont en même temps généralement des « faibles irritables », car leurs centres cérébro-médullaires sont mal nourris et profondément intoxiqués, et tout en eux traduit leur *extrême nervosité*. Dès le berceau, leur sommeil est léger, agité, entrecoupé de cris, de plaintes, de soubresauts ; plus grands, ils ont des cauchemars, des terreurs nocturnes. Excessivement impressionnables, tout les trouble, les émeut profondément. Leur excitabilité cérébrale se traduit, d'autre part, par une exagération de tous les sentiments, bons ou mauvais, par des inégalités de caractère regrettables.

Chez ces déséquilibrés, tout phénomène morbide s'amplifie, se dénature ; *ce sont essentiellement des spasmodiques à réflexes désordonnés*. Sujets aux convulsions dans leurs premières années, par la suite un simple rhume sera pour eux l'occasion d'une attaque de faux croup, ou bien ils seront victimes d'une coqueluche. Plus tard, ce seront d'interminables crises de toux quinteuse ou d'éternuements, ou même de véritables accès d'*asthme*..., et, dans un autre domaine, ils auront à souffrir de crampes d'estomac, de coliques, de constipation spasmodique ; un banal embarras gastrique déterminera du péritonisme, du méningisme, et la moindre poussée fébrile s'escortera d'un délire bruyant.

La localisation nerveuse de la diathèse est cause que, chez ces mêmes enfants, les *manifestations vaso-motrices* seront aussi plus fréquentes que chez les autres. De là des éruptions cutanées diverses, vésiculeuses, papuleuses ou érythémateuses, ayant pour caractère constant d'être prurigineuses (Lancereaux). De là aussi ces poussées congestives que nous avons déjà signalées chez le commun des arthritiques, et qui, à cet âge, affectent de préférence les voies respiratoires et le pharynx. Ces enfants ont, comme l'on dit vulgairement, « la gorge très susceptible » ; or, nous croyons que l'on peut voir là une conséquence directe de leur mauvais état digestif, en rapport avec l'alimentation et la stase cœcale. Il suffit, en effet, s'il n'y a pas de *végétations adénoïdes* (ce dont il faut s'assurer), de déblayer leur intestin par une série de laxatifs et, au besoin, de stimuler les fonctions antitoxiques de leur foie par des sulfureux, pour faire disparaître cette fâcheuse prédisposition aux angines et aux rhumes.

De ces poussées congestives, nous devons rapprocher la *fièvre dite arthritique*, la *céphalalgie périodique*, les *vomissements cycliques et acétonémiques*, décrits par Comby et Marfan (1). On ne les observe guère qu'à partir de 7 ou 8 ans, sauf toutefois les accès de fièvre qui se constatent aussi dans la première enfance. Il semble qu'au bout de quelques an-

______

(1) COMBY. *Journ. des Pratic.*, 1901, 6, 38. MARFAN. *Journ. des Pratic.*, 1901, 49.

nées, les émonctoires des jeunes arthritiques deviennent de moins en moins perméables aux toxines en circulation et se ferment brusquement quand la mesure est comble. Les recherches par nous faites sur l'indican urinaire nous ont amené à cette conclusion. Il est en effet très remarquable, lorsque l'on analyse les urines avant, pendant et après une de ces crises, de voir cette substance (éminemment dyalisable cependant) manquer complètement ou à peu près dans les jours et heures qui précèdent l'accès, apparaître peu à peu à mesure qu'il suit son cours, et enfin s'éliminer en abondance, par débâcle, lorsqu'il touche à sa fin et dans les jours qui suivent. Quant à l'origine des toxines provocatrices, il n'est pas douteux qu'elle soit dans le tube digestif (1), pour nous qui admettons que l'intestin peut être mis en cause, lors même qu'à l'examen le plus minutieux il paraît absolument normal. Il nous est, en effet, arrivé plusieurs fois d'obtenir avec une purgation des selles odieusement fétides chez de petits malades ayant la langue rose, le ventre élastique, sonore et sans aucun point nettement douloureux. Avec Sevestre (2), nous sommes donc porté à croire que, chez les enfants en général et chez les hérédo-arthritiques en particulier, doivent être considérées comme de nature auto-toxique à point de départ digestif (autrement dit alimentaire), toutes les *maladies à répétition*, qui surviennent à des intervalles

---

(1) Nous avons été très heureux de trouver confirmation de notre manière de voir dans le remarquable travail que COMBE (de Lausanne) vient de publier sur *L'auto-intoxication intestinale*. Paris, 1907.

(2) SEVESTRE. *Journ. des Pratic.*, 1901, 8.

de quelques jours à plusieurs semaines, sans prodromes, en pleine santé, et se montrent rebelles aux
médications ordinairement efficaces en pareille circonstance. Cette remarque est d'ailleurs applicable
aussi à l'adulte.

Supposons maintenant que, bien dirigé dans son
hygiène par des parents clairvoyants, notre jeune arthritique ait traversé sans encombre la « phase libre »
de son existence, à 8 ou 10 ans au plus, on le con-
damne aux travaux intellectuels qui doivent lui assurer une place au soleil. Et alors, par une fatalité inhé-
rente à notre organisation sociale, tout dans son
nouveau mode de vie se combine pour précipiter
l'éclosion des tares qui couvent en lui depuis sa naissance.

Cérébralement, dès son entrée à l'école, il s'expose
au surmenage intellectuel, car, sous prétexte de lui
inculquer des idées générales, on le bourre d'une foule
de connaissances inutiles et dénuées de tout sens pratique. — Là, il risque aussi un surmenage nerveux
d'un autre genre. En sa qualité d'hypersensitif, et pour
d'autres raisons que nous exposerons dans un instant,
l'hérédo-arthritique est souvent un excité génital. In-
telligent, mais généralement doué de plus d'imagination que de jugement et de volonté, il ne sait pas résister aux conseils et à l'exemple de ses camarades, et
finalement il s'adonne trop tôt et avec trop d'ardeur
aux plaisirs vénériens qui, *plus que tous les autres*,
vont contribuer à l'user prématurément.

Physiquement, il doit faire les frais d'une croissance
qui, relativement lente jusqu'aux approches de la puberté, subit à ce moment une poussée très active, à

laquelle correspond une recrudescence d'appétit. Cédant à cette invitation d'un instinct dont on ne lui a pas appris à se méfier, il se suralimente plus que jamais, — et se suralimente dans les pires conditions, avec une nourriture mal appropriée à ses besoins actuels, mal préparée, mal digérée, car il l'avale en hâte, sans plaisir, sinon avec dégoût, et sans aucun souci de la mastiquer convenablement. D'ailleurs, fût-il mieux nourri, l'écolier manque des adjuvants indispensables à une bonne digestion et à l'utilisation des aliments par nos cellules ; vivant cloîtré dans un milieu pauvre en oxygène et imprégné des miasmes malsains que dégage toute agglomération humaine, réduisant au minimum le travail des muscles qui, par leurs contractions, activent si puissamment nos combustions, détournant vers le cerveau l'influx nerveux qui devrait présider aux fonctions végétatives, tôt ou tard il doit aboutir à des troubles de nutrition.

De tous les organes, ce sont ceux de l'appareil digestif, qui, au début, pâtissent le plus de cet état de choses. Mais le temps des réactions violentes est passé : plus de ces vomissements ou de ces indigestions périodiques, plus de ces accès de fièvre, qui, au moment propice, balayaient d'un coup les voies digestives et les tissus de leurs déchets. L'organisme maintenant ne se révolte plus, il subit passivement l'invasion et, tandis que le vice arthritique gagne chaque jour un terrain qu'il ne cèdera plus, la dyspepsie évolue sournoisement.

Tantôt elle se signale, comme l'a dit excellemment Legendre au Congrès de Pédiatrie de Marseille en 1898 (1), par des irrégularités d'appétit, des pesanteurs

(1) LEGENDRE : La dyspepsie chez les collégiens. *Méd. mod.*.

gastriques, de la somnolence, des malaises indéfinissables après les repas, par du ballonnement, des éructations ou des régurgitations, par du hoquet, des points douloureux sous-costaux, de la constipation entrecoupée ou non de débâcles, — syndrome qui se développe graduellement et persiste ensuite sans incommoder assez le patient pour le forcer à réclamer du soulagement (*dyspepsie atonique, flatulente*). Tantôt, au contraire, notre malade sans le savoir, poursuivi par une faim dévorante et une soif inextinguible, continue à manger et boire copieusement et digère bien pendant des périodes assez longues ; mais à certaines époques de fatigue physique ou cérébrale, il est pris tout à coup, à la fin de l'après-midi ou au milieu de la nuit, de violentes douleurs d'estomac, crampes ou brûlures, qui, fait caractéristique, se calment par l'ingestion d'aliments ou de boissons (*dyspepsie hyperchlorhydrique*).

Chez l'hérédo-arthritique, quel que soit son âge, les troubles digestifs revêtent quelquefois une allure encore plus dramatique. C'est ainsi que l'*entéro-colite muco-membraneuse*, relativement fréquente chez lui, s'accompagne parfois d'accidents aigus, dans lesquels l'intervention d'un agent infectieux peut devenir la cause de complications sérieuses (1). *L'appendi-*

1898, 71. — Nous avons, pour notre description, pris comme type le jeune arthritique soumis au régime de l'internat : celui qui ne passe pas par cette épreuve, n'est cependant pas épargné par la diathèse qui, au point où elle en est, ne peut rétrocéder, mais il est ordinairement frappé plus tard et moins durement.

(1) V. à ce sujet les articles de DE LALAUBIE : *Rev. des Mal. de la nutr.*, 1903, 3 et 11 ; 1904, 3 et 8.

cite, elle non plus, ne l'épargne guère. Avec J.-L. Championnière (1), nous pensons que cette maladie est d'acquisition récente et, comme lui, nous sommes disposé à incriminer d'une part la grippe, d'autre part l'abus de l'alimentation carnée. Voici sur quoi nous basons notre opinion. Il est reconnu en bactériologie que tout milieu riche en azote, (surtout si cet azote provient de substances animales), exagère et complique les fermentations des matières organiques. Or, chez nos ancêtres, la table était vraisemblablement moins abondamment pourvue de viande que la nôtre : en tout cas, ils n'en faisaient pas comme nous un usage quotidien d'un bout de l'année à l'autre ; on peut en conclure que leur milieu intestinal était moins fortement azoté, donc moins apte à la prolifération microbienne et aux infections que ne l'est celui de la plupart de nos contemporains. Il en résulte que, chez eux, les accidents de la stase cœcale, à laquelle ils échappaient d'ailleurs plus souvent que nous grâce à l'habitude des lavements et des purgatifs, devaient se limiter à un « engouement », allant tout au plus jusqu'à la typhlite, — tandis que, chez nous, les putréfactions intra-cœcales atteignant une intensité excessive, il se fait une infection violente, à laquelle prennent part tous les organes lymphoïdes de l'intestin, y compris et surtout l'appendice.

Quoi qu'il en soit, l'appendicite doit être en somme considérée comme étant relativement rare, si l'on admet que chez l'hérédo-arthritique les désordres digestifs sont la règle. Il en est de même des entérites graves et des dyspepsies hyperchlorhydrique et flatu-

(1) *Communication à l'Acad. de médecine* : juillet 1904.

lente. Par contre, nombreux sont les enfants et adolescents des deux sexes qui, ne se sentant nullement incommodés dans leur digestion, viennent se plaindre de troubles variés, dont l'origine vraie (digestive) n'est découverte qu'à la suite d'un examen attentif et précis (Legendre).

Parmi ces troubles, la *céphalée* est des plus fréquentes, céphalée ordinairement frontale, très vive et procédant par accès de courte durée, ou plus souvent modérément intense, mais fort pénible par sa persistance et redoublant quand l'écolier se met à l'étude : aussi redoute-t-il le travail, pour lequel d'ailleurs il n'a aucun goût. *On le traite de paresseux...*, ce n'est qu'un constipé.

Même répugnance pour les jeux, pour les exercices physiques. *Fatigué dès le matin* au saut du lit, fatigué pour peu qu'il marche, arrêté par de l'essoufflement, des palpitations, aussitôt qu'il court, il languit et se traîne mélancoliquement. Si par le repos, le grand air, le changement de régime et un traitement « dépuratif », dans lequel les purgations tiennent la place d'honneur, on ne coupe pas court à cette auto-intoxication progressive, il ne tarde pas à maigrir. Puis ses belles couleurs s'évanouissent ; les conjonctives et le pourtour des ailes du nez prennent une teinte subictérique ou bien il devient terreux et, dans sa face blême, seules font tache les pommettes plaquées de rouge et zébrées de varicosités : *on le proclame anémique*, — ou si, à l'examen, on découvre un cœur bondissant, arythmique, *on le classe parmi les cardiaques...* Encore une fois ce n'est qu'un constipé, un intoxiqué, un insuffisant hépatique ou hépato-rénal.

Parmi les symptômes para-digestifs les *hémorroïdes* viennent tout naturellement se placer, mais on s'étonnera peut-être de nous voir y ranger *l'excitation génitale*. Et cependant rien de plus vrai. Les hémorroïdes vont rarement seules : presque toujours elles s'accompagnent d'une congestion régionale, à laquelle prennent part tous les organes du petit bassin. D'où la facilité des érections et, comme corollaire, les pertes séminales, le penchant à l'onanisme : d'où aussi certains *troubles vésicaux*, tels que les envies fréquentes d'uriner ; et enfin, chez la jeune fille, la *leucorrhée*, les *anomalies de la menstruation*, etc.

De son côté, *le foie* proteste contre l'envahissement par les toxines qui lui viennent de toutes parts : il devient douloureux. entretient le subictère signalé plus haut, manifeste même quelquefois sa souffrance par des coliques frustes, sous lesquelles il faut savoir deviner une lithiase latente. Les *reins* se congestionnant. on constate des douleurs lombaires, des modifications dans la composition des urines sur lesquelles nous insisterons plus tard.

En présence de cette défaillance des deux principaux émonctoires, *la peau* se fleurit d'acné, de furoncles..., ou est le siège de prurigo chronique d'eczéma sec et tenace, d'éruptions périodiques, d'herpès, d'urticaire... Passons, ces symptômes sont connus. Mais un signe moins remarqué. c'est l'odeur fade, écœurante qu'a la sueur de ces jeunes gens impuissants à oxyder tous les acides gras et autres dérivés de fermentations qui les imprègnent ; de même, leurs urines ont une fétidité particulière ; nous ne parlerons pas de leur haleine, qui, même avec une bouche bien soignée, est souvent repoussante.

Nous ne voulons pas revenir encore sur les *fluxions congestives* si banales chez l'hérédo-arthritique : mentionnons cependant que, dans l'adolescence, elles ont des localisations un peu spéciales. Elles se traduisent de préférence par des épistaxis dont Verneuil nous a appris les rapports intimes avec la pléthore hépatique, par des migraines atroces qui se prolongeront pendant une partie de l'âge mûr, plus rarement par des coryzas ou des angines à répétition, etc.

Enfin, pour être complet, il nous faudrait énumérer les symptômes avant-coureurs de la goutte articulaire, qui chez lui sera très précoce, si elle doit paraître : tels le torticolis, les *douleurs vagues siégeant dans les muscles, les synoviales et les tendons...* ; mais ce serait sortir un peu de notre domaine et, sur ce point, nous renvoyons le lecteur à l'ouvrage si documenté que de Grandmaison a consacré à la goutte musculaire (1). Restant sur notre terrain, nous étudierons dans le prochain chapitre, l'arthritisme par suralimentation chez l'adulte et le vieillard, et décrirons les particularités qu'il offre chez la femme.

(1) DE GRANDMAISON. *La goutte musculaire et son traitement.* Paris, 1901.

CHAPITRE VII

Evolution du processus arthritique (*fin*).

Sommaire. — *Maladies par suralimentation (suite)* : 4° Pendant le service militaire, rhumatisme articulaire aigü ; tuberculose, si le foie surmené entre nettement en hypofonction ; 5° A l'âge adulte, dyspepsies, entéroptose ; lithiases et catarrhes divers; affections du foie, du pancréas, des reins ; rhumatisme chronique ; scléroses vasculaires et viscérales ; maladies nerveuses, etc. — *L'arthritisme chez la femme.* Chlorose. Arthritisme génital. — L'arthritique meurt par le ventre.

Nous avons, à la fin du précédent chapitre, laissé le représentant des dernières générations de la famille arthritique au moment où il arrive à l'âge d'homme. S'il n'est pas trop dégénéré de par son hérédité, il est aussitôt pris par le service militaire. C'est, pour la seconde fois, un retour à la vie naturelle, dans laquelle le cerveau le cède au muscle, pour le plus grand bénéfice de celui dont les fonctions végétatives sont encore susceptibles de s'amender. Mais si bon nombre d'hérédo-arthritiques trouvent dans cette existence nouvelle un correctif à leur nutrition ralentie, il en est d'autres qui succombent à l'épreuve.

Le déploiement d'activité physique que l'on exige du jeune soldat à son entrée au corps, achèvera en effet de ruiner ces organismes qui, nés « diminués », sont incapables d'un effort prolongé. Leur appareil digestif, privé de ressort, sera impuissant à faire face à la surcharge alimentaire résultant d'un appétit avivé par l'exercice au grand air ; leurs oxydations, quantitativement augmentées et améliorées. mais quand même imparfaites en raison de l'habitude prise par leurs cellules de fonctionner anormalement, donneront naissance à une surabondance de déchets, qui viendront se heurter à des émonctoires depuis longtemps insuffisants. D'où un redoublement de l'auto-intoxication, qui se traduira par une réaction franche comme l'embarras gastrique ou la fièvre de surmenage ; l'organisme est-il plus débilité, les bactéries saprophytes acquéreront une virulence inaccoutumée et engendreront une fièvre typhoïde, une pneumonie, un rhumatisme articulaire aigu...

Mais, si réel qu'il soit, là n'est pas le plus grand danger : il est dans l'éclosion d'une *tuberculose*, échéance finale d'un arthritisme dont on a modifié l'évolution en plaçant l'individu dans des conditions spéciales d'usure rapide. La recrudescence d'appétit que nous venons de signaler, épuise les dernières ressources de l'appareil digestif. Le foie surmené en tant qu'organe d'assimilation par ces apports alimentaires exagérés, surmené d'autre part en tant qu'organe de désassimilation par des déchets musculaires d'autant plus nombreux et plus nocifs que le sujet est moins entraîné, *le foie entre nettement en hypofonction.* Dès lors, n'utilisant plus les aliments qui lui sont apportés. non seulement il ne verse plus dans la circulation des produits acides comme il le faisait dans les premières phases de l'arthritisme, mais encore il ne transforme qu'imparfaitement en urée les composés ammoniacaux nés du travail musculaire.

De cette défaillance du grand centre nutritif résulte un changement profond du milieu humoral, *qui perd tous les jours un peu de son acidité primitive.* De ce fait même, les oxydations s'accélèrent, car ainsi que l'a démontré Duclaux, elles sont d'autant plus intenses que le sang est moins acide, et, les exercices physiques aidant, l'organisme brûle, surbrûle. non des aliments, puisque le foie se refuse à en préparer l'assimilation, mais ses propres tissus. Cliniquement, on constate alors, indépendamment de la perte de l'appétit, un accroissement des échanges respiratoires, une ascension de la température et, comme corrollaire de l'accélération des combustions, un amaigrissement progressif et continu avec augmentation de l'élimination des sels usés par les urines. La tuberculose, maladie de consomption, est constituée avant même que le bacille ne paraisse en scène. On a trop demandé de cet organisme qui ne devait vivre qu' « en veilleuse » ; l'autophagie et la déminéralisation ne s'arrêteront que si le foie parvient à récupérer une partie de ses facultés assimilatrices et désassimilatrices.

Mais supposons que le jeune homme rentre sain et sauf dans la vie civile. Alors, s'il est pauvre, il lutte pour se créer une situation ; s'il est favorisé de la fortune, il se hâte vers toutes les jouissances ; mais, mal pondéré par nature, qu'il travaille ou s'adonne au plaisir, il ne fait rien à demi, gaspille sans compter ce qui lui reste de vitalité, et l'arthritisme poursuit sa marche vers la déchéance.

De 25 à 50 ou 60 ans, cette déchéance se manifestera dans tous les organes, mais avec une prédilection marquée pour ceux qui ont été le plus fatigués par le mode d'existence du sujet ou pour ceux qui sont faibles « par droit de naissance ». Maurel a insisté avec juste raison sur la possibilité de cette localisation des influences héréditaires sur tel ou tel point de l'économie. « Je ne vois pas plus de difficulté pour l'accepter, dit-il, que pour admettre celle que nous constatons tous les jours et que nous désignons sous le nom d'air de famille. Nous trouvons naturel que des parents grands, bruns, au nez busqué, aient des enfants présentant les mêmes caractères ; pourquoi n'en serait-il pas ainsi pour les divers organes et tissus ? » D'ailleurs, l'hérédité nerveuse et hépatique ne fait guère de doute pour personne. Castaigne et Rathery ont, d'autre part, montré que chez certains enfants, nés de parents atteints d'affection rénale, les reins présentent une débilité spéciale, s'expliquant par des lésions congénitales légères et parfois même profondes (1). Enfin Pasteur, avant eux, en étudiant les vers à soie, avait constaté qu'ils héritent, non de la flacherie de leurs ascendants, mais d'une disposition des organes digestifs, les rendant très sensibles à une mauvaise nourriture.

Du côté du tube digestif, nous retrouverons toute la gamme des dyspepsies et des lésions gastriques et intestinales que nous avons décrites dans l'enfance. Signalons, en outre, ce que l'on pourrait appeler

______

. (1) *Arch. de méd. expérimentale*, janvier 1905.

l'hyperchlorhydrie de retour, qui succède parfois à une hypochlorhydrie ayant duré de longues années ; on la rencontre chez certains prétuberculeux ou tuberculeux à la période de début (1), chez les nerveux, chez les amaigris et en particulier chez les entéroptosiques. Chez ces malades, l'abus des excitations alimentaires ne saurait être invoqué, car la plupart d'entre eux ne sont plus depuis longtemps gros mangeurs, et même beaucoup redoutent l'ingestion des aliments qui aggravent leurs douleurs. La cause de cette hyperchlorhydrie de retour nous paraît être soit dans une perversion de la sensibilité de l'estomac qui, au moindre contact, réagirait d'une façon désordonnée, soit dans la déminéralisation tissulaire : celle-ci libère des chlorures, qui s'élimineraient, nonseulement par les urines, mais aussi par la muqueuse gastrique qui, au passage, les dédoublerait en soude et acide chlorhydrique.

Bien que nous devions revenir plus tard sur les *signes de déchéance spéciaux au gros intestin*, signalons dès maintenant leur prédominance du côté du cœcum. La constance des modifications qui surviennent dans ce segment du tube digestif, en fait un signe précieux et de nature, suivant nous, à mettre sur la voie de l'arthritisme, quand il n'est pas évident. Ce simple fait que l'on peut, par la palpation, discerner son contour et l'isoler du reste de la masse intestinale, suffit en effet pour permettre d'affirmer qu'il

—————

(1) CAUTRU. Pronostic et traitement de la Tuberculose pulmonaire basés sur l'analyse du suc gastrique et l'examen de l'acidité urinaire. *Congrès de l'Association française pour l'avancement des Sciences*, Paris, août 1900.

est atone (Glénard). Or, l'atonie cœcale suppose nécessairement des fermentations vicieuses, dont les produits contribuent à entretenir dans le foie une congestion permanente, qui retentit fâcheusement sur la nutrition générale.

L'*entéroptose* de Glénard constitue une modalité à part dans la déchéance arthritique. Il est, en effet, très remarquable de voir cette maladie parcourir un cycle déterminé, d'une durée moyenne de sept ans, lorsqu'elle est convenablement traitée ; puis, bien que ses signes physiques persistent au moins en partie, ses stigmates fonctionnels (malaises digestifs après ingestion de graisses, lait, crudités, aliments acides..., s'exagérant à 3 heures du soir, à 2 ou 3 heures du matin ; constipation opiniâtre ; réveil à heure fixe au milieu de la nuit, etc.) s'atténuent et disparaissent, en même temps que le ptosique reprend de l'embonpoint et jouit d'un regain de santé parfois très satisfaisant. Devant cette évolution si singulière, on est en droit de se demander si l'entéroptose n'est pas un artifice employé par la nature pour arrêter la marche de l'arthritisme. La caractéristique de cette affection est, en effet, une quasi-impossibilité de digérer tout aliment nécessitant un concours actif de l'intestin ; le malade, obligé de s'en tenir aux très rares substances qui se digèrent dans l'estomac et ne laissent pas de déchets, se met de lui-même à la ration stricte : d'où un repos forcé, à la suite duquel le grêle et le lobe hépatique droit qui lui est annexé recouvrent la vitalité qu'un surmenage leur avait fait perdre antérieurement.

Cette manière d'envisager l'entéroptose fait que nous séparons les *ptoses des viscères abdominaux* (du tube digestif, du foie, des reins et de la rate), de *celles des autres organes et tissus* (scoliose, genu valgum, tarsalgie, hernies de faiblesse, prolapsus rectal chez l'enfant : flaccidité de la peau des joues, des paupières, des mains, du scrotum, varicocèle, chez l'homme adulte ; flétrissure précoce des seins, chute et déplacements de l'utérus, chez la femme). Pour les premières, nous croyons avec Glénard qu'elles sont entraînées par une diminution de la tension intra-digestive en relation avec des troubles hépatiques ; l'intestin, ne réagissant plus en présence des aliments, s'affaisse, et les organes qui s'appuyaient sur lui le suivent ; il en est de même de la paroi abdominale qui tombe et se creuse. Tout autre est la cause des secondes, qui s'expliquent aisément par un relâchement des fibres musculaires lisses ou du tissu soit conjonctif, soit fibreux, entrant dans leur constitution. Que ce relâchement soit dû à une faiblesse héréditaire du système nerveux ou simplement à une altération primitive des tissus de soutènement ou de suspension, au fond peu importe, car ces deux phénomènes sont constants chez l'arthritique sur le déclin. Le seul point intéressant est de faire ressortir que l'entéroptose ayant une origine surtout digestive, est justiciable d'un régime alimentaire approprié, tandis que les autres ptoses, ayant une origine surtout dyscrasique, réclament un traitement général en rapport avec la réaction du milieu sanguin.

Appartiennent à la même période de l'arthritisme, *les lithiases, les catarrhes et les inflammations chroniques de l'appareil digestif*. Les catarrhes sont les premiers en date, en raison de la rapidité avec laquelle dégénèrent les glandes dans cette diathèse. En outre, dans le tube digestif, les lésions glan-

dulaires sont singulièrement favorisées par le contact
des aliments qu'une musculature affaiblie laisse trop
longtemps séjourner dans les parties déclives, comme
le sont la grande courbure de l'estomac, l'anse duodé-
nale, le cœcum et le côlon transverse. D'autre part, il
faut tenir compte de ce que l'intestin, et peut-être
aussi l'estomac, sont particulièrement exposés à l'in-
flammation par le rôle d'émonctoires supplémentaires
qu'ils sont appelés à remplir lorsque les reins sont en
état d'insuffisance fonctionnelle. On a, en effet, décrit
des érosions duodénales dans le brightisme, et l'assimilation faite par de Lalaubie entre les paroxysmes
aigus de certaines colites muco-membraneuses et les
crises de goutte (1) nous paraît très vraisemblable ;
les cristaux d'acides urique et oxalique trouvant là
une voie de sortie quand le rein leur est fermé,
éraillent la muqueuse en passant et créent de petites
plaies où s'implantent les bactéries phlogogènes.

Quant aux lithiases de l'appareil digestif, elles
relèvent des réactions chimiques des secrétions gastro-
intestinales ou des humeurs. C'est ainsi que, pour la
formation des calculs biliaires, on est d'accord pour
incriminer la stagnation de la bile dans sa vésicule et
l'acidité du sang qui irrigue le foie ; en admettant que
le coli-bacille intervienne, il ne peut certainement le
faire que si le terrain s'y prête (2). — La lithiase intestinale, elle, reconnaît pour cause une hyperacidité
gastrique coïncidant avec de l'hyperalcalinité intesti-

(1) De Lalaubie. Nature des entérites muco-membraneuses.
Rev. des mal. de la nutrit, 1904, 8, p. 345.

(2) Linossier. Pathogénie de la lithiase biliaire : microbe
et terrain. *Journ. des Pratic.*, 1901, 8, p. 116..

nale. Les phosphates terreux, naturellement peu solubles, se dissolvent en excès dans l'estomac quand il est trop acide, puis, si l'intestin est suffisamment alcalin, se reconstituent en sels insolubles qui se précipitent sur place (Gautrelet) ; qu'ils soient agglomérés par du mucus, et l'on a des calculs. Or, ces diverses conditions sont réunies chez l'arthritique en déchéance ; son estomac est hyperacide, soit par fermentations anormales des aliments, soit par hyperchlorhydrie de retour ; son intestin (le cœcum en particulier) est alcalinisé par les produits de putréfaction des albuminoïdes ; enfin, le catarrhe muqueux est chez lui en permanence.

Nous serons bref sur les *altérations hépatiques* ; elles sont classiques et personne ne met en doute la relation de cause à effet entre certaines cirrhoses du foie et une alimentation contraire à l'hygiène. Rappelons seulement un petit fait auquel on ne prête pas toujours l'attention qu'il mérite. Glénard, dans ses ouvrages, nous a enseigné que de toutes les hypertrophies hépatiques, celle du lobe gauche est la plus rebelle et la plus grave. Chaque fois, en effet, que dans nos explorations abdominales, nous avons rencontré ce lobe gros, dur *et indolent*, chaque fois que nous l'avons vu conserver cet aspect pendant plusieurs semaines en dépit du traitement, nous avons porté un pronostic réservé que les suites n'ont jamais démenti.

Dans l'état actuel de la science, nous ne pouvons même pas esquisser l'histoire pathologique des glandes vasculaires sanguines chez l'arthritique. Cependant maints faits tendent à démontrer qu'elles participent aux perversions glandulaires qui sont le propre de

cette diathèse. C'est ainsi que dans la pathogénie du
diabète, on a été amené à mettre en cause non seulement *le foie* (diabète gras), mais aussi *le pancréas*
(diabète maigre). La lithiase atteint indifféremment
ces deux organes, et si l'on ne pose pas plus souvent
le diagnostic de colique pancréatique, c'est probablement parce qu'on la méconnaît et la confond avec la
colique hépatique. — Les *capsules surrénales,*
d'après Vaquez, ne seraient pas étrangères à l'hypertension des arthritiques et Josué attribue l'athérome
à une exagération de leur fonctionnement (1). Sergent, de son côté, donne comme un des signes caractéristiques de leur hypofonction, la fatigue et la faiblesse musculaire simulant la neurasthénie, symptômes également très fréquents chez l'arthritique (2).
— Quant à *la thyroïde*, son influence sur la nutrition
qu'elle accélère ou ralentit suivant qu'elle sécrète plus
ou moins activement, permet de supposer qu'elle
n'est pas sans jouer un rôle dans la marche de l'arthritisme. — Pour *la rate*, enfin, nous ne savons
rien de précis sur son sujet, et il en est à peu près de
même pour les *autres glandes à sécrétion interne*
(testicule, ovaire...); leur physiologie étant à peine
ébauchée, il nous est impossible d'en rien déduire
relativement à leur pathologie.

Comme le foie, *les reins* présentent des lésions de
lithiase ou de dégénérescence et de sclérose. Aux
albuminuries fonctionnelles, à celles qui proviennent

(1) Josué. Athérome artériel et artério-sclérose. *Presse mé-
dic.*, 1904, 36.
(2) Sergent. Surrénalites chroniques et insuffisance surré-
nale lente. *Arch. génér. de méd.*, 1904, 1.

d'un trouble digestif ou d'une dyscrasie sanguine, succède une *albuminurie par lésion de la glande rénale*. dont les épithéliums sécréteurs sont dégénérés ou étouffés par prolifération du tissu conjonctif interstitiel. Notons que, dans la circonstance, le symptôme albuminurie est en lui-même accessoire, car la quantité de sérine décelée dans l'urine peut être infime : on ne devra donc pas se baser sur lui pour affirmer l'atteinte rénale. Celle-ci sera considérée comme infiniment probable quand, chez un malade, jeune ou vieux, mais ayant un lourd passé d'arthritisme, on constatera que le cœur est bondissant ou présente un bruit de galop, quand le pouls est dur et serré (1), avec tension artérielle dépassant sensiblement et constamment 18 à 20 cent. de mercure chez l'adulte, 20 à 22 cent. chez le vieillard.

Quant aux lithiases urinaires, nous ferons seulement remarquer qu'à cette phase de la diathèse par ralentissement de la nutrition, elles ne sont plus toujours, comme au début, constituées par des cristaux d'acide urique ou oxalique. Lorsque, par suite des modifications survenues dans le sang, l'urine devient hypo-acide, les phosphates terreux se précipitent et prennent la place des urates ou de l'acide urique dans les concrétions des reins ou de la vessie. Pour l'acide oxalique, sa presque insolubilité dans les liquides de notre organisme, fait qu'on le rencontre dans l'urine, quelle que soit sa réaction.

Cette précipitation des phosphates terreux, quand le milieu humoral acquiert une alcalinité relative, ne

(1) Huchard et Fiessinger. Le traitement des albuminuries. *Journ. des Pratic.*, 1904, 35 et 36.

se limite d'ailleurs vraisemblablement pas aux voies urinaires, et Joulie explique par ce mécanisme l'infiltration calcaire qui se fait dans les tissus, lorsqu'ils sont envahis par *la sclérose* (1). D'après cet auteur, certains *rhumatismes chroniques* auraient semblable origine, et les déformations articulaires, les rétractions tendineuses ou aponévrotiques, que l'on englobe sous cette vague dénomination, devraient se diviser en deux classes : rhumatisme des hyperacides (dont le type est celui des goutteux), avec dépôts d'urates de soude et de potasse dans les articulations, les muscles et les reins : rhumatisme des hypoacides, avec dépôts de phosphates de chaux et de magnésie ; le premier étant seul tributaire de la médication alcaline, le second relevant de la médication acide. Mais où la difficulté commence, c'est quand il s'agit de déterminer avec précision à partir de quel moment l'arthritique cesse d'être un hyperacide vrai (2). Quoi qu'il en soit, et sur ce point tout le monde est d'accord, lorsque l'arthritique est en pleine déchéance, lorsqu'il compte dans ses antécédents héréditaires trois ou quatre générations de pléthoriques, d'obèses, de dyspeptiques, de goutteux, de diabétiques..., il risque fort d'être hypoacide et doit être traité comme tel, soit par l'acide phosphorique, ainsi que le préconise Joulie, soit par une thérapeutique visant son hypofonction hépatique, point de départ de tout le mal

(1) Joulie. *Urologie pratique et thérapeutique nouvelle.* Paris, 1900.

(2) Pour la critique de la théorie de Joulie, voir Gautrelet. *Contribution à la séméiologie des maladies par ralentissement de la nutrition.* Daix, édit. à Clermont (Oise), 1901.

(alcalins à petites doses réfractées, sulfureux, régime alimentaire mixte).

Mais revenons aux lésions qui caractérisent cette période de la diathèse. Nous venons de parler de la *sclérose*. Cette dégénérescence du tissu conjonctif qui, depuis les premières générations de la famille arthritique, se fait insidieusement et progresse sans cesse, atteint alors son apogée. Ses manifestations multiples se confondant avec les diverses maladies organiques échappent à toute classification.

Dans le système circulatoire, elle s'attaque aux veines, aux artères, au cœur. De là les varices, l'artério-sclérose précoce de ces hommes qui à 25 ou 30 ans ont les vaisseaux d'un vieillard ; de là des symptômes cardiaques (dyspnée d'effort, palpitations, arythmie...) témoignant de la fatigue d'un cœur qui lutte contre des barrages périphériques presque infranchissables et sombre enfin dans l'asystolie, si la mort n'est pas précipitée par une crise d'angine de poitrine.

Dans les poumons, la sclérose s'affirme de bonne heure par des lésions emphysémateuses. Plus tard, ce sont des catarrhes, catarrhes pulmonaires de nom, mais qui en réalité traduisent habituellement une défaillance du cœur ou un fléchissement des organes d'élimination, du foie, des reins ; les matières toxiques en circulation n'ayant plus d'issue par leurs émonctoires ordinaires se font jour par où elles peuvent, et le médecin qui, dans ces circonstances, ne s'adresse qu'au symptôme local, fait œuvre vaine. La thérapeutique, en effet, doit être pathogénique et s'inspirer d'idées générales, sous peine d'être inutile, sinon dangereuse. C'est pourquoi, soit dit entre parenthèses, dans cette description de l'arthritisme, nous nous sommes toujours efforcé d'établir l'enchaînement de ses manifestations morbides et de remonter à leurs causes premières. Malheureusement ces causes premières sont parfois obscures ou nous sont complètement inconnues. Il en est ainsi en particulier pour l'asthme, cette autre affection des neuro-arthritiques, pour laquelle, quand on ne trouve pas de point de départ rénal, nous sommes généralement réduits à une thérapeutique symptomatique aveugle.

Du côté du système nerveux enfin, les stigmates de l'arthritisme en déchéance sont aussi des plus fréquents. Outre les imperfections du jugement et de la volonté sur lesquelles nous avons déjà plusieurs fois insisté, et qui font de ces mal-portants des impulsifs ou des déséquilibrés, on a toujours à redouter chez eux la neurasthénie vraie (avec hypotension artérielle), celle dans laquelle la faiblesse nerveuse prime les troubles digestifs et l'adultération sanguine. Assez souvent même ils deviennent victimes d'autres névroses ou de véritables maladies des centres nerveux, se révélant soit par des lésions bien systématisées, soit par des altérations anatomiques irrégulièrement localisées, qui donnent lieu à des syndromes mal définis et non encore classés (Maurel).

L'arthritisme CHEZ LA FEMME présente quelques particularités intéressantes à signaler. La chlorose, bien qu'elle n'appartienne pas absolument en propre à la jeune fille, lui est cependant assez spéciale pour qu'on ait pu la qualifier de *morbus virgineus*. Or, que l'on en fasse une névrose ou qu'on l'attribue, soit à une hypoplasie vasculaire avec affaiblissement des organes hématopoïétiques, soit à une auto-intoxication par troubles digestifs ou par insuffisance génitale, thyroï-dienne ou respiratoire, forcément on arrive à la con-cevoir comme un des modes d'expression de la dé-chéance organique héréditaire (Hanot, Gilbert). A nos yeux, elle constitue, comme le lymphatisme, un de ces états hybrides capables d'évoluer soit vers les formes graves de l'arthritisme, soit vers la tuberculose.

Même non chlorotiques, les hérédo-arthritiques sou-vent se forment avec difficulté et, pendant toute leur vie sexuelle, elles souffriront de perversions dans le fonctionnement des organes génitaux, *commandées par l'atonie, le spasme ou la congestion*, qui se cantonnent en ce point comme dans tous les appareils à fibres lisses. Au moment de la puberté, l'aménor-rhée, la dysménorrhée, les « migraines utérines » sont d'observation courante chez ces malades ; chez d'au-tres qui se défendent mieux contre l'auto-intoxication, les règles sont excessives comme abondance ou comme durée, ou se renouvellent avec une fréquence anor-male.

Si elles sont assez avancées dans leur diathèse, le mariage devient ensuite pour elles la source de cruel-les déceptions, car leur inaptitude absolue ou relative à la fécondation se révèle au bout de quelques années. Nous avons déjà donné (chap. V) les raisons d'ordre général qui expliquent cette stérilité, mais il en est d'autres d'ordre local qui apparaissent beaucoup plus tôt et sont susceptibles d'un traitement efficace (1). Nous voulons parler de l'extrême acidité des sécrétions utéro-vaginales qui tue les spermatozoïdes, du catar-

(1) Voir les articles de Loviot et Pierra, in *Rev. des Mal. de la Nutr.*. 1903, 2, p. 73 et 11, p. 484 ; 1905, 10, p. 456.

rhe, des versions, flexions ou déformations de l'utérus, qui s'opposent à leur marche ascendante ou empêchent l'ovule de se fixer lorsque, malgré tous les obstacles, il a été fécondé. Dans ce cas, les déviations de la trompe peuvent encore arrêter ce dernier dans sa migration vers l'utérus et être la cause d'une grossesse ectopique à dénouement fatal.

Admettons cependant que survienne une grossesse régulière. Si jusqu'alors la malade était malingre, souffreteuse, il n'est pas rare de la voir à cette occasion se développer en force et en santé. Mais ce ne sont là, hélas ! bien souvent que des apparences : elle jette ses derniers feux, use ses ultimes réserves, pour donner la vie à un être qui, malgré ces efforts de la nature, naîtra marqué des stigmates indélébiles d'une dégénérescence plus ou moins avancée ; puis elle tombera plus bas qu'elle ne l'était avant. La grossesse d'ailleurs n'arrive pas toujours à terme et, avec Maurel et Loviot, nous considérons l'hérédo-arthritisme comme responsable de ces avortements isolés ou successifs, de ces accouchements prématurés, dans lesquels la syphilis n'a rien à voir.

A l'inverse de ces femmes qui, comme elles se plaisent à le dire, ne se sont jamais si bien portées que pendant leur grossesse, nombreuses sont celles qui ont à se plaindre de salivation, de vomissements, de névralgies, de malaises variés, que l'on met sur le compte de leur état, sans faire suffisamment, à notre avis, la part de la diathèse coexistante. Bien que la grossesse augmente la production d'auto-toxines et entrave leur élimination (Charrin et Roché), nous ne pouvons, en effet, admettre qu'elle engendre de tels désordres par elle seule, sans qu'il y ait prédisposition

morbide : fonction physiologique, elle ne doit pas provoquer de phénomènes pathologiques. Cette prédisposition est d'ailleurs manifeste dans certaines autres
complications de la grossesse, telles que la glycosurie
ou l'albuminurie, et l'éclampsie même, quelle que soit
la pathogénie qu'on lui reconnaisse, n'est en somme
qu'un accident de l'auto-intoxication habituelle chez
l'arthritique.

Vienne l'accouchement, et souvent l'enfant s'en-
gage tardivement, se présente mal, parce qu'il est
trop gros ou gêné par un placenta inséré trop bas
(Loviot). Le travail, contrarié par de l'atonie du corps
utérin ou par du spasme du col, se prolonge ; puis le
délivre se décolle incomplètement et s'expulse avec
peine, d'où des hémorragies primitives ou secondaires.
Ensuite l'utérus ne revient que lentement sur lui-
même, les lochies s'éternisent et, pendant toute cette
période, la parturiente reste exposée à l'infection soit
puerpérale, *soit stercorale*, si l'on ne veille pas
attentivement à l'exonération de son intestin. La congestion utérine persistant, la montée du lait est d'ordinaire peu abondante, parfois insignifiante ou nulle.
Enfin l'accouchée se relève péniblement et, même si
elle n'évolue pas vers l'entéroptose, paie de mille
misères la joie d'avoir procréé.

A la ménopause, l'arthritisme reçoit un coup de
fouet qui fait redouter à toutes les femmes cette phase
critique de leur existense. Les métrorragies de l'âge
de retour sont connues, et nous nous sommes assez
étendu sur le cancer et le fibrome pour n'avoir pas à
y revenir. Pendant une ou plusieurs années, la poussée
génitale continue à se faire à intervalles irréguliers et
entretient dans les viscères abdominaux un état con-

gestif qui nuit à leur fonctionnement. L'équilibre est long à se rétablir, et tant que la compensation ne s'est pas faite par les autres émonctoires, l'auto-intoxication se traduit par des troubles multiples, dont les plus significatifs sont l'hypertension artérielle avec tachycardie ou palpitations et la neurasthénie avec tendances à l'hypochondrie.

Les détails dans lesquels nous sommes entré **au** cours de ces chapitres, nous permettront d'écourter la description de *la vieillesse des derniers représentants de la famille arthritique.* Les infirmités, les maladies, n'attendent pas la soixantaine pour les frapper ; aussi en est-il beaucoup qui meurent prématurément. S'ils prolongent leur existence, c'est seulement en prolongeant leurs souffrances. Puis, s'ils ne sont pas emportés par un accident cérébral, cardiaque ou pulmonaire, un jour vient enfin où le foie cède, où les reins se ferment, et l'arthritique est achevé par cette faillite de ses organes d'élimination.

Mais en réalité, si l'on va au fond des choses, on s'aperçoit que, **dans la plupart des cas, il meurt par le ventre.** En effet, nous ne saurions trop le redire, phénomènes réflexes et phénomènes toxiques se partagent la pathologie du ralenti, et, jusqu'à la fin, son tube digestif est la principale source des réflexes qui déterminent des complications mortelles du côté du cerveau, des poumons, du cœur, du foie ou des reins : jusqu'à la fin, son tube digestif ne cesse de fournir les éléments de l'auto-intoxication à laquelle il doit tôt ou tard succomber.

CHAPITRE VIII

Diagnostic de l'arthritisme en vue d'un traitement pathogénique.

Sommaire. — Difficultés du diagnostic au début et à la fin de l'arthritisme. — Diagnostic urologique. — Dans la pratique, il faut s'attacher surtout à la recherche des causes secondes qui entretiennent l'arthritisme : 1° *Insuffisance hépatique.* Ses symptômes : dyspepsie (elle est toujours hépatique), constipation, troubles du sommeil, fatigabilité, etc. — 2° *Insuffisance rénale ou plutôt antitoxique.* Ses symptômes sont ceux du petit brightisme. — 3° *Artério-sclérose.* Ses symptômes : dyspnée, troubles cardiaques...; on peut être scléreux sans être athéromateux. — 4° *Irritabilité nerveuse.* Ses symptômes physiques et psychiques. Suggestibilité de ces malades.

L'arthritisme par suralimentation est généralement d'un diagnostic facile à sa période d'état, et le malade est souvent le premier à accuser cette diathèse, dont on retrouvera aisément les traces tant dans ses propres antécédents que dans ceux de ses ascendants, descendants et collatéraux. L'histoire de la famille est des plus utiles pour confirmer ou infirmer cette opinion,

10

et surtout pour préciser, dans la mesure du possible, la phase évolutive de la perversion nutritive et par là même le fonds de vitalité que possédait le sujet en naissant. Son histoire personnelle renseignera sur l'emploi qu'il a fait de ces ressources et permettra de déterminer approximativement ce qui lui reste de résistance pour faire face au mal.

Mais où le diagnostic devient plus délicat, c'est dans la période prodromique de l'arthritisme et dans ses stades terminaux. Dans le premier cas, lorsqu'on se trouve en présence d'un de ces préarthritiques, que nous avons vus habituellement pleins de santé et d'une activité dévorante, la diathèse qui couve est ignorée du principal intéressé et méconnue par le médecin. Et cependant elle existe en puissance, car si, à l'occasion d'une indisposition quelconque ou d'une de ces « poussées arthritiques » que nous avons décrites avec leurs allures si particulières, on pense à demander une analyse d'urines, on y découvre déjà *une acidité totale plus ou moins considérable* et *des peptones*, que Gautrelet considère comme caractéristiques de l'arthritisme à tous ses degrés. Notre sujet étant, à son insu bien souvent, un gros mangeur, *tous les éléments de l'urine sont d'ailleurs supérieurs à la normale*, notamment l'acide urique (1) ainsi que l'urée et *l'urobiline*, en raison de l'exagération du fonctionnement du foie, l'organe assimilateur. (Fig. 1.)

Ce tracé ne devra pas laisser le moindre doute au

---

(1) L'augmentation d'acide urique est inconstante. Quand, chez un arthritique avéré, il est en déficit dans l'urine, en conclure qu'il est retenu dans les tissus.

médecin, lors même que son malade n'aurait pas les
apparences classiques du pléthorique ou de l'obèse ;
qu'il se souvienne donc alors que l'excès de santé et
d'activité est un mal, car il s'accompagne nécessaire-

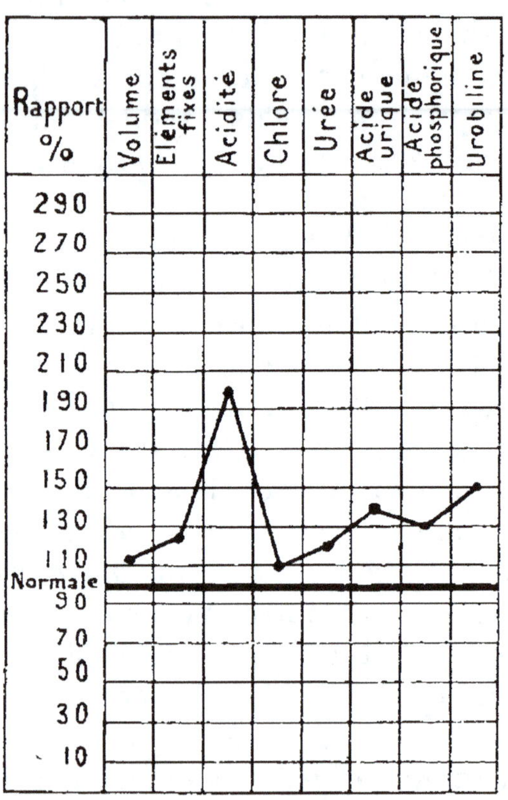

Fig. 1. — Schéma du préarthritisme avec hyperfonction
générale.

ment d'une fatigue et d'une usure prématurée, auxquelles nul ne saurait résister.

Lorsque l'arthritique est en voie de déchéance, qu'il
prenne le masque d'une névropathie ou qu'il penche

vers la tuberculose, le diagnostic risque de nouveau de
s'égarer. Il importe pourtant de dépister la diathèse
originelle, car, à cette période encore, la suralimentation (et surtout la suralimentation azotée) est dangereuse, quand on l'organise systématiquement dans un
but curatif. Si, en effet, quelques nerveux s'alimentent
insuffisamment, nombre d'entre eux doivent leur excitabilité ou leur état de dépression à une autointoxica-
tion permanente, sous la dépendance d'une nourriture
trop abondante, riche en toxines et en principes nocifs
pour les reins. En ce qui concerne la tuberculose, Linossier a démontré les avantages que l'on peut retirer
du rationnement chez un bacillaire de souche arthritique (1), et Sabourin, dans son sanatorium de Durtol,
laisse ses malades se nourrir à leur guise, sans les
pousser a se suralimenter méthodiquement et sans
leur conseiller spécialement la viande; depuis plusieurs
années d'ailleurs, il avait incriminé cette dernière dans
les accès fébriles et les hémoptysies de certains tuberculeux et combattait ces symptômes par la diète hy-
drique suivie d'une alimentation farineuse et lactée (2).

Dans ces circonstances, le diagnostic de la tare diathésique reposera principalement sur l'étude des
antécédents héréditaires et personnels du sujet. L'analyse d'urines très typique dans la majorité des cas,
dans d'autres ne fournit que des indications incertai-
nes. Il en est ainsi en particulier chez la plupart des
névropathes, dont la nutrition radicalement pervertie

(1) LINOSSIER. De la variabilité de la ration d'entretien.
Bull. de la Société de Thér., 24 déc. 1902.

(2) SABOURIN. Les hémoptysies d'origine alimentaire chez les
tuberculeux : *Journ. des Prat.*, 1903, n° 33.

donne des tracés urinaires déconcertants, généralement *tout entiers très inférieurs à la normale,* sauf toutefois soit le volume, soit l'acidité totale, laquelle est seulement abaissée dans l'hystérie et la chlorose ;

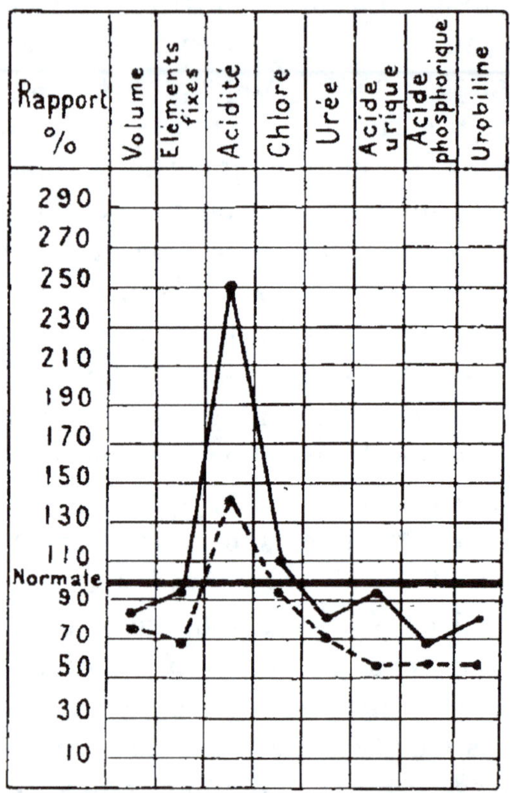

Fig. 2. — Schéma d'arthritisme tendant à l'hypofonction (trait plein). — Hypofonction plus accentuée (pointillé).

on y trouve en outre constamment des quantités appréciables d'indican ou de scatol, dénotant l'intensité des fermentations intestinales.

Chez l'arthritique qui de l'hyperfonction passe progressivement à l'hypofonction, tous les éléments de l'urine, *notamment les phosphates* et le volume, tendent également à tomber au-dessous de la normale ; *l'acidité cependant conserve longtemps un taux*

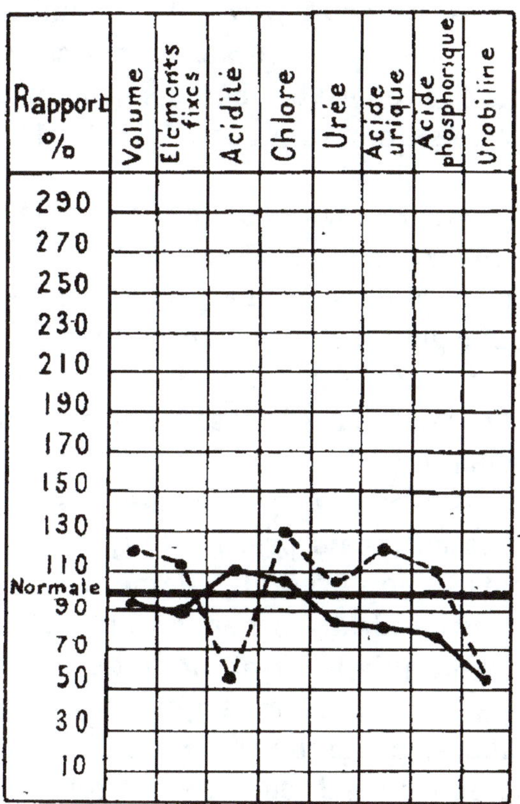

Fig. 3. — Schéma d'arthritisme évoluant vers la tuberculose (trait plein). — Stade plus avancé (pointillé).

très élevé, puis s'abaisse lentement et peut même devenir inférieure aux éléments fixes, c'est-à-dire à l'ensemble des principes organiques et minéraux contenus dans l'urine examinée (hyperacidité virtuelle de

Gautrelet) ; en même temps apparaissent, en outre des peptones, des éléments anormaux variables (acide lactique ou oxalique, glycose, albumine...) (Fig. 2).

Si le terrain devient nettement tuberculisable, *l'acidité fléchit peu à peu jusqu'à zéro*, tandis que *les phosphates, les éléments fixes* et le volume suivant une progression en sens inverse, *s'élèvent au-dessus de la normale* ; il en est de même des chlorures, qui atteignent parfois un chiffre considérable (1) (Fig. 3).

De ces données urologiques on peut déjà tirer de précieuses indications pour le traitement, mais la thérapeutique appliquée à un arthritique ne sera véritablement pathogénique que si, par une analyse attentive des symptômes qu'il présente, on parvient à déterminer l'organe qui, par ses troubles fonctionnels, entretient sa diathèse.

Remonter jusqu'aux causes premières serait certainement intéressant, mais presque toujours, ces causes sont multiples, complexes et tellement enchevêtrées qu'il est impossible de discerner clairement leur action réelle. C'est ainsi qu'à la suralimentation, facteur dominant et à peu près constant, s'ajoutent généralement soit des influences physiques tenant à l'habitat (séjour aux colonies, en pays paludéen), à la profession (intoxications diverses), au genre de vie (sédentarité ou surmenage physique), soit des influences psychiques

---

(1) Nous n'avons pu, dans ces quelques lignes, donner que des notions sommaires et très incomplètes de l'uroséméiologie des diathèses hyper et hypoacides. Pour plus amples détails, se reporter aux ouvrages de GAUTRELET : *Urines, dépôts et sédiments* (Paris, 1899), et *Physiologie uroséméiologique ; Comment on lit une analyse d'urines* (Paris, 1906).

(surmenage intellectuel, chagrins, tracas d'affaires), soit enfin des influences sexuelles (excès vénériens et, chez la femme, troubles de la puberté ou de la ménopause). D'autre part, ces causes peuvent ne plus exister et n'agir sur l'économie que par les empreintes plus ou moins profondes qu'elles ont laissées dans tel ou tel point de l'organisme. Une maladie infectieuse, une grossesse laborieuse, par exemple, ont été l' « occasion » de la déviation nutritive et, maintenant oubliées, n'attirent plus l'attention du médecin que par la tare hépatique, la néphrite ou la dislocation abdominale dont elles ont été l'origine.

La difficulté que l'on rencontre dans cette recherche des causes premières et dans l'interprétation de leur action, fait que nous ne leur attribuons qu'une importance secondaire. Evidemment, quand un malade est entaché de paludisme ou de syphilis, lorsqu'il est sous le coup d'une intoxication saturnine..., il y a lieu d'instituer une médication spéciale à côté de celle qui vise l'arthritisme ; mais, en dehors de ces cas, nous nous en tenons à cette hygiène générale, applicable à tous, qui consiste à régler la vie de tous les instants, l'alimentation, le travail et le repos, etc. Quant au vice nutritif en lui-même, pour l'attaquer à sa source, nous cherchons quel est chez notre malade le point faible, l'organe important le plus atteint, convaincu que, en raison de la solidarité qui commande le fonctionnement de tout notre organisme, nous influerons heureusement sur l'ensemble des échanges cellulaires en remédiant à ces désordres locaux. En d'autres termes, négligeant la cause première, nous nous adressons à la cause seconde, à celle qui, par sa persistance, donne à la diathèse son caractère de durée et de permanence.

Cette manière de procéder a un immense avantage : elle circonscrit les investigations dans des limites assez étroites. Nos études précédentes nous ont conduit à considérer l'arthritique par suralimentation comme un intoxiqué, qui s'empoisonne par défaillance de ses organes d'élimination, en particulier *par son gros intestin, son foie, ses reins*. Si ces trois points sont indemnes, — mais c'est exceptionnel et ne se voit que chez les préarthritiques, — on est en droit de conclure que seule la surnutrition est en cause, et que le rationnement de la nourriture suffira pour éteindre la diathèse dans son germe. Lorsqu'elle est plus avancée dans son évolution, lorsque les organes d'élimination, insuffisants dans leur rôle d'émonctoires, ont altéré le milieu humoral pendant plusieurs générations, *le système nerveux* manifeste sa souffrance par une exagération de son irritabilité (neuro-arthritisme). Tardivement enfin se montrent les lésions « apparentes » *du tissu conjonctif et des vaisseaux* (sclérose), qui lentement se sont constituées depuis le jour où a débuté la suralimentation.

La symptomatologie des lésions du tissu conjonctif se confondant avec celle de l'artério-sclérose et celle des viscères dans lesquels ce tissu a pris la place des éléments nobles, il reste donc au médecin seulement cinq organes ou appareils à examiner *pour juger de la valeur fonctionnelle de son malade*. Si nous nous exprimons ainsi, c'est que nous restons fidèle à notre idée directrice, qui jusqu'à présent a été de négliger la lésion, quand elle existe, pour ne nous occuper que de la fonction ; sur la première, en effet, en dehors des cas qui ressortissent à la chirurgie, nous avons peu ou pas de prise, tandis que la seconde est presque toujours modifiable par l'hygiène ou les médicaments. L'examen de notre malade portera donc principalement sur l'état de ses fonctions. Comment se comporte chez lui l'intestin ? Est-il insuffisant hépatique ou rénal ? Est-il artério-scléreux ? Est-il nerveux ? Tels sont les points à résoudre pour dresser un plan de traitement de la cause seconde de sa diathèse.

L'étude fonctionnelle de l'intestin ne pouvant être séparée de la description de l'exploration abdominale, nous en ferons l'objet d'un chapitre spécial, où seront groupés tous les signes objectifs donnés par l'examen du ventre chez l'arthritique. Abordons donc immédiatement l'insuffisance hépatique.

Par ce terme nous entendons, non l'insuffisance hépatique absolue, telle qu'on la rencontre dans l'ictère grave ou les cirrhoses à leur période terminale, mais **l'insuffisance hépatique relative**, atténuée, due à ce que le foie n'est plus à la hauteur de sa tâche, parce qu'on lui demande plus qu'il ne peut faire, parce qu'on le surmène sans répit. Est-il alors en hyper ou en hypofonction, pour employer les expressions dont nous nous sommes déjà servi ? Ni l'un ni l'autre ; il est en *hyperdysfonction*, c'est-à-dire qu'il fonctionne à l'excès et mal, et mal parce qu'à l'excès. C'est le cas de beaucoup le plus général, celui qui se présente journellement à nous dans la clientèle de ville où, même pour un spécialiste, les cirrhoses atrophiques ne se voient que rarement. Ce petit hépatisme est le pendant du petit brightisme que nous décrirons dans un instant, sous le nom d'insuffisance rénale.

La symptomatologie de cet état spécial du fonctionnement hépatique, esquissée par Hanot, n'a jamais été faite entièrement à notre connaissance. Nous l'avons en grande partie tirée de la physiologie du foie ; prenant une à une les fonctions multiples de cet organe, nous nous sommes demandé ce qu'il adviendrait si elles étaient troublées et nous en avons déduit un syndrome théorique, que nous avons ensuite recherché systématiquement chez tous nos arthritiques. Lorsque, dans l'interrogatoire ou l'examen du malade, nous en trouvions plusieurs éléments, nous concluions à l'insuffisance hépatique ; le traitement (consistant essentiellement en régime approprié, calomel, alcalins et sulfureux), faisait, à notre sens, la preuve de l'exactitude de notre diagnostic hypothétique, quand il était suivi de bons résultats. Ce syndrome de l'hyperdysfonction hépatique, nous le livrons à la critique du lecteur, sans nous dissimuler ce qu'il a de discutable et d'incomplet, et désirant surtout appeler son attention sur ce point capital de la pathologie.

En tête des symptômes de l'insuffisance hépatique, nous placerons *la dyspepsie*, — la dyspepsie comprise dans son sens le plus large, qui est celui de mal digérer, et quels que soient les signes traduisant les troubles dans l'élaboration des aliments par l'estomac ou l'intestin.

Cette façon de voir exige quelques commentaires, car elle va trop à l'encontre des idées communément reçues. Il paraît en effet naturel que l'estomac, qui reçoit le choc le plus direct, se révolte le premier contre une nourriture irritante ou trop copieuse. Or cet organe, grâce à sa puissante musculature, lutte merveilleusement contre la surcharge alimentaire, comme le démontre la rareté des dilatations gastriques vraies, de celles qui persistent après une série de purgatifs ayant rétabli la circulation de l'aliment dans le trajet intestinal. De plus, grâce à l'étonnante robusticité de sa muqueuse, il résiste fort longtemps aux irritations variées par les condiments, les boissons alcooliques ou les produits dérivés des fermentations alimentaires. C'est ce qui ressort nettement des expériences de Boix et de celles faites antérieurement par Dujardin-Beaumetz et Audigé, où, chaque fois que l'on eut soin de doser convenablement les irritations de manière à se rapprocher autant que possible de ce qui se passe chez l'homme, on vit à l'autopsie un parenchyme hépatique plus ou moins dégénéré contraster avec une intégrité absolue de la muqueuse stomacale. Ces expériences montrent en outre que, dans les gastrites, c'est sur le foie que se font d'abord sentir, ou, plus exactement, que *se fixent* les effets des substances irritantes. N'est-on pas dès lors autorisé à conclure que l'estomac ne devient malade que sur le tard, et seulement quand la vitalité de sa muqueuse a été compromise par la congestion passive qu'entraîne la stase existant dans la circulation porte ? C'est ce qu'a fait Sérégé dans une brochure des plus convaincantes (1), et nous n'hésitons pas à le suivre.

Pour l'intestin, la question est plus délicate à tran-

______

(1) Sérégé. *Rôle du foie dans la pathogénie des gastrites chroniques dites primitives* (Imprimerie Gounouilhou, Bordeaux, 1903).

cher : — nous ne parlons pas de l'intestin grêle, car
la dyspepsie intestinale est trop évidemment en rapport avec les troubles dans l'excrétion ou les qualités
de la bile (ou du suc pancréatique) pour qu'il y ait
matière à discussion ; nous ne faisons allusion qu'aux
difficultés de digestion dues à un retard dans l'expulsion des résidus alimentaires par le gros intestin. Là
encore il serait permis d'attribuer au foie une influence
prépondérante, car les connexions circulatoires sont
aussi intimes que pour l'estomac. Mais la musculature du cœcum est incomparablement plus faible que
celle de la poche gastrique, et nous pensons que chez
les suralimentés elle cède rapidement, avant que le
foie n'entre en scène. Ajoutons toutefois que ce débat
ne porte guère que sur des mots, car, pour peu que
dure la stase cœcale, les désordres digestifs ne tardent pas à se généraliser et à retentir sur l'organe hépatique, comme il est facile de s'en assurer par la
palpation abdominale.

Il en résulte que vouloir séparer le foie de l'estomac et de l'intestin est une vue de l'esprit dangereuse
par les conséquences que l'on en tire. Une dyspepsie
peut être gastrique ou intestinale, suivant la prédominance de sa localisation et, de ce fait, nécessiter
un régime alimentaire absolument différent, *au fond
elle est toujours hépatique*, car c'est le foie qui enregistre et à la longue rend définitives les perturbations survenues dans nos digestions quotidiennes.
Avec Glénard, à qui revient l'honneur d'avoir des premiers défendu cette doctrine, nous croyons donc à la
subordination du tube digestif au foie, et c'est pourquoi nous avons rangé la dyspepsie dans le syndrome
de l'insuffisance hépatique.

Il serait fastidieux de refaire après tant d'autres la séméiologie des innombrables variétés de dyspepsies. Nous serions d'ailleurs assez embarrassé pour établir une classification qui, malgré nos recherches, nous échappe en partie. La seule impression nette que nous ayons, c'est que nombre de troubles de la digestion sont sous la dépendance d'un retard ou d'un arrêt dans la progression et l'expulsion des résidus des repas précédents ; il existe, en effet, une synergie remarquable entre le fonctionnement du gros intestin et celui de l'estomac. De là une première classe de dyspepsies, dont les symptômes sont mal déterminés et variables suivant les sujets : un des plus précoces, à notre avis, est *l'impossibilité de faire un repas sérieux le matin*, au réveil. La plupart des malaises et des douleurs imputables à de la stase gastrique (pesanteur et gonflement à l'épigastre apparaissant ou s'exagérant 4 ou 5 heures après le repas, aigreurs, brûlures, éructations ou régurgitations tardives et nidoreuses), nous semblent devoir rentrer dans cette catégorie. Il en est de même de l'hyperchlorhydrie des gros mangeurs et en thèse générale des dyspepsies « gastriques ».

Lorsque par un traitement purgatif ou excito-moteur on aura éliminé cette variété de dyspepsie, si les malaises persistent, on s'attachera à préciser la nature des aliments qui en provoquent la venue. C'est ainsi que, de bonne heure, *les hépatiques digèrent mal les aliments gras, les fritures et les sauces* ; certains d'entre eux redoutent les farineux, d'autres présentent de l'intolérance pour les boissons alcooliques. Il y a, en somme, dès le début de l'insuffisance hépatique, une ébauche de dyspepsie « intestinale » qui, lorsqu'elle est plus accentuée (ou peut-être quand elle revêt une autre forme), s'étend au lait ou encore aux légumes verts, aux crudités et aux fruits ; d'où l'obligation de faire une sélection raisonnée dans la nourriture. Les troubles qui la caractérisent surviennent 2 ou 3 heures après l'ingestion du repas (commencement de la digestion intestinale), en même temps que se manifeste un météorisme surtout mésogastrique, qui se termine par une débâcle de gaz intestinaux (1).

Lorsque la dyspepsie n'a aucun rapport ni avec un retard dans l'évacuation instestinale, ni avec le choix des aliments, ni avec une phase de la digestion, quand le malade affirme manger indifféremment de tout, il y a lieu de penser à une dyspepsie d'origine purement nerveuse, idéogène. Et alors les perturbations digestives (crampes d'estomac ou coliques avec douleurs expulsives analogues à celles de l'accouchement et tympanisme invraisemblable, hoquet ou éructations par salves incoercibles) se produisent par crises, brusquement, à l'occasion d'une émotion ou d'une contrariété, et disparaissent comme elles sont venues.

Cliniquement, ces données générales suffisent, sinon pour faire un diagnostic serré des dyspepsies, du moins pour servir de base au traitement de la plupart d'entre elles. Nous y reviendrons plus tard et, restant dans la sphère digestive, nous signalerons encore comme symptômes habituels de l'insuffisance hépatique *la variabilité dans la coloration des garderobes* et *la constipation*. C'est ainsi que, sans qu'il y

(1) R. GAULTIER ; *Exploration fonctionnelle de l'intestin par l'examen des féces* ; Th. de Paris, 1905.

ait changement de régime, les selles peuvent être tantôt d'un jaune pâle tirant sur le gris, tantôt d'un jaune foncé, brun verdâtre ou presques noires, suivant la qualité de la bile et la facilité avec laquelle elle s'écoule dans l'intestin. Pour la constipation, elle est le plus souvent méconnue, l'hépatique allant tous les jours à la selle, mais insuffisamment, ce dont on peut le convaincre en lui faisant prendre un lavement peu de temps après qu'il croit s'être exonéré complètement. Fréquemment, au début de l'affection hépatique, cette constipation est entrecoupée de débâcles diarrhéiques fortement colorées et d'odeur repoussante.

Comme *symptômes épisodiques,* survenant à intervalles variables, notons les indigestions avec diarrhée et vomissements bilieux, puis subictère; les fausses crampes d'estomac, qui ne sont que des coliques hépatiques larvées. Les poussées de congestion hépatique méritent une mention particulière. Elles se traduisent quelquefois par une sensation continue de tension, de pesanteur sourde dans l'hypochondre droit, beaucoup plus souvent par une sensibilité exquise à l'épigastre (lobe gauche du foie) ou dans la région biliaire (son lobe moyen ou carré); nous étudierons les caractères spéciaux de cette douleur en traitant de l'exploration abdominale, car elle est généralement mal interprétée, et ce au grand détriment des malades.

Du côté des urines, il n'est pas rare de constater la même variabilité de coloration que dans les selles; elles sont tantôt pâles, tantôt rouges avec reflets verdâtres d'urobiline, ou troublées par des dépôts uratiques que l'uroérythrine teinte en rouge brique (*urines alternantes*). Un symptôme plus fréquent est leur rareté absolue (*oligurie*) ou leur rareté de jour contrastant avec leur abondance pendant la nuit (*opsiurie*, de οψιοσ, retard), phénomène témoignant d'un retard dans l'assimilation des liquides par la circulation porte.

A l'analyse, on y trouve une *acidité totale d'autant plus élevée que le foie fonctionne plus et plus mal*, l'hyperacidité virtuelle ou l'hypoacidité ne se manifestant que quand cet organe cesse de réagir et tombe dans l'hypofonction. Les fluctuations de l'urée et de l'acide urique ne sont pas, quoi qu'on en dise, de nature à donner des indications certaines, du moins dans la généralité des cas. Pour l'urobiline, on a coutume de la considérer comme dénonçant une « maladie » de la cellule hépatique. Sur ce point il faudrait s'entendre. L'urobiline est un pigment *normal* de l'urine et qui dérive de la destruction des hématies, qui *normalement* se fait dans la glande hépatique (Gautrelet) ; sa présence dans l'urine ne saurait donc être toujours regardée comme une preuve de maladie du foie ; son excès même ne peut que dénoter une « réaction » de cet organe mis en demeure d'exagérer son activité fonctionnelle pour lutter contre la suralimentation, contre une infection ou une intoxication. L'urobiline peut donc vouloir dire dans certains cas : foie malade, mais alors *elle signifie en même temps et avant tout : défense hépatique*. Quant à l'efficacité de cette défense, il n'est possible de la juger qu'en s'inspirant des autres renseignements fournis par l'urine et par les symptômes de la maladie en cours.

Nous n'insisterons pas sur les éléments anormaux

que l'on est suscepticle de rencontrer dans l'urine des insuffisants hépatiques ; ils sont connus. Ce sont, outre l'acide lactique, des peptones, du sucre (glycosurie intermittente ou permanente, modifiable par la quantité et la nature des aliments), des oxalates, des traces d'albumine vraie (sérine), *enfin de l'indican ou du scatol* qui, à notre avis, doivent être interprétés comme l'urobiline, c'est-à-dire dans le sens de défense hépatique contre les putréfactions intestinales, — attendu que les dérivés issus des fermentations des aliments azotés dans le cœcum ne peuvent prendre la forme sulfo-conjuguée que dans un foie capable de remplir ses fonctions d'organe antitoxique.

Autre point sur lequel Glénard a insisté avec raison ; s'il a fréquemment des somnolences de jour, en revanche, la nuit *l'hépatique dort mal.* Il a de la peine à s'endormir ou *se réveille à heure fixe,* entre minuit et deux heures du matin, quand le foie est seul en cause, un peu plus tard, vers quatre heures, lorsque l'insuffisance rénale domine la scène ; puis il se rendort difficilement. Ce réveil se fait sans raison apparente ou est provoqué par une vive angoisse mal définie, des étouffements, par des crampes d'estomac, des coliques, un impérieux besoin d'aller à la selle ou d'uriner… Parfois son repos est simplement troublé par des cauchemars, de l'agitation.

Cependant il est des exceptions : quelques hépatiques dorment bien, mais lors même que leur sommeil est tranquille et ininterrompu, presque toujours le matin ils s'éveillent fatigués, brisés, — *plus fatigués qu'ils ne l'étaient le soir en se couchant,* comme ils le disent eux-mêmes ; ils ne se lèvent qu'à regret et, une fois debout, ne se sentent vraiment alertés qu'après s'être « dérouillés » par l'exercice. Cette fatigue du matin est, à notre avis, caractéristique d'un affaiblissement de la puissance anti-toxique du foie, même quand on croit devoir la mettre sur le compte d'une neurasthénie concomitante. L'intolérance pour le tabac, pour l'alcool, que l'on constate chez beaucoup de ces malades, peut tenir à cette même cause et, quelle que soit l'idée que l'on s'en fasse, est incontestablement pour le médecin un avertissement d'avoir à se méfier chez eux des médicaments toxiques, notamment des alcaloïdes.

Pour en revenir à la question, l'hépatique n'accuse pas seulement de la fatigue spontanée au saut du lit, il manque, en outre, de résistance au travail physique, *il est essentiellement fatigable*. Il n'est pas, comme certains névropathes, toujours rompu, ce qui fait que souvent il s'illusionne sur ses propres moyens; mais qu'on l'interroge et, s'il s'agit d'un homme dans la force de l'âge, on sera étonné de l'entendre dire, par exemple, qu'il peut tout au plus faire six, huit ou dix kilomètres à pied. Le rôle du foie dans la genèse de cette fatigue nous semble démontré par ce fait, bien souvent vérifié sur nous-même, que l'eau de Vichy, même à dose faible et certainement insuffisante pour neutraliser les déchets musculaires en circulation, dissipe la courbature en rendant dispos le corps et l'esprit. Nous disons : et l'esprit, parce qu'un « état d'âme » commun à l'hépatique et au fatigué, c'est la tristesse, l'ennui, le découragement et le dégoût de la vie ; l'hépatique s'irrite à tout propos, *se fait de la bile* et son humeur reflète ses digestions.

Cette disposition à l'hypochondrie a son excuse dans ce que l'hépatique souffre non seulement dans le domaine de son sympathique, mais aussi de partout. *C'est, en effet, généralement un douloureux.* Nous ne sommes plus à compter les migraines ou les céphalées continues, les névralgies de la face ou d'ailleurs, et d'autre part, les douleurs vagues dites névralgiformes ou rhumatoïdes, les topoalgies plus ou moins tenaces..., que nous avons vu céder à un traitement hépatique suivi avec quelque assiduité. C'est au point qu'aujourd'hui nous sommes arrivé à incriminer le foie et à le traiter comme pierre de touche, chaque fois que nous nous trouvons en face, soit d'une douleur dont nous ne pouvons découvrir la cause, soit d'un symptôme quelconque ne rentrant dans le cadre d'aucune maladie connue. Si, comme nous le disions plus haut, il faut toujours penser à l'arthritisme, chez un arthritique, il faut toujours penser à l'insuffisance hépatique, peut-être, comme le soutient Glénard avec son grand talent, parce que l'arthritisme n'est autre chose que de l'hépatisme.

Nous ne voudrions pas nous perdre dans les détails, et pourtant, il est une douleur que nous devons décrire, parce qu'elle est fréquente et constitue parfois le premier et le seul signe de l'atteinte hépatique : c'est *la douleur dans l'épaule droite* (par irradiation du phrénique). Elle est fixe, — comme celle du rhumatisme subaigu de cette articulation avec lequel on la confond volontiers, — et se réveille par la pression du deltoïde, principalement en avant et en haut ; les mouvements de la jointure sont pénibles, mais on n'a ni rougeur, ni gonflement, ni craquements.

Comme petits signes de l'insuffisance hépatique, notons encore *les suintements sanguins* (Hanot). Nombre de ces malades mouchent ou crachent un peu de sang le matin, leurs gencives saignent lorsqu'ils se rincent la bouche, ils ont des *hémorroïdes* fluentes ; au moindre choc ils se font des ecchymoses étendues, et la plus petite blessure peut être le signal d'une véritable hémorragie. — Nous avons signalé *les accès de fièvre survenant sans motif apparent* et à intervalles éloignés chez les enfants ; on les voit aussi, mais plus rarement chez l'adulte (1). Lorsque les voies biliaires s'infectent, on peut avoir par séries des fièvres rémittentes ou pseudo-intermittentes simulant les fièvres paludéennes, mais sur lesquelles la quinine est sans action. — Du côté des voies respiratoires, *la toux quinteuse, brève et sèche, opiniâtre*, que rien n'explique à l'auscultation, a bien souvent son origine dans les troubles hépatiques. Il n'est pas jusqu'au cœur qui par des crises de *palpitations* ou d'arythmie, par un bruit de galop droit ayant son maximum à la pointe du sternum, ne manifeste trois ou quatre heures après les repas les liens réflexes qui l'unissent au travail de la digestion.

L'insuffisance hépatique se reconnaît enfin à des signes physiques. Les principaux, bien entendu, siègent dans la zone abdominale où nous les étudierons dans le prochain chapitre ; mais en dehors de cette région l'attention peut être attirée par d'autres indices révélateurs. C'est ainsi que la physionomie du malade est parfois caractéristique. S'il est obèse, on sait qu'il faut

(1) En rapprocher ces mouvements fébriles nocturnes, signalés par Maurel (*Soc. de Biol.*, 1 juill. 1905) dans lesquels la température monte, à notre insu, à 38, 39 et même 40° pendant notre sommeil, pour retomber à la normale le matin. Pour les constater, placer dans le lit, près du tronc, un thermomètre à maxima préalablement ramené à 30°.

en conclure à une hyperfonction hépatique chez lui ou chez ses ascendants ; s'il est amaigri — et amaigri malgré un appétit raisonnable ou exagéré, c'est que l'assimilation est entravée ou qu'un diabète se prépare. On connaît d'autre part le teint jaune mat, analogue à celui des créoles, et le teint bilieux, jaune verdâtre ou olivâtre avec conjonctives sales des cholémiques, la face vultueuse et rouge des gros mangeurs pléthoriques, la couperose du nez des buveurs, mais on attache moins d'importance aux quelques *varicosités qui sillonnent les pommettes* de tant de personnes ; c'est cependant là un stigmate précieux par sa précocité, qui témoigne d'une gêne dans la circulation porte. Examinez la gorge de ces hépatiques présumés, et vous la verrez envahie par une rougeur sombre, uniformément répartie sur les amydales, les piliers antérieurs et postérieurs du voile du palais, empiétant même sur la luette ; or cet *érythème diffus de la gorge* ne va guère sans constipation et sans troubles du côté du foie ou des reins. D'ailleurs souvent ces malades ont *la bouche sèche, pâteuse et amère*, à moins qu'ils ne soient au contraire gênés par un afflux constant de salive. L'état de la langue est variable, généralement saburral ; l'haleine est ordinairement fétide.

L'inspection des mains aidera au diagnostic, si on y relève un élargissement des phalangettes, qui sont raides et déviées (*nodosités d'Heberdeen*), ou un épaississement des articulations unissant les phalanges aux phalangines (*nodosités de Bouchard*), les premières appartenant tantôt au rhumatisme, tantôt à la goutte, les secondes à l'auto-intoxication gastro-intestinale. Constituent encore de bons signes d'hérédo-arthritisme la flexion permanente de l'auriculaire ou de plusieurs doigts de la main (Landouzy) et *a fortiori* la rétraction de l'aponévrose palmaire. N'oublions pas non plus de jeter un coup d'œil sur le pied ; une *déformation très accentuée de la tête du premier métatarsien* à son union avec le gros orteil constitue la signature d'une goutte héréditaire, qui certes n'a respecté aucun des organes d'élimination.

La peau enfin donne quelquefois des indices, soit par *son étrange sécheresse*, soit par ses éruptions (acné, *urticaire*, eczéma...) ou seulement par le *prurit* dont elle est le siège sans qu'il y ait des lésions visibles (Bouchard), soit encore par les œdèmes mous, indolents, que l'on rencontre sur un point quelconque du corps, en particulier aux membres inférieurs et supérieurs.

Tel est dans ses grandes lignes le tableau de l'insuffisance hépatique relative ; autant que possible, nous n'y avons admis que les symptômes nous paraissant se relier à une perturbation dans les fonctions assimilatrices, désassimilatrices ou autres du foie. Chez l'arthritique par suralimentation, ce sont des symptômes de début, dus à ce que cet organe est le premier à souffrir du surmenage entraîné par un apport alimentaire exagéré et par la suractivité générale qui en est la conséquence ; mais les reins subissent forcément le contre-coup de l'excès de travail imposé au foie, parce que ce sont eux qui, en dernier ressort, débarrassent l'économie de la presque totalité des dérivés azotés et des principes toxiques qu'il a remaniés.

Lorsque la cellule hépatique fléchit dans sa vitalité, le rôle des reins grandit encore, car ils n'ont plus à suffire seulement à l'élimination de produits amenés jusqu'à leur terme normal de dégradation, ils doivent en outre se faire les compensateurs du foie en faillite et livrer passage à tous les dérivés plus ou moins imparfaits, mal solubles et irritants, qu'il a laissés dans la circulation. A cette besogne, ils ne tardent pas à succomber. Il en résulte que, lors même qu'une maladie intercurrente ne vient pas léser ses reins, l'arthritique, en avançant dans l'évolution de sa diathèse, aboutit fatalement à une **insuffisance rénale relative**, qui marche de pair avec son insuffisance hépatique et l'aggrave. A cette double insuffisance s'en ajoutent même certainement d'autres que nous ignorons ; nous voulons parler de celles des multiples organes anti-toxiques semés dans tous les coins de l'économie auxquelles nous adjoindrions volontiers celles des poumons (1) et de la peau. Ces deux organes sont, en effet, manifestement insuffisants chez l'arthritique en déchéance : la plupart d'entre eux ne savent pas respirer et ne transpirent plus qu'exceptionnellement : d'où rétention des toxines volatiles, qui, de tous nos poisons, ne sont peut-être pas les moins malfaisants.

(1) Il est à remarquer que, des deux fonctions remplies par le poumon — absorption d'O, élimination de CO_2 — la plus importante n'est peut-être pas la première. Etant donné, en effet, que normalement nous procédons avec l'O comme avec les aliments (que nous nous en constituons des réserves pour les dépenser seulement lors de nos besoins), on peut se demander si, comme la digestion, l'oxygénation ne pourrait pas être intermittente. Par contre, il ne saurait certainement pas en être de même pour l'expulsion de CO_2 et des toxines volatiles, qui s'ils sont retenus dans le sang seulement quelques instants, déterminent rapidement la mort par asphyxie.

L'insuffisance rénale que nous allons décrire n'est donc pas exclusivement rénale ; les symptômes que nous lui attribuons appartiennent tant à la défection des reins qu'à celle du foie et des autres appareils éliminateurs ou modificateurs des toxines véhiculées par la lymphe et le sang ; *ce sont ceux, en un mot, d'une insuffisance anti-toxique*. Il n'y aura donc pas lieu de s'étonner si l'on retrouve parmi eux des signes déjà classés dans l'insuffisance hépatique. D'autre part, cette insuffisance anti-toxique s'accompagnant nécessairement d'une rétention d'acide urique, et se compliquant tôt ou tard de sclérose vasculaire, certains de ces symptômes sont regardés par les auteurs classiques comme revenant à l'uricémie ou à l'artério-sclérose. Si au syndrome qu'ils constituent par leur ensemble nous avons conservé le qualificatif d'insuffisance rénale, c'est uniquement parce qu'il s'amende par les diurétiques, et parce que son traitement est distinct de ceux de l'insuffisance hépatique et de l'artério-sclérose.

Nous serons bref dans l'exposé de l'insuffisance rénale, car nous ne pouvons que répéter ce qui, depuis plusieurs années déjà, est enseigné par Dieulafoy sous le nom de petit brightisme. Beaucoup de ces symptômes, outre qu'ils sont d'apparence insignifiante, ont comme caractéristique d'être intermittents et fugaces : ils apparaissent et disparaissent brusquement, après avoir duré quelques minutes, quelques heures au plus ; aussi ne laissent-ils aucune trace dans le souvenir du malade, qui ne les signale au médecin que s'il est interrogé expressément sur ce sujet. Beaucoup aussi se manifestent ou redoublent de préférence la nuit, c'est-à-dire au moment où l'intoxication de l'organisme atteint son maximum d'intensité. Comme les symptômes de l'insuffisance hépatique, ils sont sans valeur lorsqu'ils sont isolés, mais deviennent signi-ficatifs quand ils se groupent à plusieurs et surtout quand ils sont habituels chez le patient.

Enumérons-les. Ce sont : d'abord *la céphalée continue*, céphalée gravative, peu violente, qui fait dire au malade : J'ai toujours la tête lourde ; — *les sifflements et bourdonnements d'oreille*, la surdité passagère : de temps à autre il a l'oreille dure ; — *les troubles de la vue ;* par moment il voit double ou éprouve une certaine gène pour lire, pour coudre ; il a des mouches volantes, *des vertiges, des étourdissements* et manque de tomber ; — la secousse électrique (décharge brusque qui le réveille dans son premier sommeil) ; les tressaillements, soubresauts ou *crampes musculaires* (souvent nocturnes et siégeant dans les mollets, les bras) ; *les fourmillements*, les agacements dans les mains ou les pieds, les démangeaisons plus ou moins généralisées.

Ces crampes, ces fourmillements sont peut-être plus que les autres symptômes de l'insuffisance rénale en rapport avec la saturation du sang par des poisons vaso-constricteurs, tels que l'acide urique (d'où l'indication d'adjoindre des dissolvants de cet acide aux diurétiques). Il en est de même probablement pour : *la cryesthésie*, sensation habituelle de froid aux pieds, aux mains, aux genoux ; quoi qu'ils fassent, les uricémiques ont constamment les extrémités gelées, même l'été. Comme autre localisation de ce « froid à la peau », notons encore le ventre, les fesses ou les épaules (gens qui au sortir de table s'accoudent à la cheminée, le dos au feu), le globe de l'œil...;

— *le doigt mort* qui subitement pâlit et refuse tout service ; le spasme peut envahir l'avant-bras et même le bras : aux membres inférieurs, il donne lieu à de la claudication intermittente ; — *certaines névralgies ou douleurs* erratiques, paroxystiques mais sans périodicité, s'exacerbant la nuit, parfois très vives, angoissantes et presque instantanément soulagées par la trinitrine (1).

Comme les hépatiques, les rénaux généralement sont fatigués à leur lever et fatigables ; ils dorment mal et sont coutumiers d'hémorragies (épistaxis...). Souvent ils se plaignent d'un *état nauséeux continu* et leurs digestions sont mauvaises, non seulement parce que le travail digestif est perverti à son origine par les troubles permanents de la circulation porte, mais aussi parce que, quand l'émonctoire rénal devient insuffisant, l'estomac et l'intestin tendent à le suppléer et se font éliminateurs au détriment de leurs fonctions essentielles, qui sont la digestion et l'assimilation des aliments. Ainsi se clôt le cycle de nos défenses contre les toxines nées dans les voies digestives ; lorsque le foie ne les détruit plus, le rein les élimine, et quand à son tour se ferme cette porte de secours, elles reviennent à leur point de départ pour être enfin rejetées de l'organisme. Ce mécanisme compensateur apparaît clairement dans *les fausses indigestions*, les vomissements et diarrhées, qui viennent à point désintoxiquer les uricémiques et les urémiques, et donner à ces derniers quelques années de survie, si on ne les combat pas maladroitement ;

(1) WEBER. Points de côté des artério-scléreux. *Journ. des Pratic.*, 1897, 5.

c'est encore à lui que sont dues les sueurs abondantes et fétides, *les bronchorrhées* intarrissables de certains de ces malades.

Un mot seulement de leur aspect extérieur ; il est quelquefois caractéristique. C'est ainsi que peuvent être, sans hésitation, classés parmi les insuffisants rénaux ces gens aux traits tirés, à la face blafarde (*fausse anémie*, car les conjonctives, les lèvres et les gencives sont comparativement bien rosées), et plus sûrement encore ceux qui ont de *la bouffissure des paupières* et du visage le matin, de l'œdème malléolaire ou prétibial.

Examine-t-on ces malades, il n'est pas rare, dès le début de l'atteinte rénale, de leur trouver un *cœur bondissant*. En les auscultant dans le deuxième espace intercostal, le long du sternum, on entend son *second bruit mieux frappé à droite* (foyer aortique) qu'à gauche, car la grande circulation étant entravée par la vaso-constriction des capillaires, il y a déjà *hypertension artérielle* (1). Le pouls est serré, concentré, cordé. Un peu plus tard, si, avant de l'ausculter, on fait courir le patient, il est vite arrêté par de l'essoufflement, *des palpitations*, et le premier bruit du cœur semble se dédoubler (ébauche de dyspnée d'effort et de bruit de galop).

Du côté de ses fonctions rénales, on observe tantôt de *la pollachiurie*, de nuit principalement, le malade étant obligé de se lever quatre, cinq ou six fois pour pisser quelques gouttes, et alors le volume de l'urine peut être inférieur à la normale, — tantôt de la *polyurie* ; les urines abondantes, dépassant deux litres

(1) V. Huchard. *Consultations médicales*, 4ᵉ édit., p. 283.

par vingt-quatre heures, sont limpides et pâles presque comme de l'eau ; les éléments fixes y sont notablement abaissés. L'analyse y décèle, généralement mais non toujours, de l'albumine vraie (de la sérine) en quantités minimes. Cette albumine, il est bon de le faire remarquer, n'a aucune signification quand, en même temps qu'elle, l'urine renferme du sang, du pus, des graviers ou des cristaux aciculaires d'acide urique ou oxalique ; elle ne peut être regardée comme signe d'insuffisance rénale, que si elle est accompagnée de cylindres épithéliaux rénaux assez nombreux, ou encore lorsque sa présence coïncide avec une absence de leucomaïnes (Gautrelet) et une diminution de la toxicité urinaire. Quant aux diverses méthodes d'exploration de la perméabilité du rein préconisées ces derniers temps (cryoscopie, épreuves de l'iodure, du bleu de méthylène, de la chlorurie alimentaire...), elles ne nous renseignent que sur quelques points limités de la physiologie rénale, mais nullement sur celui qui nous intéresse le plus, sur la non élimination des toxines (1).

La plupart des symptômes que nous venons d'attribuer à l'insuffisance rénale, ne se réalisent que grâce à la rétention de poisons vaso-constricteurs qui en est la conséquence ; ce sont des symptômes spasmodiques, dus à ce que le sang n'arrive pas en quantité suffisante aux organes. Mais on conçoit fort bien que semblables phénomènes puissent être le fait, non plus d'un rétrécissement fonctionnel des capillaires artériels, mais

(1) Les méthodes d'exploration de la perméabilité rénale. *Journ. des Pratic.*, 1903, 53.

d'un épaississement de leurs parois infiltrées de sclérose. Chez les malades qui présentent nettement le
syndrome de l'insuffisance rénale, on doit donc se
demander s'ils sont scléreux (ce qui entraînerait pour
eux l'indication des iodures). *A priori* c'est probable,
car l'insuffisance rénale est une manifestation précoce
et presque constante de l'artério-sclérose (Huchard).
Cependant, pour l'affirmer, il serait bon d'avoir des
signes « visibles ou tangibles » de cette altération vasculaire. Or, on ne peut se fier, comme on le croyait
autrefois, à la dureté des artères superficielles ; les
temporales serpentines et les radiales en tuyau de pipe
sont lésion d'athérome et non de sclérose, — et si l'artério-sclérose est fonction de toxicité et s'attaque aux
organes les plus importants, l'athérome est simplement
fonction de sénilité et n'atteint guère que les gros et
moyens vaisseaux (Huchard, Potain), ce qui modifie
singulièrement le pronostic et le traitement. A vrai
dire, les deux vont généralement de concert ; *un athé-*
romateux est ordinairement plus ou moins sclé-
reux et inversement, mais on rencontre quelquefois
une artério-sclérose quasi généralisée avec des radiales
à peu près élastiques.

Force nous est donc d'établir notre diagnostic d'**ar-**
tério-sclérose sur d'autres signes, ce seront les suivants : *La dyspnée d'effort* ; le malade respire aisément au repos, mais ne peut marcher vite, gravir un
escalier, sans ressentir des étouffements pénibles ou
douloureux (signe de probabilité). Souvent en outre il
« sent son cœur », a des palpitations. — Plus tard,
quand l'artério-sclérose est bien constituée, *quand le*
rein se ferme de plus en plus, à la dyspnée d'effort
s'ajoute fréquemment de *la dyspnée toxique* (dyspnée

toxi-alimentaire de Huchard) ; sans aucune cause provocatrice, le scléreux est pris subitement, la nuit de préférence, d'épouvantables suffocations particulièrement angoissantes simulant l'accès d'asthme, avec palpitations et parfois phénomènes angineux. Qu'ils aient ou non de la dyspnée toxique, lorsqu'on ausculte le cœur de ces malades, on trouve de *la tachycardie*, souvent de l'*arythmie* (chez un homme de cinquante ans, elle doit toujours faire penser à l'artério-sclérose : Huchard). *Le cœur gauche est franchement hypertrophié*, quelquefois énorme. Indépendamment de l'accentuation du deuxième bruit au foyer aortique, on entend au-dessus et en dedans de sa pointe un *bruit de galop permanent* (dédoublement du premier bruit, les battements du cœur étant représentés par deux brèves suivies d'une longue, Pa, lap-pa). Enfin, *la pression artérielle atteint 25, 30 cent. de Hg*, quand la néphrite interstitielle à envahi tout ou partie du rein. Lorsque la circulation est à ce point compromise, tout est à craindre et, si le malade ne succombe pas lentement à son intoxication progressive, il meurt rapidement d'œdème pulmonaire aigu ou subitement dans une crise *d'angor*, par ictus cérébral, etc.

Une dernière question se pose enfin quand un arthritique vient nous demander un soulagement à ses misères. Dans quelle mesure son système nerveux est-il intéressé ? Avons-nous affaire à un hypersensitif comme on en compte tant à notre époque, et surtout quel rôle joue sa mentalité dans les manifestations morbides dont il se plaint ?

Souvent **le nerveux** se reconnaît à première vue, à sa démarche, à ses gestes, à son regard, à sa parole.

Mais il est bon de savoir que nombre de sujets, hommes ou femmes, parfaitement équilibrés physiquement et moralement, et qui n'ont rien de l'aspect du nerveux, peuvent déraisonner *sur un seul point* (1) et introduire dans leur maladie un élément psychique, que l'on méconnaîtra si l'on s'arrête aux apparences.

En tout état de cause, on devra songer au nervosisme chez tout individu appartenant aux dernières générations d'une famille arthritique, ou quand chez ses ascendants on connaît des névroses ou des anomalies mentales flagrantes. On y pensera surtout *s'il présente quelque grave stigmate de dégénérescence*, ou si dans sa jeunesse il a eu des convulsions, de la chorée, de la chlorose... démontrant que l'hérédité ne l'a point épargné. On se souviendra que le système nerveux « prend facilement le dessus » chez ces prédisposés, pour peu qu'ils aient des chagrins, des soucis, de lourdes responsabilités ou s'ils se laissent entraîner aux émotions passionnelles de toutes sortes que nous offre l'existence d'aujourd'hui.

La sensibilité véritablement maladive de ces sujets se dévoile à l'examen de leurs organes. Chez eux, le ventre se défend, se raidit, contre la main qui veut le palper. On surprend une disproportion évidente entre les symptômes qu'ils accusent et les lésions que l'on constate. Explore-t-on les réflexes de ces nerveux, on les trouve manifestement exagérés. Leur impressionnabilité se lit sur leur visage et se reflète dans le rythme des battements de leur cœur.

La tare psychique enfin, celle qui sera justiciable

(1) P.-E. LÉVY. Délimitation du Nervosisme. *Journ. des Pratic.*, 1902, 2.

uniquement d'un traitement par la logique et les bonnes paroles, se montre à nu dans le récit qu'ils font de leurs maux, si le médecin leur laisse voir un peu de cette sympathie qui attire, réconforte et console. On est alors frappé de l'attention méticuleuse qu'ils mettent à s'analyser et à tout ramener à un même ordre d'idées. Dénués de sens critique, ils raisonnent à tort et à travers, avec un illogisme déconcertant, et souvent en s'appuyant sur des opinions préconçues qu'ils ne songent même pas à discuter. Leur imagination dévergondée les porte aux conclusions hâtives et irréfléchies; elle amplifie et déforme tout ce qu'ils sentent, et devient ainsi la source d'auto-suggestions, de *convictions,* qui grossissent et dénaturent leurs souffrances réelles. Aussi est-ce à juste raison que Dubois (1) considère la suggestibilité comme la tare la plus marquée, la plus caractéristique de la mentalité des névrosés. Heureusement, si elle est en partie la cause de leur mal, elle peut aussi devenir l'agent de leur guérison, en leur faisant accepter docilement la direction et les conseils du médecin qui prend à tâche de faire l'éducation de leur raison.

(1) Dubois. *Les psychonévroses et leur traitement moral* (2ᵉ édit., Paris, 1905).

CHAPITRE IX

Diagnostic de l'arthritisme, en vue d'un traitement pathogénique (*suite*).

Sommaire. — Recherche des causes de l'arthritisme
(suite) : 5° *Insuffisance intestinale* ; la stase cœcale,
cause première de l'arthritisme — Fréquence de la
stase cœcale. — Entéroripose. — Pourquoi le cœcum
cède le premier chez le suralimenté. — Conséquences
résultant de la stase cœcale ; stase gastrique, fermentations digestives génératrices de produits acides et
toxiques.
La *tension abdominale*, élément de pronostic et de traitement. — Elle est viscérale d'origine et non pariétale.
— Elle mesure la vitalité de l'appareil digestif. — Ses
variations normales et chez le suralimenté. — Sa valeur
différente chez les Forts et les Faibles.

L'exploration de l'abdomen doit avoir, chez l'arthritique par suralimentation, un double but ; elle doit
d'abord nous renseigner sur la forme, le volume,
l'état d'atonie, de spasme ou d'éréthisme congestif **du
cœcum**, nous dire si ce réservoir où s'accumulent les
résidus alimentaires en putréfaction est plein ou vide ;
c'est à elle ensuite de nous donner une idée de la vita-

lité de l'appareil digestif considéré dans son ensemble et comme constituant par les réactions fonctionnelles de ses diverses parties un tout indivisible. La première de ces notions nous est indispensable pour instituer le traitement ; la seconde, tout en ayant son utilité pour le même objet, sert plus particulièrement au pronostic.

C'est intentionnellement que, dans le diagnostic de l'arthritisme en vue d'un traitement pathogénique, nous donnons à l'examen du cœcum une importance beaucoup plus grande qu'à celui des autres viscères digestifs. Les troubles survenant dans ce cul-de-sac volumineux et superficiel sont, en effet, des plus faciles à reconnaître et, par eux, nous sommes rapidement édifiés sur l'appareil digestif tout entier, puisque, en vertu de la solidarité qui réunit les différents organes concourant à l'élaboration des aliments, les désordres du cœcum se répercutent sur l'estomac, le foie... En outre, ces troubles sont justiciables d'une thérapeutique directe, toujours efficace, et qui, en raison du principe que nous venons d'énoncer, influe favorablement sur tous les viscères en rapport avec le cœcum par voies circulatoires ou réflexes. Enfin et surtout, le cœcum mérite d'attirer notre attention, parce que c'est lui qui le premier fléchit chez le suralimenté, parce que *c'est en lui que naît le vice humoral de l'arthritisme*, c'est par lui que, dans la très grande majorité des cas, ce vice s'éternise en s'aggravant tous les jours. Si, comme nous le disions dans le chapitre précédent, le foie enregistre et à la longue rend définitives les perturbations de nos digestions quotidiennes, c'est généralement le cœcum qui, par son fonctionnement défectueux, provoque ces perturbations et devient le siège principal des fermentations morbifiques qu'elles entraînent avec elles ; — de sorte que si le foie est ordinairement la cause seconde de l'arthritisme par suralimentation, le cœcum en est souvent la cause première.

Cette opinion qui, croyons-nous, nous est personnelle et que nous défendons déjà depuis plusieurs années (1), est basée sur les faits suivants que chacun est à même de contrôler. Chez un nouveau-né exempt de tares héréditaires, on ne distingue, en palpant l'abdomen, aucun des viscères digestifs et, à la percussion, on le trouve partout également et franchement sonore. Que ce nourrisson tète à volonté, comme c'est la règle dans la plupart des familles, et quinze jours, un mois après sa naissance, si on le percute *à jeun*, on découvre de la submatité dans la zone du cœcum. C'est le début de la stase cœcale ; il y a déjà là des déchets alimentaires et intestinaux qui, subissant les fermentations lactique, butyrique..., jettent dans la circulation des toxines et des produits acides, générateurs d'arthritisme.

Chez l'enfant ou l'adulte bien portant qui, mangeant à sa faim, se suralimente sans le savoir et prend du ventre, un des premiers signes de la fatigue digestive, c'est une sorte d'empâtement du cœcum qui, à la palpation, donne l'impression d'un organe en érection ; il est, en effet, congestionné (comme le foie), tendu, hypertrophié par prolifération du tissu conjonctif de ses parois.

(1) V. Pascault. Essai sur la pathogénie et le traitement de l'arthritisme par suralimentation. *Journ. des Pratic.*, 27 juillet 1901.

Examinons maintenant un malade « abdominal » depuis longtemps, et toujours nous constaterons, au moins à la percussion, des anomalies du côté du cœcum. Généralement même ces anomalies sont nettement plus marquées que celles des autres organes digestifs ; on sent, par exemple, le cœcum bourré de scybales ou aplati et mou, tandis que l'estomac paraît n'avoir rien perdu de sa vigueur primitive.

Lorsqu'enfin on entreprend, comme nous le conseillerons plus tard, de « mettre au net » cet intestin par une série de lavages et de purgatifs, on reconnaît aisément que le cœcum qui fut le premier à se remplir est le dernier à se déterger complètement. Est-ce là de la constipation ? Non, c'est plus que de la constipation, car il n'y a pas seulement retard dans la progression du bol fécal, il y a, en outre, encrassement du cœcum et du côlon, dont les parois sont enduites d'une couche plus ou moins épaisse de matières gluantes et visqueuses, analogues à celles qui tapissent les bronches du catarrheux ou, plus exactement, les tuyaux d'égout (1). Souvent même, la « lumière » du conduit intestinal se vidant convenablement, cet encrassement existe seul ; aussi, comme pour le traitement il y a intérêt à le distinguer tant de la constipation proprement dite avec stagnation des fèces que de la colite muco-membraneuse qui constitue un stade plus avancé de la même affection, proposerons-nous de le désigner sous un nom spécial, sous celui *d'entéro-*

______

(1) Il s'agit là non d'une hypothèse mais d'un fait que, sur ma demande, le docteur Pauchet (d'Amiens) a vérifié *in vivo* sur les malades qu'il a laparatomisés pour des affections digestives ou autres.

ripose (εντερον et ρυπος, crasse). L'arrêt des matières dans le cœcum, la *stase cœcale* se complique presque toujours de cet encrassement si long et si difficile à faire disparaître ; on le diagnostiquera quand, après une purgation, on verra la matité faire place à une « submatité sonore » dénotant que seule la partie centrale de ce cul-de-sac est déblayée, quand, malgré tout, les selles restent fétides et la langue saburrale.

La réalité et la précocité d'apparition de la stase cœcale étant établies, nous devons ajouter qu'elle est d'une extrême fréquence, on pourrait dire constante, chez l'arthritique par suralimentation. Il ne peut d'ailleurs en être autrement, si l'on réfléchit aux causes qui l'engendrent. Ces causes sont de deux ordres : structure et forme du gros intestin chez l'homme ; quantité et nature des substances qui, même au cours d'une digestion normale, y font une station prolongée (1).

La structure du cœcum chez l'homme est des plus remarquables et explique bien des choses. *Cet organe est*, comparativement à l'estomac et au grêle, *à peine*

(1) Par des radiographies successives faites sur des sujets ayant pris des gélules kératinisées renfermant du bismuth, Sicard et Infroit ont constaté que ces gélules, après avoir rapidement traversé l'estomac et le grêle (en 4 à 7 h.), *s'arrêtent pendant 5 ou 6 heures dans le cœcum*, puis cheminent *lentement* le long du côlon pendant une dizaine d'heures, pour arriver au rectum 20 ou 24 heures après leur ingestion. Cette traversée digestive est, après un repas d'épreuve, de 26 à 40 heures (Gaultier), avec une alimentation purement lactée, de 36 à 48 heures (Maurel), sur lesquelles vraisemblablement *les deux tiers au moins* se passent dans le gros intestin.

musclé : sa tunique musculaire est, en effet, réduite à un plan superficiel formé par trois bandes longitudinales étroites et un plan profond tellement mince que quelques anatomistes en ont nié l'existence (Sappey). Le cœcum est donc, à vrai dire, une poche presque exclusivement cellulo-élastique, très extensible, et fatalement vouée à la dilatation, lorsqu'elle est fréquemment « forcée » par une quantité de déchets dépassant sa capacité. Cette tendance à la dilatation est encore accrue par la fâcheuse propriété qu'a le tissu cellulaire de ses parois de s'assimiler avec avidité toutes les substances qui sont à sa portée : que ces substances soient irritantes ou toxiques comme elles le sont si souvent en un pareil milieu, et ce tissu s'hypertrophie, puis dégénère et perd le peu de résistance qu'il avait primitivement.

La forme du cœcum n'est pas faite non plus pour s'opposer à la dilatation et à la stase qui en est la conséquence. On connaît ce cul-de-sac, vertical quand nous sommes debout, et qui par en haut se rétrécit pour aller s'emboucher à angle droit dans le transverse. Heureux encore quand le coude droit du côlon n'est pas déplacé par un foie qui se congestionne ou qui tombe, ou étranglé par un spasme ; alors la fermeture du cœcum est hermétique, et l'on se demande vraiment comment il parvient à se débarrasser de son contenu avec le seul secours de ses bandelettes longitudinales. Nous avons toujours pensé que, pour peu qu'il soit atone, cette évacuation ne peut se faire que dans la position horizontale ou couchée ; la pratique bizarre de ce physiatre allemand qui traite ses dyspeptiques par la marche à quatre pattes serait donc logique au fond !

La stase cœcale, avons-nous dit, est en second lieu due à la nature des substances qui s'accumulent dans ce recoin de l'intestin. Il est évident que les déchets alimentaires seront d'autant plus aptes à provoquer sa dilatation qu'ils seront plus nuisibles à la vitalité de ses parois. La question revient donc à déterminer les produits qui peuvent ou non séjourner sans danger dans notre réservoir intestinal. Il serait facile de la résoudre, si nous étions fixés sur ce que doit être le régime alimentaire de l'homme d'après l'ordre établi par la nature. Malheureusement rien n'est plus discuté. Or, ce que nous venons de dire du cœcum nous paraît devoir éclaircir ce problème ; mieux que la dentition sur laquelle on a tant ergoté, mieux que la capacité de l'estomac ou la longueur de l'intestin, la structure de cet organe nous semble indiquer de quel côté nous devons, en matière de régime, diriger nos préférences.

Une courte incursion dans le domaine de l'anatomie comparée, nous montre que *le cœcum pauvrement musclé appartient aux Herbivores et aux Frugivores* ; énorme chez les Herbivores monogastriques (Equidés) (1), dans la nourriture desquels entre un volume considérable de cellulose vieille et ligneuse comme la paille et le foin, il a des dimensions beaucoup plus réduites chez les singes anthropoïdes, qui se nourrissent principalement de fruits, c'est-à-dire de cellulose jeune, de sucre et d'amidon. Dès que la chair fait partie du régime habituel d'un

(1) Les Herbivores polygastriques (Ruminants) doivent être mis hors de cause, car chez eux la digestion de la cellulose se fait beaucoup plus dans la panse que dans le cœcum.

animal, son cœcum diminue encore d'ampleur, se revêt de vigoureuses fibres musculaires, se garnit de glandes, prend en un mot des caractères qui le rapprochent de la structure et de la forme du grêle; ce n'est plus un réservoir d'attente, c'est un organe digérant, absorbant *et expulseur* (1). C'est ainsi que, encore gros, mais déjà assez musclé chez les Omnivores comme les Suidés, nous le voyons chez les Carnivores par instinct, tels que le chien et surtout le chat, se contracter vigoureusement sous la main et donner l'impression d'un véritable muscle. Enfin chez les grands Carnassiers et la plupart des Insectivores, le cœcum fait absolument défaut, semblant démontrer par sa disparition qu'il n'a plus de raison d'être avec une nourriture laissant peu de déchets, qu'il est dangereux avec une alimentation ne pouvant séjourner impunément dans les cavités digestives.

De cette digression, nous pensons être en droit de conclure que, assez volumineux, mais presque dépourvu de muscles expulseurs, notre cœcum est celui d'un Frugivore ; il est donc destiné à digérer la cellulose tendre des légumes et des fruits et les amidons ayant échappé aux sucs des voies digestives supérieures. Qu'il soit en régression, comme le veut Metchnikoff (2), c'est possible ; mais de là à conclure qu'il est inutile, c'est beaucoup s'avancer ; en inférer qu'il est

---

(1) Voir le très curieux chapitre que PAGÈS a consacré à ce sujet dans *Les Méthodes pratiques en zootechnie*, p. 62 et suivantes.

(2) METCHNIKOFF. *Etudes sur la nature humaine*, 2ᵉ édition, p. 88. — Dans ce livre est figuré, p. 57, le cœcum d'un chimpanzé : on peut voir qu'il est presque identique à celui de l'homme.

nuisible, c'est trop. Inutile, il ne l'est pas encore et ne le deviendra que dans la suite des siècles, si toutefois, ce dont il est permis de douter, l'homme parvient, en affinant toujours sa nourriture, à la condenser de telle façon qu'elle soit entièrement digérée dans la première partie du tube digestif. Nuisible, il ne l'est pas non plus *par lui-même*, parce qu'il constitue une imperfection physique, — et les exemples sur lesquels s'appuie l'illustre auteur de la théorie de la vieillesse par auto-intoxication souffrent de nombreuses contradictions (1), — *il l'est par le mauvais usage que nous en faisons*, par les aliments que nous laissons arriver jusqu'à lui.

Il lui faut des déchets pour donner prise à ses efforts d'expulsion, mais il lui en faut peu, car ces efforts sont faibles, et surtout il ne lui en faut pas qui soient toxiques, puisqu'il est incapable de les chasser rapidement au dehors. Or, que fait le suralimenté ? Dans la classe ouvrière, chez le paysan, il se gorge de mets végétaux le plus souvent mal cuits et sommairement mastiqués, qui laissent des résidus extrêmement abondants, contre lesquels s'épuise vainement la musculature rudimentaire de son réservoir intestinal (*stase cœcale mécanique*). Lorsqu'il a des goûts plus recherchés, sa nourriture est mieux préparée, mais la viande et les condiments y tiennent une large place. S'il n'est pas doué d'un appareil digestif « neuf », en pleine posses-

______

(1) Le fait d'être pourvu d'un cœcum n'abrège pas forcément l'existence. C'est ainsi que l'éléphant qui atteint un âge fort avancé, en possède un énorme ; le cheval vit plus vieux que le chien dont le cœcum, toute proportion gardée, est cependant infiniment plus petit, etc.

sion de ses facultés de réaction et de défense, il est exceptionnel que la digestion de cette alimentation trop excitante s'accomplisse convenablement. Ou bien l'estomac est hyperacide (soit par excès d'HCl, soit par acides de fermentations), et alors le chyme anormal ou vicié dans sa composition entrave la digestion intestinale ; ou bien il est hypoacide et les aliments franchissent le pylore sans avoir subi les métamorphoses qui préparent et assurent l'action de la bile et des sucs pancréatique et entérique, lesquels sont d'ailleurs en déficit comme l'est lui-même le suc gastrique. Dans les deux cas, les résidus alimentaires sont très nombreux et vont surcharger le cœcum. — En outre, les amidons sont imparfaitement transformés, surtout chez les malades dont l'estomac est trop acide ; aussi ceux d'entre eux qui sont les plus difficilement attaquables arrivent-ils à peu près intacts jusqu'au cœcum et, en raison de leur volume, contribuent à le distendre tant que leur digestion n'est pas achevée. A la longue cependant, ils sont en grande partie disloqués par les bactéries, mais celles-ci agissant par fermentations avec dégagement de gaz abondants, la poche cœcale se trouve encore dilatée, et ce n'est que lentement qu'elle peut revenir sur elle-même.

Enfin la stase mécanique, chez le suralimenté qui abuse de viande, se complique d'une *stase toxique*, car, même chez les hyperchlorhydriques, les albumines d'origine animale se digèrent incomplètement et deviennent dans le cœcum la proie des anaérobies, qui les dissocient en donnant naissance à des dérivés ammoniacaux, des ptomaïnes et autres produits de putréfaction éminemment nocifs (1).

(1) On sait que les albumines animales fermentent plus aisé-

Il nous faut insister sur les conséquences qu'entraîne cette stase cœcale, car c'est seulement après les avoir bien saisies que l'on comprendra comment elle crée et entretient le vice humoral de l'arthritisme. A plusieurs reprises, nous avons affirmé la solidarité fonctionnelle de tous les organes qui composent l'appareil digestif. — Il y a synergie dans les actes sécrétoires, car dans les cinq minutes qui suivent l'ingestion d'un aliment, se fait un écoulement de suc gastrique, de bile et de suc pancréatique (Pawlow) ; le cœcum même s'imprègne d'une abondante sécrétion alcaline, comme l'a constaté Mac-Ewen sur un malade chez qui cet organe avait été mis à nu par une blessure. Il y a synergie dans les actes musculaires depuis l'estomac jusqu'au rectum, comme en témoigne le besoin immédiat d'aller à la selle que ressentent certains nerveux en se mettant à table. Il y a simultanéité même dans les sensations, car nombre de personnes vous diront qu'elles sentent leur estomac se vider lorsqu'elles ont une garde-robe vraiment « complète », et Fiessinger recommande le lavement une demi-heure avant le repas comme un des meilleurs moyens de réveiller l'appétit. — Cette étroite union dans le fonctionnement de nos divers segments digestifs fait que la paresse de l'un d'eux doit retentir sur tous les autres. En ce qui concerne le cœcum, nous ne pouvons, pour notre compte, avoir le moindre doute, car toujours nous avons vu les fonctions gastriques se régulariser chez les malades que nous avons réussi à libérer de leur stase cœcale. De même que, en physiologie générale,

ment que les albumines végétales et engendrent des produits plus toxiques (voir COMBE, *loc. cit.*).

la désassimilation commande l'assimilation (1), de même, *en physiologie digestive, les sorties règlent les entrées* : pas de stase cœcale sans stase gastrique ou tout au moins sans prolongation du séjour des aliments dans l'estomac.

Or, chez l'arthritique, le vice humoral est caractérisé par deux facteurs : hyperacidité et dérivés toxiques. L'hyperacidité peut être physiologique ou pathologique. Physiologique chez le préarthritique, elle résulte d'une exagération des fonctions d'assimilation (hyperfonction digestive et plus particulièrement hépatique) et de désassimilation (hyperfonction de la totalité des cellules constitutives de l'organisme) provoquée par la suralimentation. Pathologique, elle le devient *quand le cœcum cède à la surcharge alimentaire*, quand, à la période d'état de la diathèse, l'activité cellulaire fléchit ; elle naît alors d'une perversion de ces mêmes fonctions d'assimilation et de désassimilation, et se double d'une production de dérivés toxiques. Faire la distinction entre les acides et les toxines issus de l'appareil digestif et ceux qui proviennent des échanges généraux est chose difficile (2),

(1) Voir : *Evolution du processus arthritique*, chap. V.

(2) Nous ne sommes pas convaincu que la solution du problème soit donnée par des analyses d'urine faites comparativement pendant les digestions et en dehors d'elles (urines du matin), car, en réalité, si 10 ou 12 heures après notre dernier repas, les phénomènes de digestion proprement dite sont généralement terminés dans l'estomac et le grêle, dans le gros intestin se continuent des fermentations dont les produits (*alcalins avec une nourriture fortement azotée*) influent certainement sur la réaction et les qualités des urines excrétées à la fin de la nuit.

mais on doit tenir pour certain que chez le malade qui présente de la stase cœcale, une partie des substances acides et toxiques retrouvées dans le sang et les urines est d'origine digestive.

Le cœcum étant normalement alcalin et les putréfactions azotées dont il est le siège donnant naissance à des produits également alcalins, on peut s'étonner de ce que nous fassions de la stase cœcale le pivot d'une diathèse essentiellement hyperacide pendant la majeure partie de son évolution. C'est que nous admettons que cette stase cœcale, tout importante qu'elle soit, n'est que le point de départ d'un désordre qui rapidement se généralise à tout l'appareil digestif. Pas de stase cœcale sans stase gastrique, disions-nous à l'instant ; ajoutons, ni sans congestion hépatique. Et c'est à la stase gastrique, c'est aux fermentations vicieuses *des aliments ternaires*, qui commencent dans l'estomac et se continuent dans le grêle et même dans le cœcum, que sont en partie dus *les principes acides* existant dans le sang et les urines de l'arthritique. Le cœcum, de son côté, fournit *les toxines*, en se prêtant aux putréfactions *des aliments azotés* qui n'ont pas été digérés et absorbés en cours de route (1). Enfin, le foie, grâce aux perturbations apportées à ses fonctions, accroît encore, tant qu'il est en état de

____

(1) C'est bien exclusivement dans le cœcum (et peut-être aussi dans les dernières parties de l'iléon) que s'effectuent ces fermentations toxiques des albumines, attendu que les substances aromatiques, l'indican et le scatol, qui en sont les témoins, disparaissent des urines quand, par le fait d'une fistule du grêle, le gros intestin ne reçoit plus d'aliments (Ewald, cité par Metchnikoff, p. 320).

réagir, la quantité *d'acides* jetés dans la circulation et y laisse pénétrer *les toxines* qu'il aurait dû neutraliser au passage.

Telles sont, pensons-nous, l'origine et la filiation des divers processus morbides qui aboutissent à la viciation des humeurs. Nous avons tenu à développer tout au long cette pathogénie, parce qu'elle indique clairement comment doit être conçu et dirigé le traitement de l'arthritisme par suralimentation.

Si instructif que soit l'examen du cœcum, le médecin ne doit pourtant pas négliger d'explorer le reste de l'abdomen, s'il veut acquérir une notion juste et complète de la vitalité de l'appareil digestif. Or, cette notion, il faut qu'il l'ait aussi précise que possible, car c'est sur elle qu'il se basera pour décider certains détails du traitement. C'est ainsi que, pour triompher de la stase cœcale, il ne reculera pas avec un tube digestif vigoureux devant la diète et les purgatifs énergiques, tandis qu'il se montrera plus réservé s'il constate une atonie réclamant des moyens de douceur aidés d'une alimentation modérément excitante.

Cette appréciation de la vitalité de l'appareil digestif est, d'autre part, des plus précieuses pour établir le pronostic de la maladie, tant au point de vue local qu'*au point de vue général*. Il est évident, par exemple, qu'un ventre absolument mou, disloqué dans toutes ses parties, aura moins de chances de revenir à un fonctionnement régulier et normal que celui qui présente une certaine tonicité. Ce même ventre mou impliquant, en outre, ordinairement une déchéance de l'organisme tout entier, on ne pourra pas avec lui compter sur les réserves d'énergie, sur les « forces latentes » nécessaires pour faire les frais d'une guérison.

C'est ce que nous avons déjà exprimé sous une autre forme dans notre second chapitre, en disant que *l'on est fort ou faible par le ventre*, que *la tension abdominale donne la mesure de la vigueur de l'individu*. Cette idée d'un rapport constant entre la vitalité digestive et la résistance du sujet, nous l'avions empruntée à Sigaud et Vincent, qui l'avaient érigée en loi ; mais déjà à l'époque où furent écrites ces lignes, nous faisions avec ces auteurs quelques réserves. Depuis, Sigaud, dans un très curieux mémoire publié par la *Revue scientifique* (1), a orienté sa doctrine dans un sens qui nous paraît plus conforme aux faits. Malgré l'importance capitale des fonctions digestives dans l'évolution des êtres vivants, nous ne sommes pas tous sous la dépendance de notre centre abdominal, nous ne sommes pas tous des « digestifs ».

L'homme, dit Sigaud dans ce mémoire, dont il nous faut analyser quelques passages à cause des conclusions thérapeutiques qui s'en dégagent, l'homme ne saurait être séparé de son milieu. Or ce milieu affecte trois formes : milieu cosmique, qui suscite les réactions musculaires et respiratoires ; milieu social, qui détermine les réactions cérébrales ; milieu alimentaire, qui provoque les réactions digestives. Suivant les conditions dans lesquelles il est placé, l'individu subit l'influence prédominante de tel ou tel de ces mi-

---

(1) SIGAUD. Essai d'interprétation de l'évolution individuelle de l'homme par la morphologie abdominale. (*Rev. scientif.*, 18 juin 1904). Cet auteur vient de développer les mêmes idées dans un livre des plus originaux intitulé : *Les Origines de la maladie*, Paris, 1906.

lieux, et s'y adapte en développant les organes qui lui correspondent. A la campagne, s'il vit en paysan, il se fait du muscle ; à la ville, où le milieu social est prépondérant, il perfectionne son cerveau, en d'autres termes, il devient un « musculaire » ou un « cérébral », *c'est-à-dire un homme dont le système musculaire ou le cerveau a besoin d'une somme d'excitations supérieure à celle qu'exigent ses autres appareils*, pour que l'équilibre vital, autrement dit la santé, soit maintenu ou rétabli. Chez le musculaire, chez le cérébral, le système digestif passe donc au second plan quand il s'agit d'instituer un traitement et, au point de vue du diagnostic et du pronostic, la tension abdominale ne reflète plus aussi fidèlement que le voulait la loi ci-dessus énoncée, la résistance de son organisme.

Quoi qu'il en soit, la suralimentation étant chose banale et de plus en plus répandue, le médecin aura plus souvent affaire à des digestifs qu'à des musculaires ; tout au plus ces digestifs seront-ils fréquemment mâtinés de cérébraux en raison de la vie d'agités que mènent la plupart des civilisés, — ce qui le conduira à prescrire une hygiène morale à côté du traitement purement physique. Aussi la connaissance du ventre conserve-t-elle la première place dans la séméiologie des maladies de notre époque, et les déductions que l'on en peut tirer justifient les développements que nous allons consacrer à l'étude de la tension abdominale.

La *tension abdominale* est la résultante de facteurs multiples, parmi lesquels les parois du ventre ne jouent qu'un rôle très effacé et même nul dans la généralité des cas. Elle est, en effet, due à la résistance qu'opposent les tuniques gastro-intestinales à l'effort d'expansion des gaz que renferment l'estomac et les intestins ; c'est seulement quand ces tuniques cèdent à leur pression, que les muscles fermant la cavité abdominale interviennent et, comme on le voit, d'une façon secondaire, accessoire. Il en résulte que parfois, avec un ventre bien musclé, une tension abdominale, bonne en apparence, cache une faiblesse réelle des voies digestives ; inversement, chez une femme ayant eu beaucoup d'enfants, on peut avoir une tension abdominale très satisfaisante avec un ventre tombant en besace. Ceci soit dit dès le début pour éviter toute confusion dans cette question de tension abdominale, appelée aussi et plus justement *tension digestive*, car elle est bien viscérale d'origine et non pariétale.

Elle est viscérale d'origine et en relation directe avec toutes les modifications qui surviennent dans les organes digestifs. La sensibilité de ces organes est son *primum movens*, car c'est elle qui, au contact des aliments avec les muqueuses de la bouche et de l'estomac, déclanche le mécanisme en vertu duquel l'appareil digestif entre en fonction. A cet appel, le sang afflue dans les vaisseaux, et les glandes se mettent à sécréter avec une activité formidable, que l'on n'apprécie bien qu'en réfléchissant à l'énorme quantité de sucs gastrique, biliaire, pancréatique..., mis en œuvre par chaque digestion (1). En même temps,

_____

(1) Chez l'homme, on évalue approximativement la quantité de salive sécrétée en vingt-quatre heures à 500, 1.000 ou 1.500 grammes ; pour le suc gastrique, 3 à 4 litres (6 à 7 litres pour certains physiologistes) ; pour le suc pancréatique, 200 à 300

les muscles se contractent pour brasser le bol alimentaire. La conséquence forcée de cet éréthisme circulatoire et de ce travail tant musculaire que glandulaire, est une élévation de la température locale, donc une dilatation des gaz renfermés dans la cavité close que forme le tube digestif et, en fin de compte, une augmentation de la tension abdominale, qui persiste tant que dure l'élaboration des aliments.

Mais cette tension doit être envisagée sous une autre face. A côté des gaz qui, en s'échauffant, prennent de l'expansion ou qui simplement « se tassent » pour faire place à la masse en somme volumineuse d'aliments et de boissons introduits dans l'estomac, il faut tenir le plus grand compte de la résistance qu'apportent à cette poussée les parois des voies digestives, — résistance passive des tuniques cellulo-élastiques, qui se refusent à se laisser distendre : résistance active de la part des tuniques musculaires, qui luttent en se contractant.

C'est de ce conflit entre le contenant et le contenu digestif, que naît en définitive la tension abdominale. On comprend qu'elle peut être forte ou faible suivant que varie l'un de ses nombreux éléments ; mais comme (à part la sensibilité) ils marchent habituellement de concert, comme par exemple l'affaiblissement de la musculature coïncide généralement avec un ralentissement dans les sécrétions, on arrive à cette conclusion que, si la tension abdominale n'est pas toujours en rapport avec la force de l'individu, du moins *elle*

grammes (700 à 900 gr. d'après Laulanié) ; pour la bile, 300 à 800 grammes, peut-être plus ; pour le suc intestinal, sa sécrétion n'a pas été mesurée.

mesure, pour qui sait l'interpréter, l'énergie des réactions physiologiques de l'appareil digestif, donc le taux de sa vitalité et la vigueur des parois musculaires ou cellulo-élastiques de l'estomac et des intestins. C'est pourquoi il nous arrivera d'employer, par extension, le terme de *tonicité digestive* au lieu de celui de tension abdominale, et de désigner sous le nom d'*atonie* la défaillance de l'ensemble des fonctions, soit gastriques, soit intestinales.

Chez un individu se nourrissant modérément, si la digestion s'effectue régulièrement et sans à-coups, la tension abdominale est moyenne (ni trop forte, ni trop faible), uniforme dans toute l'étendue du ventre et à peu près constante, c'est-à-dire que si l'on examine le sujet avant et après le repas, on constate que l'excitation alimentaire la modifie à peine, parce que la poussée gazeuse qui succède à l'ingestion des aliments est modérée et d'ailleurs efficacement réprimée par les tuniques digestives.

Cette tension donne à l'abdomen une forme, une consistance et une sonorité spéciales, qui font que doivent être considérés comme normaux seulement les ventres qui sont : 1° De volume moyen ; 2° De forme régulièrement ovoïde (sans saillies ni dépressions), *qui se raccorde exactement avec les lignes du thorax*, et ne varie pas lorsqu'on fait passer le sujet de la station debout dans la position couchée ; 3° De consistance partout également résistante *et élastique* ; 4° Enfin, *de sonorité uniforme et constante*, cette sonorité étant, quel que soit le moment de la digestion, partout d'une intensité moyenne (ni tympanique, ni mate) et d'une tonalité moyenne (ni grave, ni aiguë). — Dans ces ventres qui, il faut en convenir, se rencontrent exceptionnellement chez l'adulte et même chez l'enfant, il n'est pas possible, ni par la palpation, ni par la percussion, de distinguer les différents segments digestifs, de délimiter les contours du cœcum ou des côlons, du grêle ou de l'estomac.

Voyons maintenant ce qui va se passer dans un tube digestif recevant quotidiennement une surcharge alimentaire.

S'il est vigoureux, s'il appartient à un de ces sujets sans tare diathésique que Sigaud appelle des « *Forts* », il s'adapte à la suralimentation *en hypertrophiant ses parois gastro-intestinales dans toutes leurs parties constituantes, muscles, glandes, vaisseaux ;* le foie lui-même participe à cet accroissement en volume et en puissance fonctionnelle. Aussi le premier indice de cette déviation des fonctions digestives n'est-il pas, — nous ne le dirons jamais assez, — un syndrome morbide, mais au contraire un ensemble de signes que l'on se plaît à considérer comme preuve d'une excellente santé. Le Fort qui se sur-nourrit jouit d'un grand appétit, parfaitement régulier, qui lui permet de faire un solide déjeuner dès qu'il est éveillé ; d'ailleurs il tolère merveilleusement les repas copieux et s'adonne sans inconvénient à tous les excès ; aimant tout, même le gras, il digère tout sans jamais « sentir son estomac » ; il a des selles à heure fixe, bien composées... ; *sa tension abdominale est bonne*, trop bonne, pourrait-on dire, et on le voit insensiblement prendre du ventre.

Ce ventre, il le garde un temps variable suivant la vitalité native de son appareil digestif, mais enfin vient un jour où, cédant à ce surmenage de tous les instants, les parois gastro-intestinales fléchissent en leurs points faibles et d'abord au niveau du cœcum ; d'où *la stase cœcale* avec les conséquences que maintenant nous connaissons. A partir de ce moment, les réactions digestives perdant leur énergie primitive, les digestions deviennent moins parfaites, la dyspepsie s'installe sournoisement et, si elle ne se traduit pas encore par des symptômes subjectifs assez sérieux pour attirer l'attention du sujet, du moins on peut, en explorant l'abdomen, reconnaître *l'abaissement de la tension digestive* aux symptômes objectifs que nous décrirons bientôt.

Cette phase pathologique ne se montre ordinairement pas chez le Fort des premières générations de suralimentés ; mais on l'observe constamment chez ses descendants, car il leur a nécessairement légué un appareil digestif de plus en plus affaibli, à mesure que s'accumulent les causes de fatigue et d'usure.

Ces descendants sont donc, par droit de naissance, des « *Faibles* », qui continueront à se suralimenter jusqu'à ce que la dyspepsie se révélant enfin, non plus seulement par des malaises que l'on néglige, mais par de véritables douleurs, ils se sentent obligés de se rationner et de se faire un régime. Ce phénomène nouveau, *cette hypertrophie de la sensibilité*, est intéressant à étudier. Il coïncide avec *un affaissement de plus en plus marqué de la tension abdominale*, et est en rapport avec la déchéance des éléments anatomiques des voies digestives (Sigaud). En effet, toute cellule qui s'affaiblit devient anormalement irritable. Il y a là une sorte d'acte de défense de l'organisme qui, *par la douleur*, nous met en garde contre les agents qui le mènent à la ruine.

Dans le domaine digestif, cette exaltation de la sensibilité défend encore le dyspeptique par un autre mécanisme : *elle est cause que son appareil digestif s'inhibe avec une extrême facilité*. Si la masse alimentaire, pour être « travaillée », nécessite une dépense de force supérieure à l'énergie de l'organe avec lequel elle entre en contact, l'effort fonctionnel avorte (Sigaud) : les contractions musculaires s'arrêtent (d'où ballonnement) ou se convertissent en spasmes (1), les sécrétions glandulaires se tarissent, et l'organe momentanément s'immobilise *et se repose*.

Il est probable que ces phénomènes d'inhibition sont infiniment plus fréquents qu'on ne pourrait le supposer ; on les prend pour de l'atonie par dégénérescence tissulaire, et l'on conclut à tort que toute thérapeutique est par avance frappée d'insuccès. Nous en avons un remarquable exemple dans la constipation, et en particulier dans celle qui s'accompagne d'encrassement, d'entéroripose. Que dans ce cas on purge sans répit, jusqu'à « décapage » *complet* de l'intestin, et, au lieu de l'épuisement auquel on est en droit de s'attendre, on sera tout étonné de constater

(1) Le ballonnement, ce symptôme si fréquent chez les dyspeptiques, est en effet dû à ce que le tube digestif possédant encore une vitalité suffisante pour réagir en face de l'aliment les gaz qu'il renferme s'échauffent et se dilatent ; mais ne rencontrant, pour les « brider », qu'une musculature paralysée par l'inhibition, ils prennent une expansion démesurée. Avec un appareil digestif plus affaibli, la poussée gazeuse ne se faisant plus, on trouve à la palpation un intestin dans lequel des points en état de spasme alternent avec des zones molles considérées comme atones et dégénérées, quand peut-être elles ne sont qu'inhibées.

que cet organe récupère une activité que, sous ses apparences d'atonie, on était loin de lui soupçonner ; c'est qu'il était réduit à l'impuissance par les matières collées à ses parois, agissant soit par réflexe inhibitoire en leur qualité de corps étrangers, soit par les toxines qu'elles élaboraient d'une façon continue.

Pour en revenir au Faible, nous arrivons à cette conclusion paradoxale, c'est que, protégé par son aptitude à souffrir et à s'inhiber, son appareil digestif a bien des chances de se maintenir dans un *statu quo* durable malgré sa vitalité précaire ; parfois même il s'achemine vers la guérison, comme nous l'avons fait observer à propos de l'évolution de l'entéroptose. Le Fort, au contraire, livré à lui-même et desservi par une tolérance digestive qui lui permet tous les excès, use et abuse de ses organes jusqu'à surmenage absolu.

Il en résulte que les renseignements fournis par la tension abdominale doivent être interprétés tout différemment, suivant que le malade appartient à la catégorie des Forts ou des Faibles (Sigaud). Pour les classer, nous dirons que doit être considéré comme Fort celui dont les antécédents héréditaires sont nuls ou peu chargés : qui, comme nous le disions tout à l'heure, est *ou fut* gros mangeur, grand buveur, aimant et digérant tout : qui est ou qui fut, à une époque quelconque de son existence, obèse ou tout au moins obèse du ventre ; *chez lui, tout signe d'affaiblissement de la tonicité digestive, si peu net qu'il soit, dénote un épuisement avancé et peut-être irrémédiable de son appareil digestif.* On dira Faible l'individu qui, venu au monde lourdement taré, fut toujours de santé délicate : qui, supportant mal les repas copieux et les écarts de régime, dut toujours

se surveiller et choisir ses aliments avec discernement,
— nombre d'enfants, de femmes et de nerveux sont
dans ce cas ; alors les signes objectifs relevés à l'exploration du ventre ont relativement peu de valeur et
ne comportent pas le pronostic grave qu'ils auraient
chez tout autre malade.

Les considérations générales que nous venons d'exposer étaient nécessaires pour aborder avec fruit
l'étude de la palpation et de la percussion abdominales : c'est ce que nous ferons dans le prochain chapitre.

CHAPITRE X

Diagnostic de l'arthritisme en vue d'un traitement pathogénique (*fin*).

Sommaire. — *Exploration abdominale : technique et interprétation.* — 1° Inspection. Gros et petits ventres. — 2° Palpation générale, procédé de choix pour apprécier la vitalité digestive. — Plus un ventre est rénitent, plus il est élastique, moins il est atone. — 3° Palpation profonde, méthodique. — Exploration du foie; sensibilité épigastrique; lobe d'alarme. — Diagnostic différentiel des douleurs siégeant dans les viscères abdominaux. — Boudin cœcal, cordon sigmoïdal, hypertrophies et ptose du foie, etc. — 4° Percussion générale : interprétation des qualités de la sonorité abdominale. — Doivent être considérés comme signes d'atonie tous les écarts extrêmes d'intensité ou de tonalité du son abdominal. — 5° Percussion méthodique; interprétation de la topographie de la sonorité abdominale. — Percussion du cœcum : son importance capitale pour le traitement. — 6° Epreuve de la sangle et du traitement complet dans l'entéroptose. — 7° Inspection de la gorge et de la langue.

Ce que nous avons dit dans les pages précédentes de la signification de la tension abdominale et du tact médical qu'il faut apporter dans son interprétation, nous permettra dans le présent chapitre de nous en tenir généralement aux simples constatations cliniques ; la description y gagnera en précision et en clarté. Suivant les habitudes classiques, nous allons exposer d'abord les données fournies par l'inspection du ventre, puis celles qui nous viennent de la palpation générale et de la palpation profonde, méthodique, enfin de la percussion ; à ces manœuvres nous ajouterons celle que Glénard appelle l'épreuve de la sangle, en raison des applications thérapeutiques qui en découlent.

1º **Inspection.** — Elle est d'importance capitale dans les gros ventres, où, beaucoup plus sûrement que tous les autres moyens d'investigation, elle nous permet de dépister l'hypotension digestive dès ses débuts (Sigaud). Pour peu, en effet, que, sous l'influence du surmenage alimentaire, la tension abdominale s'affaiblisse, *le gros ventre* « se tient » moins bien, varie spontanément de volume d'un jour à l'autre et *n'a plus la même forme, la même physionomie, lorsqu'on examine le malade alternativement debout puis couché* (1). Plus tard, il se déprime, soit à l'épigastre, soit aux flancs, mais peut encore, sous l'influence d'un traitement diététique approprié, récupérer sa vitalité compromise et revenir à une forme à peu près normale ; cependant il garde, comme vestige de son ampleur évanouie, un évasement notable de la base du thorax, grâce auquel on le diagnostiquera même après sa disparition. Si, par

____

(1) En cas de doute, mesurer la circonférence du ventre au niveau de l'ombilic sur le sujet dans ces deux positions.

contre, les erreurs d'hygiène ne sont pas corrigées, l'atonie digestive, à partir de ce jour, progresse rapidement, et le gros ventre s'affaisse, s'effondre et tombe en besace ou en tablier au devant du pubis (1).

Les *ventres de volume moyen* subissent les mêmes péripéties que les gros ventres et, comme pour eux, au début de l'hypotension digestive, les changements de forme suivant l'attitude du sujet sont caractéristiques. Dans la suite, ils deviennent globuleux à l'hypogastre (debout), plats ou creux (couché).

Enfin il est *des petits ventres*, petits non seulement parce qu'au premier coup d'œil ils paraissent plats, sans relief, mais parce que réellement la cavité abdominale est étroite dans toutes ses dimensions. Cette particularité est bien connue des éleveurs qui attachent la plus grande importance aux « formes » des animaux ; il est regrettable qu'on ne la recherche pas chez l'homme, car elle nous donnerait de précieux renseignements sur la vigueur du tube digestif. En effet, le développement de la cage constituée par les os et les aponévroses du ventre, des lombes et du bassin, est incontestablement en relation avec l'état des viscères qu'elle renferme. Dans ces petits ventres où *les hanches sont étroites*, les flancs creux, les reins grêles et ensellés, la tension abdominale est toujours médiocre et l'appareil digestif en imminence de défaillir ; ce sont par excellence des ventres de Faibles.

Même remarque à propos des muscles de la paroi

---

(1) Ce signe, bien entendu, perd beaucoup de sa valeur chez la plupart des femmes ayant eu des enfants.

abdominale, qui généralement s'atrophient à mesure que dégénère l'appareil digestif.

Pour la graisse de cette même paroi, *elle est aussi un signe de décadence* (1). Dans les gros ventres, tant que l'organisme lutte contre la surnutrition, la peau reste mince; plus tard, elle s'infiltre de graisse ferme. Puis, quand tout fléchit, quand les voies diges-tives succombent au surmenage, elle s'épaissit de plus en plus, se ramollit et se plisse; le sujet étant debout, le ventre est encore proéminent, mais dans le décu-bitus horizontal, il s'étale ou « rentre » et, si l'obser-vateur isole la paroi abdominale des anses intestinales sous-jacentes, il est étonné de les sentir molles et affaissées.

Au cours de l'inspection du ventre, on notera enfin, s'il y a lieu, les vergetures (pouvant provenir d'une obésité maintenant disparue), les hernies *de fai-blesse* (symptôme dû au relachement des tissus fibreux chez l'arthritique sur le déclin), l'œdème que quelquefois nous avons vu nettement circonscrit dans la zone hépatique, le développement des réseaux veineux sous-cutanés, etc.

2º De tous les procédés d'exploration abdominale, la **palpation générale** est peut-être celui qui donne les notions les plus exactes sur la tonicité digestive. *Le diagnostic de la vitalité de l'appareil digestif peut, en effet, et doit se faire par simple apposi-tion de la main sur le ventre.*

(1) Il en est ainsi surtout chez l'homme, car la femme a naturellement les formes plus arrondies et le tissu cellulaire plus chargé de graisse de réserve.

Ce mode d'exploration, qui au fond n'est qu'un geste, consiste à poser la main droite largement étalée à plat sur le ventre pour en apprécier, par une ou deux pressions modérées, la résistance et l'élasticité. Après cette palpation générale, il est souvent utile de localiser un instant son examen sur les points supposés faibles, au flanc droit, et un peu au-dessus et à gauche de l'ombilic, points que l'on déprime doucement avec l'extrémité des doigts juxtaposés. On se fait ainsi une idée superficielle de la tonicité du cœcum et de l'estomac, que l'on complètera ultérieurement par la palpation profonde.

Dans certains gros ventres qui « se tiennent » et qui sonnent mat, la rénitence est très forte *mais trompeuse*, parce qu'elle est le fait, non pas tant de l'exagération de la tension abdominale que d'une augmentation de la densité des viscères digestifs qui, comme nous le disions dans le précédent chapitre, se sont hypertrophiés pour lutter contre la surcharge alimentaire ; évidemment il se fait là une compensation, mais elle n'est que momentanée, et fera place à l'atonie dans un avenir plus ou moins éloigné. Dans les ventres tympanisés, la rénitence également considérable est d'un pronostic fâcheux, car elle dénote une paresse de la musculature gastro-intestinale obligée de céder à la poussée des gaz abdominaux.

Hors ces cas, on peut dire que *plus un ventre est rénitent, et surtout plus il est élastique, moins il est atone*. La formule est simple, mais son application est délicate, car elle suppose une éducation du palper qui ne s'acquiert que par l'habitude. Il faut, en effet, apprendre à distinguer, à dissocier, la sensation de rénitence (résistance qu'oppose le ventre à la pres-

sion) de l'élasticité (facilité avec laquelle il revient à sa
forme primitive). C'est ainsi que certains ventres semblent au premier abord très suffisamment élastiques,
mais à l'analyse on constate qu'ils manquent de rénitence, qu'ils donnent à la main l'impression d'un bal-
lon de baudruche mal gonflé : or, ce sont là des ventres profondément dégénérés, ordinairement tenus
dans cet état d'éréthisme artificiel par l'usage journa-
lier de laxatifs ou de dépuratifs (Sigaud). D'autres, au
contraire, paraissent absolument mous, et c'est seulement après une palpation attentive que l'on découvre,
flottant sous une paroi trop lâche, dans une cavité trop
large, une masse intestinale encore élastique (fréquent
chez les femmes multipares).

Enfin il est nécessaire aussi de savoir faire la part
de ce qui appartient en propre à la paroi abdominale,
rebelle à la palpation chez les nerveux, trop musclée
chez les gens vigoureux, extrêmement amincie chez
les vieux dyspeptiques et la plupart des Faibles.

3° **Palpation profonde et méthodique.** — Nous
ne pouvons qu'effleurer ici la question de la palpation
profonde et méthodique, telle que l'enseigne Glénard,
car il nous est impossible dans ce court aperçu de résumer ses travaux sur les ptoses ; nous n'en retiendrons que les points principaux, ceux qui ont un intérêt pratique direct et sont de constatation facile.

Sachant que chez l'arthritique par suralimentation
le foie est pour ainsi dire toujours touché, on recherchera
d'abord si cet organe est sensible à la pression. Or,
de tous ses lobes, le lobe gauche est certainement
celui qui est le plus fréquemment douloureux, parce
que c'est celui qui se congestionne le plus souvent et

le plus vivement, peut-être aussi parce que la circulation de retour y est plus difficile que dans le lobe
droit (1). Ses relations vasculaires avec l'estomac, vues
par Glénard et démontrées par Sérégé (2), expliquent
cette susceptibilité. Dans notre pathogénie de la dyspepsie, nous avons insisté sur ce fait capital pour la
symptomatologie digestive, qu'il n'y a pas de stase
cœcale sans stase gastrique ou tout au moins sans prolongation du séjour des aliments dans l'estomac. Ainsi
mis aux prises avec une masse volumineuse qu'il ne
déverse dans le grêle qu'avec peine, cet organe lutte
par de vigoureux efforts qui appellent le sang dans
ses vaisseaux et dans ceux du lobe hépatique auquel
il est relié ; tant que sa sensibilité, normalement ob-
tuse, ne s'est pas développée par affaiblissement de ses
éléments anatomiques, il ne souffre pas, mais le foie
se charge de nous révéler ses perturbations fonctionnelles en devenant sensible au niveau de son lobe gauche, d'abord seulement pendant la digestion gastrique, puis d'une façon continue.

(1) Les veines sus-hépatiques s'abouchent avec la veine cave
sous un angle de 65 à 115° pour le lobe gauche, de 20 à 55° seulement pour le lobe droit. Il en résulte que l'aspiration thoracique, *qui règle la circulation dans le foie*, exerce beaucoup
plus difficilement son action à gauche qu'à droite : il faut, en
effet, 95 secondes à une solution de ferrocyanure de potassium
pour traverser le foie gauche, tandis que 45 secondes suffisent
pour qu'elle disparaisse entièrement du foie droit. (SÉRÉGÉ. *Du
rôle de l'aspiration hépatique dans le traitement des manifestations gastriques de l'hépatisme*. Gounouilhou, édit., Bordeaux, 1905).

(2) SÉRÉGÉ. *Etude de la circulation porte dans le foie et
des localisations lobaires hépatiques*. Gounouilhou, édit., Bordeaux, 1901.

C'est donc au niveau de ce « lobe d'alarme », à l'épigastre, que devront porter les premières explorations dans la palpation méthodique de l'abdomen. Par une série de pressions lentes, douces, mais bien appuyées, faites avec la pulpe des doigts juxtaposés, immédiatement au-dessous de l'appendice xyphoïde, voir si l'on n'éveille pas une douleur, soit locale, soit à distance. Si ce point est indolore, descendre la main en l'inclinant vers la droite, puis suivre le bord costal droit et au besoin s'insinuer derrière lui, de bas en haut, en invitant le patient à faire des inspirations profondes. *Si l'on rencontre une zone sensible, s'attacher à délimiter exactement son siège et sa topographie* (1). Quelquefois cette sensibilité est imprécise: le malade hésite à l'affirmer. Dans ce cas, continuer à exercer des pressions sur le territoire hépatique gauche avec une main, tandis que l'autre appuye fortement à l'hypogastre ou dans le flanc gauche, et demander : « Par comparaison, est-ce plus sensible ici ou là ? » Il est rare que cette épreuve laisse des doutes.

(1) Normalement, des lobes du foie, seul le droit se cache derrière les 9 et 10es côtes, tandis que les autres dépassent sensiblement la ligne costale. En effet, son lobe moyen et la vésicule biliaire font une légère saillie au-dessous des 7 et 8es côtes (en dedans de la ligne mamelonnaire, *sur le bord externe du grand droit*), et son lobe gauche, continuant cette saillie, traverse l'épigastre à 2 ou 3 doigts au-dessous de la pointe sternale, en se dirigeant en haut et à gauche (v. fig. 4). Ces détails anatomiques sont bons à rappeler, car en clinique on considère trop volontiers comme malade tout foie qui, suivant l'expression consacrée, « déborde les côtes ». Voir BRUANDET. *L'anatomie sur le vivant. Guide pratique des repères anatomiques.* Paris, 1906.

Or, une douleur située juste à la pointe du sternum ne peut appartenir qu'au *lobe hépatique gauche*, quand elle est superfiicielle et ne siège ni dans la peau, ni dans les muscles ou attaches tendineuses, et l'on affirmera cette origine lors même que ce lobe ne serait perceptible ni à la palpation, ni à la percussion. Il en sera de même lorsque la douleur est un peu plus bas, si elle dessine une ligne régulière, droite ou faiblement incurvée à concavité supérieure et se dirigeant obliquement de droite à gauche (où elle se perd) et en haut. Pour mettre en cause l'*estomac*, il faudrait que cette douleur siégeât sensiblement plus bas, en dedans du rebord costal gauche, et plus profondément (Glénard).

Une douleur superficielle à droite, sous le rebord costal et le long du relief formé par le grand droit de l'abdomen, a pour point de départ le *lobe hépatique moyen ou cholécystique.*Ce lobe se rattachant physiologiquement au lobe gauche, sa sensibilité peut coïncider et se continuer avec celle de ce dernier ; comme elle, elle dénote un trouble dans les fonctions gastriques, à moins qu'elle ne soit causée par de la lithiase biliaire. Dans cette même région se trouvent : en dehors du point cystique, derrière la dixième côte, le *coude droit du côlon*, et plus bas le *rein droit* : en dedans de ce point, sous le grand droit, le *pylore* et la *portion descendante du duodénum* (1) ;

---

(1) Ces rapports ne sont exacts que s'il n'y a pas de ptose prononcée : dans un ventre disloqué ils sont plus ou moins détruits. Alors, procéder par exclusion en distinguant d'abord la sensibilité propre au foie, reconnaissable à son siège superficiel et à sa configuration spéciale.

mais les douleurs auxquelles ces divers organes peuvent donner naissance, outre qu'elles sont plus rares que celles du lobe moyen du foie, sont mieux circonscrites et surtout plus profondes.

Toujours à droite et superficiellement, mais un peu plus bas et plus en dedans que la sensibilité du lobe cystique, se rencontre quelquefois le « bouton diaphragmatique », *point douloureux du phrénique*. Ce même nerf, dans les affections congestives du foie, peut traduire son irritabilité par d'autres points névralgiques à la base du thorax, au niveau des insertions diaphragmatiques, par la douleur dans l'épaule droite déjà décrite, enfin par une sensibilité à la pression entre les deux chefs du sterno-mastoïdien droit, sensibilité que l'on appréciera aisément en comparant les deux côtés du cou.

Revenant au foie, incriminer son *lobe droit*, même en l'absence de matité, si le malade accuse de la douleur derrière les dernières côtes droites, — au-dessous d'elles et assez bas, lorsque ce lobe est hypertrophié ou prolabé (dans certains cas d'obésité, de diabète, d'urolithiase et d'entéroptose).

Plus bas, dans la fosse iliaque droite, on trouvera le *cœcum*, fréquemment sensible dans l'entéroptose et dans la congestion hépatique accompagnée, soit de symptômes gastriques (dyspepsie simple ou escortée de crises douloureuses paroxystiques), soit de retentissement sur le système nerveux (névropathie sans caractères déterminés ou neurasthénie franche). La sensibilité de ce segment intestinal est souvent attribuée à tort à l'ovaire, au rein mobile, ou encore à l'appendice. La *douleur appendiculaire*, quand elle siège dans son lieu d'élection (point de Mac Burney) est beaucoup plus profonde et moins diffuse que celle du cœcum ; notons qu'il peut arriver de confondre cette dernière avec une douleur due au spasme du *coude que parfois forme la portion iliaque du côlon descendant* au moment où, après avoir traversé horizontalement l'hypogastre derrière le pubis, elle plonge à droite dans le petit bassin pour s'aboucher avec le rectum.

Pour en finir avec les points douloureux du tube digestif, signalons : 1º dans la fosse iliaque gauche, ceux de l'*S iliaque* (superficiel et rare) et de l'*angle ilio-pelvien* (profond et fréquent) ; ce dernier est provoqué par un spasme de la portion iliaque du côlon descendant dont nous venons de parler, lorsque, conservant sa forme normale, elle pénètre directement dans le petit bassin, en se coudant sur le détroit supérieur, côté gauche ; ce point est pour Geoffroy, la cause provocatrice de la plupart des vomissements incoercibles des femmes enceintes (1) ; 2º plus haut, caché dans l'hypochondre gauche et très profondément, le point du *coude gauche du côlon* ; 3º enfin sur ia ligne médiane, à une hauteur extrèmement variable, celui du *côlon transverse sténosé* (2). Tous ces points dou-

___

(1) Voir communications de J. GEOFFROY aux Congrès de Bordeaux (1895) et Moscou (1897) sur *Les spasmes et les contractures du tube digestif.*

(2) En recherchant le transverse, on peut rencontrer des points douloureux situés profondément dans la région ombilicale ; ils sont dus à une hyperesthésie des *ganglions du plexus solaire*, causée par l'irritation des viscères qu'ils énervent. D'après Leven, ces ganglions forment 4 groupes principaux disposés autour de l'ombilic en un cercle de 6 centimètres de rayon : le groupe supérieur correspond à l'estomac, ceux de droite et de gauche aux intestins, le groupe inférieur aux organes génito-urinaires.

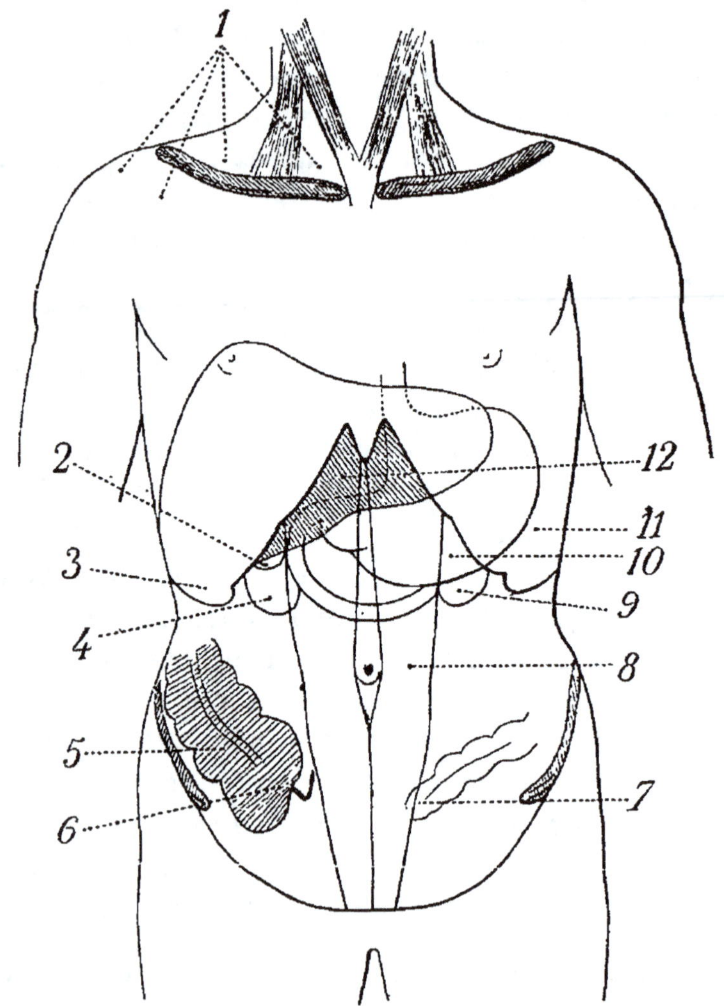

Fig. 4. — *Topographie de la douleur dans un ventre sans ptoses.* — 1. Points du phrénique. — 2. Point cholécystique. — 3. Zone du lobe hépatique droit et point du coude droit du côlon. — 4. Rein droit. — 5. Zone cœcale. — 6. Point appendiculaire. — 7. Point ilio-pelvien. — 8. Grands droits. — 9. Rein gauche. — 10. Zone gastrique. — 11. Point du coude gauche du côlon. — 12. Zone et ligne douloureuses des lobes hépatiques moyen et gauche.

loureux, répartis sur le trajet de l'intestin depuis le pylore jusqu'à sa terminaison, sont dus à des contractures appréciables sous forme d'empâtement diffus ou de bosselures élastiques, grosses comme un abricot, mobiles ; elles se dissolvent par un massage doux et prolongé, et leur disparition est suivie d'une amélioration des douleurs locales et des symptômes dyspeptiques ou névropathiques qui leur font cortège (Geoffroy).

Le siège et la topographie de la douleur suffisent généralement pour préciser son origine ; cependant, comme pour le foie, il peut, dans certains cas, subsister des doutes, ajoutons que la sensibilité à la pression viendra sûrement de cet organe si on la voit persister pendant plusieurs heures après l'examen, (signe pathognomonique, malheureusement inconstant) ou si, pendant l'exploration, le malade se plaint de sensations pénibles à distance, telles que douleurs dans l'épaule ou l'omoplate droites, dans le dos ou au cou, nausées ou « mal à l'estomac », constriction de la gorge avec oppression, quintes de toux... (Glénard).

Notons enfin que cette sensibilité du foie, que l'on est étonné de constater si fréquemment lorsqu'on explore systématiquement l'épigastre de tous ses malades, ne nous permet en aucune façon de préjuger de la gravité de l'affection dont il est atteint. *Elle signifie seulement que le foie subit actuellement une poussée de congestion*, qu'il est en état d'hyperdysfonction, d'insuffisance relative. Au point de vue du pronostic de la maladie hépatique, les caractères d'hypertrophie, de variabilité dans le volume, de déformation ou d'atrophie, sont en effet beaucoup plus importants que ceux de sensibilité et même que ceux de consistance (Glénard, Mongour).

En recherchant la sensibilité épigastrique, on sent souvent sous le doigt, surtout chez les névropathes, les *battements de l'aorte* : simple signe d'atonie gastro-colique, lorsqu'il est isolé ; signe de ptose caractérisée quand, au-devant de ce vaisseau, on perçoit nettement une petite masse molle, aplatie, du volume et de la forme du pouce, mobile, parfois sensible, et qui n'est autre que le *côlon transverse* en état de spasme ou d'atrophie (corde colique de Glénard : relativement rare et difficile à trouver).

Le territoire hépatique ayant été exploré, se reporter dans la *région cæcale* et là, procéder à l'examen, non plus par pressions successives comme nous l'avons fait pour le foie, mais par glissements. Pour cela, avec la pulpe des doigts juxtaposés de la main droite placée perpendiculairement au cæcum (dans la fosse iliaque droite, le long de l'épine iliaque antéro-supérieure), déprimer légèrement la paroi abdominale et la faire glisser alternativement de dehors en dedans et de dedans en dehors. Quelquefois le cæcum est absolument à fleur de peau ; si on ne le sent pas, renforcer la main droite par la gauche qui aura pour mission d'appuyer tandis que la droite explore, et exercer une pression jusqu'à ce que cette dernière rencontre le plan osseux sous-jacent ; alors faire les mouvements de va-et-vient que nous venons de décrire.

Si le cæcum est sensible, mais ne se détache pas en relief sous la main, s'il n'est pas « délimitable », conclure à un début d'entéroptose ou à de la congestion hépatique (voir plus haut). S'il est délimitable, s'il roule ou « saute » sous les doigts qui le cherchent, en déduire qu'il est atone avec ou sans spasme. Parmi les multiples formes qu'il peut alors revêtir, nous ne citerons que les principales. Il est noueux et pâteux ou dur, mat, lorsqu'il est rempli de scybales, dans la coprostase (disparaît ordinairement par un simple traitement purgatif). Il est régulièrement cylindrique et du volume du poignet, élastique, généralement sonore, dans la précirrhose (régime alimentaire réduit) ou la cirrhose hépatique (régime lacté ou lacto-végétarien) ; cylindrique encore, mais gros comme un œuf, ou au contraire aplati comme un ruban et fortement déjeté en dedans, sonore, dans l'entéroptose confirmée (régime carné, laxatifs, alcalins et sangle, si l'épreuve de la sangle est positive, comme nous l'expliquerons plus loin).

Le *côlon ou S iliaque* s'examine comme le cœcum par glissements, mais en pratiquant le va-et-vient de dedans en dehors, puis de dehors en dedans, la main droite prenant position perpendiculairement au pli de l'aine gauche et à environ 4 doigts au-dessus. Très fréquemment on trouve ce segment intestinal sous forme d'un cordon étroit et rigide, parfois réduit au volume et à la consistance d'un crayon : généralement il est peu ou pas sensible, si ce n'est très en dedans et profondément à l'angle ilio-pelvien (voir plus haut). Associé à un ventre mou, à un cœcum rubané avec ou sans corde colique tranverse, ce « cordon sigmoïdal » ne fait que confirmer le diagnostic d'entéroptose ; mais, isolé, il constitue (de même que la sensibilité des lobes hépatiques gauche et moyen) un signe précoce de dyspepsie gastrique par stase cœcale.

Signalons, en passant, le *clapotage de l'estomac*, lequel n'a réellement de valeur que chez les Forts et

quand il s'accompagne d'une sensation tactile de flot,
rappelant celle de l'ascite, et perçue le matin à jeun
(Sigaud).

Glénard enfin conseille de terminer la palpation de
l'abdomen par la « fouille des hypochondres », au
moyen du procédé néprhroleptique pour les reins (1)
et les coudes du côlon, du procédé du pouce pour le
foie, la vésicule biliaire et la rate. Nous regrettons de
ne pouvoir entrer ici dans les développements que
comporterait la description de cette méthode d'examen
trop rarement utilisée, et grâce à laquelle son auteur
a pu décèler des anomalies objectives du foie dans
70 à 80 p. 100 des maladies de la nutrition.

En explorant la sensibilité du foie suivant les principes que nous avons exposés tout à l'heure, le praticien découvrira la plupart des *hypertrophies et des
ptoses hépatiques* (2). L'hypertrophie du lobe gauche,
la plus importante, car c'est la plus précoce et la plus
grave, se reconnaît assez aisément en palpant la région
épigastrique par une série de petites saccades exécu-
tées avec le bout des doigts très superficiellement et
très rapidement, en partant du voisinage de l'ombilic
et remontant vers la pointe xyphoïdienne ; tout à coup

(1) Nous n'avons pas cru devoir insister sur la recherche des
déplacements du rein, parce qu'ils donnent rarement lieu à des
symptômes autres que ceux de l'hypotension digestive qui les
a provoqués, — lorsqu'un rein mobile est sensible à la pression, c'est qu'il est non seulement ptosé, mais aussi malade par
lui même, — et sont justiciables du même traitement qu'elle,
y compris le port de la sangle hypogastrique (Glénard).

(2) Leur recherche est plus facile quand le malade est couché
sur le côté gauche, la jambe gauche étendue, la droite fléchie
avec le genou reposant sur le lit (Soupault).

on a la sensation d'une rénitence plus ou moins nette qui correspond à la limite inférieure du lobe hypertrophié ou au moins induré (à contrôler par la percussion sur le sujet, couché ou mieux debout).

Il est bon de savoir que tous ces détails de palpation profonde sont presque impossibles à distinguer à un premier examen quand le ventre est dur et tympanisé. Alors purger le malade une ou deux fois avant de renouveler l'exploration. Celle-ci sera plus facile si l'on enduit la paroi abdominale de vaseline ou d'eau savonneuse. Dans les cas délicats, on peut pratiquer le palper sur le sujet plongé dans un bain, et même avoir recours à l'anesthésie, s'il est indispensable de poser un diagnostic précis, lorsque, par exemple, on soupçonne la présence d'une tumeur.

4º **Percussion**. — De la percussion, comme de la palpation, nous devons tirer deux ordres de renseignements. De l'impression générale qu'elle donne nous déduirons le degré de vitalité de l'appareil digestif; de la sonorité de tel ou tel point du ventre, nous conclurons à l'état particulier de l'organe sous-jacent.

Lorsqu'on se propose d'apprécier la vitalité « globale » de l'appareil digestif, pratiquer l'examen de préférence peu après un grand repas, car c'est quand il est excité par l'aliment que cet appareil montre le mieux sa valeur fonctionnelle. Dans ces conditions, percuter *légèrement* le ventre en plusieurs points de sa surface, en s'attachant uniquement à se rendre compte si, dans son ensemble, il est ou n'est pas sonore.

On peut dire que, en principe, *plus un ventre est sonore, moins il est atone*. Cette loi répond à la généralité des faits ; cependant ici, comme dans la palpation, il faut se défier de cette trop séduisante simplicité avec les gros ventres, et lorsqu'il y a tympanisme. Dans les gros ventres, en effet, la sonorité dépend de la structure anatomique des voies digestives ; sont-elles hypertrophiées, donc aptes à lutter efficacement contre la surcharge alimentaire, le ventre sonne mal (première exception à la règle) ; sont-elles, au contraire, dilatées, distendues, donc appelées à déchoir rapidement, puisqu'elles sont d'ores et déjà impuissantes à réfréner les gaz qu'elles renferment, le ventre sonne bien (seconde exception). Il est également très sonore dans la plupart des cas de tympanisme, bien que les voies digestives soient alors, comme nous le savons, dans un état d'atonie accentuée, laquelle, à vrai dire, peut n'être que momentanée.

Tout est de nuances dans cette question de la sonorité abdominale où l'on manque de points de repère fixes. Aussi, chercherons-nous à compléter la formule « plus un ventre est sonore, moins il est atonc », en lui opposant les caractères acoustiques que présente un ventre atone. *Doivent être généralement considérés comme signes d'atonie tous les écarts extrêmes d'intensité* (résonance : submatité ou matité) *ou de tonalité* (très basse ou très élevée) *du son abdominal* (1), — la submatité dénotant encore

(1) Suivant son *intensité*, le son est dit fort (tympanique, résonant), faible (sourd, submat) ou nul (mat) ; sa *tonalité* est grave ou basse, élevée ou aiguë. Ordinairement un son sourd, submat, est en même temps élevé, quelquefois il est grave ; la submatité enfin peut être « sonore », par exemple dans un

plus que la résonance une diminution de la vitalité du tube digestif (Sigaud). En effet, dans un organe creux constitué par une membrane musculo-élastique en tension, comme l'est le tube digestif, le son est d'autant plus fort et plus bas que cette membrane est moins tendue (autrement dit, plus atone), d'autant plus faible et plus élevé que cette membrane est plus tendue (autrement dit, plus irritable, l'irritabilité étant, rappelons-le, généralement en raison de l'atonie); l'affaiblissement du son pouvant être également causé par un affaiblissement de la dite membrane, qui ne réagit plus, parce qu'elle n'en a plus la force (atonie aiguë (1) ou atonie chronique très avancée), on s'explique la gravité relative ou absolue du pronostic de la submatité. Cette règle, vraie pour le tube digestif vu dans son ensemble, est susceptible de restrictions quand on l'applique à certaines de ses parties considérées isolément et en particulier au cœcum : nous verrons bientôt, en effet, que la matité « segmentaire » peut être le fait, non pas tant de l'atonie du canal digestif que des matières qui, amassées dans sa cavité, arrêtent les vibrations sonores.

Indépendamment des qualités de la sonorité abdominale que nous venons d'étudier au point de vue de la vitalité générale du tube digestif, il est intéressant de déterminer sa topographie, afin de mesurer l'énergie réactionnelle de chacun de ses segments.

organe creux et vide, mais dont les parois sont épaissies (phénomène fréquent au niveau du cœcum).

(1) Dans les affections gastro-intestinales aiguës ou subaiguës, le ventre est partout pâteux ou mou, submat ou mat, par suite d'une inhibition profonde du tube digestif.

Cet examen sera fait aussi pendant la période active de la digestion. Percuter *légèrement* d'abord la partie moyenne de l'épigastre dans le voisinage du rebord costal gauche (lieu d'élection de la sonorité propre à l'estomac), puis le flanc droit en dedans de l'épine iliaque antéro-supérieure (cœcum), enfin l'hypogastre (intestin grêle). On constate alors que, tantôt la sonorité est uniforme dans toute l'étendue du ventre, tantôt et beaucoup plus souvent elle est divisée en zones de tonalité et d'intensité différentes les unes des autres.

Est-elle uniforme ? En inférer que toutes les parties du tube digestif sont également vigoureuses, si elle est en même temps moyenne et constante (ventre normal), — ou également atones, lorsqu'elle est très forte, tympanique, ou très faible, submate. *N'est-elle pas uniforme,* les zones de sonorité sont peu nombreuses et réparties suivant la distribution anatomique des trois grands segments digestifs (sonorité en damier de Sigaud) ou au contraire extrêmement multipliées, sans aucun rapport avec les organes sous-jacents et se modifiant d'un instant à l'autre sous le doigt qui percute (sonorité en mosaïque).

La *sonorité en damier* résulte évidemment d'un fonctionnement inégal de l'estomac, du cœcum et du grêle. Sigaud distingue deux variétés de damier : l'un, le « damier de lutte » (avec résonance de l'estomac et du cœcum, submatité du grêle), dont le pronostic est favorable, lorsqu'il se manifeste immédiatement après le repas et dure longtemps ; l'autre, le « damier inverse » (avec résonance du grêle, submatité plus ou moins nette du cœcum et de l'estomac), correspond à un stade plus avancé de l'atonie digestive et

coexiste habituellement avec une grande impressionnabilité et une sensation de fatigue générale. La *sonorité en mosaïque*, fréquente chez les névropathes,
traduit, d'après cet auteur, la faiblesse irritable d'un
tube digestif très atone, dont les diverses parties
réagissent par secousses, par spasmes ou contractures, contre une alimentation ou une thérapeutique
mal comprises.

Nous ne sommes pas en mesure, faute d'expérience
personnelle, de discuter la valeur de ces distinctions
au point de vue du diagnostic ; elles nous semblent
s'inspirer trop exclusivement d'une théorie dont nous
ne contestons pas le bien-fondé, mais qui a le défaut,
à notre avis, d'attribuer toutes les modifications de la
sonorité abdominale à des variations dans le mode
fonctionnel des organes digestifs, *sans tenir aucun
compte de leur contenu*. Or, pour le cœcum qui
nous intéresse tout spécialement, il est évident que,
quand il y a accumulation de matières dans sa cavité,
quand ses parois sont épaissies ou même seulement
encrassées, sa sonorité à la percussion doit s'affaiblir
et tendre à la matité, — sinon en tout temps, au moins
à jeun, lorsqu'il est soustrait à l'influence excitante
des aliments. Pendant les digestions, il arrive, en
effet, très fréquemment que cet organe se dilatant
sous la poussée gazeuse, acquiert une sonorité forte
et basse, attestant, il est vrai, son atonie, mais masquant sa sonorité vraie, celle qui révèlerait la cause
probable de cette atonie, celle qui est en relation avec
l'état de ses parois et son contenu. Il y a dans cette
manière d'envisager la question une indication précieuse pour le traitement, que l'on aurait grand tort de
négliger.

Restant sur le terrain pratique, nous dirons donc au clinicien : « Faites-vous, si vous le jugez bon, une idée de la vitalité du tube digestif et de ses divers segments, en vous basant sur l'impression que donne la percussion abdominale pendant la digestion ; c'est utile au pronostic, — *mais réservez toute votre attention pour l'examen du cæcum à jeun*; c'est indispensable au traitement ».

La technique de cet examen est des plus simples. Percuter le cæcum, légèrement d'abord, puis, si on le trouve sonore, l'écraser avec la main sur laquelle frappe le doigt percuteur, de façon à en chasser les gaz, et alors, quelle que soit sa forme, si des résidus alimentaires s'y sont attardés, il sonne mat : si ses parois sont épaissies ou encrassées, elles ne vibrent pas ou vibrent mal, et il sonne encore mat ou présente de la « submatité sonore ». Dans ce cas, user de purgatifs, et tant que, *comparativement aux parties résonantes voisines* (grêle ou plus souvent estomac), il donne à jeun un son plus faible et plus élevé, insister, car la stase cæcale est le point de départ et des perversions digestives et de la viciation humorale.

Un mot seulement de la *percussion du foie et de la rate*. Elle ne peut qu'induire en erreur, en raison du voisinage immédiat des parties sonores où se perd la matité hépatique ou splénique (Glénard).

Pour le *foie* cependant, deux éléments de diagnostic peuvent être demandés à ce mode d'exploration : siège approximatif de son bord supérieur, hauteur approximative de sa matité dans la ligne mamelonnaire. (A) Quand, par la palpation, on a constaté que le bord inférieur du foie descend plus bas qu'il ne le devrait, on dira que cet organe est *hypertrophié*, si son bord supérieur est aux environs du mamelon, qu'il est *ptosé* si ce bord est à plus de deux doigts au-dessous, (distinction très importante à établir). (B) Quand, au contraire, on n'a pu par la palpation percevoir le bord inférieur du foie, il s'agira d'un foie *atrophié*, si la hauteur de sa matité dans la ligne mamelonnaire est sensiblement inférieure à 10 centimètres, d'un foie *objectivement normal*, (ce qui ne veut pas dire qu'il soit sain), quand elle est de 10 à 11 centimètres.

La *rate* se trouve dans la ligne axillaire, derrière les huit, neuf et dixième côtes gauches, plus bas et plus en avant lorsqu'elle est ptosée. Normalement on obtient en la percutant, une matité à peu près circulaire de peu d'étendue, qui s'agrandit dans certaines cirrhoses hépatiques, et devient elliptique à grand axe horizontal dans le paludisme, à grand axe vertical dans la syphilis (Peyraud, Gautrelet). Eviter de rapporter à la rate les douleurs dues à un spasme du coude gauche du côlon, spasme assez fréquent et généralement méconnu.

5° La **phonendoscopie** est susceptible de fournir d'utiles indications dans les cas où la percussion et la palpation laisseraient quelques doutes, notamment au sujet du lobe hépatique gauche et de la rate. Nous la pratiquons simplement par frottement du doigt, en auscultant avec le stéthoscope ordinaire.

6° **Epreuve de la sangle.** — Après un repas, si les aliments sont convenablement adaptés à l'excitabilité et à la vigueur des organes digestifs, en même temps que s'apaise la faim et que se manifeste une impression de bien-être et de force disponible, on

constate par les procédés que nous venons de décrire,
que la tension abdominale s'élève dans de justes limites. Par contre, on la voit diminuer progressivement à
mesure que s'achève le travail de digestion gastro-
intestinale, à mesure que se fait de nouveau sentir la
faim, et simultanément apparaît une sensation vague
de défaillance, de faiblesse générale, *de fatigue*...,
de sorte que l'on peut dire que le tonus nerveux reflète
très exactement les oscillations de la tension digestive.

Cette relation de cause à effet (1) a été bien mise
en lumière par Glénard dans ses recherches sur l'entéroptose et l'a conduit à instituer un procédé d'exploration abdominale, sur lequel nous devons insister en
raison des déductions thérapeutiques qu'il comporte.
Il s'agit de « l'épreuve de la sangle ». Voici en quoi
elle consiste. Se plaçant derrière le malade et le prenant à bras le corps, avec les deux mains placées
immédiatement au-dessus du pubis, lui comprimer et
relever le ventre. Tantôt il reste indifférent à cette
manœuvre (épreuve négative);tantôt il se dit plus fort
plus alerte, moins « gêné de la respiration », tant que
son ventre est soulevé (épreuve positive). Lorsque les

---

(1) Nous n'entendons cependant pas dire par là que la fatigue ait son unique cause dans la diminution de la tension digestive. Nous nous sommes déjà expliqué sur ce sujet à plusieurs reprises dans ce livre même et incidemment dans notre
rapport sur « L'Alcool au point de vue alimentaire ». (*Revue des
maladies de la nutrition*, 1904, p. 283). Chez l'arthritique en
particulier, à côté cette fatigue réflexe-abdominale, il y a aussi
une fatigue par auto-intoxication avec hyperacidité humorale,
qui est justiciable d'un traitement par les purgatifs associés
aux alcalins.

viscères abdominaux sont sensibles à la pression, leur compression peut au contraire augmenter les malaises du patient; mais, si l'on maintient le ventre bien serré et parfaitement immobilisé pendant quelques instants, il conviendra qu'ils s'atténuent; ici encore l'épreuve doit être considérée comme positive.

Quels que soient d'ailleurs les résultats qu'elle ait donnés, faire toujours ensuite la contre-épreuve, en laissant *doucement* retomber le ventre. A son tour, elle sera aussi positive ou négative; positive, quand le malade se plaint de sentir son ventre tomber, quand réapparaissent instantanément sa lassitude, son oppression, ses tiraillements ou délabrement d'estomac, ses maux de reins...; négative, quand il ne signale aucune impression particulière.

Supposons que l'épreuve de la sangle ait été positive, comment doit-on interpréter le soulagement éprouvé par le malade? En relevant le ventre, on a rétabli la statique de ses viscères abdominaux : en le comprimant, on a augmenté artificiellement sa tension digestive, *et par là même annulé la fatigue et les malaises qui en dépendaient.* N'est-ce pas là un moyen de diagnostic d'une précision merveilleuse, d'une facilité d'application qui le met à la portée de tous, et qui, par surcroît, nous trace tout naturellement la conduite à suivre dans notre thérapeutique?

Aussi, considérons-nous l'épreuve de la sangle comme le complément indispensable de toute exploration abdominale. Est-elle positive? En conclure qu'il y a atonie, hypotension digestive, lors même que le ventre paraît suffisamment élastique et sonore : en conclure surtout qu'il y a indication formelle à prescrire une ceinture hypogastrique (sangle de Glénard), lors même que le ventre est plat ou creux et semble vide de tout viscère. Conseiller en outre les purgatifs pour remédier à la stase cœcale ou à l'entéroripose qui toujours complique l'atonie intestinale, pour résoudre les spasmes et réveiller le tonus des voies digestives. Enfin, pour peu que l'on soupçonne une tare hépatique, y joindre les alcalins et, s'il y a des symptômes *fonctionnels et permanents* d'entéroptose, prescrire un régime alimentaire (1) d'où seront sévèrement exclus le lait (et en particulier le lait cru), les graisses (sauces, fritures, bouillon et aliments gras), les crudités et aliments acides (salades, légumes verts mal cuits, fruits insuffisamment mûrs), les farineux et les aliments sucrés en excès, ainsi que les boissons alcooliques (vin rouge pur...)

7o **Inspection de la langue et de la gorge.** — Nos pères, qui étaient des médecins du pouls et de la langue, n'auraient certes pas négligé de compléter l'exploration du ventre par un examen de la bouche, ce en quoi ils avaient raison, car, malgré l'incertitude qui règne encore sur l'interprétation des signes qu'on y relève, il est utile de les rechercher.

La *langue*, ferme et rose jusqu'à sa base chez l'indi-

---

(1) Ces quatre éléments — sangle, laxatifs, alcalins, régime alimentaire — constituent le « traitement complet » de Glénard. En trois jours, il doit, dans l'entéroptose vraie, amener une détente marquée des symptômes dyspeptiques et asthéniques dont se plaint le malade ; sinon, en conclure ou que le traitement est mal appliqué dans ses détails, ou que le diagnostic est inexact, ou que l'entéroptose est compliquée de lithiase biliaire, de cirrhose hépatique, d'ulcère de l'estomac... Recourir à cette *Epreuve du traitement complet* dans les cas douteux.

vidu qui digère bien, conserve généralement ces caractères dans l'hyperchlorhydrie, tant qu'elle ne se complique pas de fermentations anormales. Dans les entérites aiguës, sa base peut être chargée, mais ses bords et sa pointe sont d'un rouge vif, en raison de l'intensité de la desquamation de l'épithélium du tube digestif. Enfin, dans les entérites chroniques graves, elle se pèle complètement et prend un aspect vernissé du plus mauvais augure.

Les langues blanches, étalées et molles, se rencontrent beaucoup plus souvent que celles dont nous venons de parler. Leur mollesse trahit l'atonie musculaire du sujet. Quant à l'enduit saburral, il nous paraît être en relation avec des fermentations gastro-intestinales et probablement surtout intestinales. Ce qui nous donne à le croire, c'est qu'on ne le voit disparaître que quand, par une série de purgations aidées d'un régime approprié, on a obtenu des selles non fétides et une sonorité abdominale uniformément bonne. Peut-être faut-il voir dans cette prolifération intensive de l'épithélium digestif un moyen de défense contre les produits issus des putréfactions alimentaires. Ajoutons pourtant qu'il ne faudrait pas sur ce seul signe instituer un traitement purgatif à répétition, car il peut être l'attribut d'une simple anorexie nerveuse, dans laquelle la langue se nettoie dès que le malade accepte une ration alimentaire convenable (1).

Pour la *gorge*, on la regarde trop volontiers comme une dépendance des fosses nasales ; en réalité, par sa

____

(1) Mathieu et Roux. *Maladies de l'appareil digestif*, 1re série, pp. 45 et 119.

structure histologique, *elle appartient beaucoup plus à l'appareil digestif qu'aux voies respiratoires.* Aussi n'est-il pas étonnant de rencontrer si fréquemment de l'érythème diffus de la gorge et des granulations pharyngées chez les constipés et les insuffisants hépatiques ou rénaux.

Dans d'autres circonstances, les altérations de ce vestibule du canal digestif ne sont plus seulement révélatrices du vice diathésique, elles y jouent un rôle actif. C'est ainsi que, chez l'arthritique versant dans le lymphatisme, le pus sécrété par des végétations adénoïdes et dégluti d'une façon continue, entretient des troubles digestifs rebelles à tout autre traitement que le curetage de l'arrière-gorge (Gallois). D'autre part, le rhumatisme articulaire aigu est très vraisemblablement une infection dont la porte d'entrée est dans l'isthme pharyngé, et qui ne se greffe que sur un terrain préalablement affaibli par une excessive acidité des humeurs. Enfin, Th. Guyot est allé jusqu'à faire du diplo-entérocoque qui se développe dans l'angine, la pharyngite, le coryza ou l'arthrite alvéolo-dentaire, la cause première et unique de la diathèse arthritique (1). Nous ne suivrons pas cet auteur dans une hypothèse qui nous semble bien difficile à justifier. Contrairement à son affirmation « qu'on ne fait pas de la maladie avec de la bonne santé », nous persistons à considérer le ralentissement de la nutrition comme une perversion du tempérament normal, due à des erreurs quotidiennes d'hygiène engendrant des troubles dans lesquels le microbe n'intervient que

(1) Th. Guyot. *L'arthritis, maladie générale microbienne et transmissible*, 2ᵉ édit., Paris, 1902.

d'une façon tout accidentelle (1), troubles qui précisément sont longtemps compatibles avec les apparences d'une santé florissante.

Nous terminerons par cette profession de foi l'exposé de nos vues sur la pathogénie de l'arthritisme par suralimentation. Jusqu'à présent nous n'avons étayé notre théorie que sur des raisonnements qui, tout scientifiques qu'ils soient, pourraient ne pas convaincre certains esprits positifs; aussi reviendrons-nous à propos du traitement sur cette question de la suralimentation méconnue et pratiquée par tous ou à peu près tous, pour en donner une démonstration expérimentale et qui, nous l'espérons, sera décisive.

(1) Cette remarque s'applique également à la théorie de Gilbert et Lereboullet. Leurs cholémiques, en effet, sont, comme ils le disent eux-mêmes, essentiellement prédisposés, non seulement à l'infection des voies biliaires, mais à toutes les infections; or, rien que ce fait implique une viciation humorale qui, *précédant* l'intervention des microbes pathogènes, leur permet de se développer dans l'organisme.

CHAPITRE XI

L'arthritisme chez les animaux domestiques.

Sommaire. — L'influence de l'alimentation se dégage plus clairement chez les animaux domestiques que chez l'homme. — 1° Bovidés : *Régime engraissant*. Il détermine un arthritisme identique au nôtre. — Les procédés pour stimuler l'appétit des animaux sont les mêmes que les nôtres. — L'engraissement ne peut s'obtenir qu'en augmentant les aliments azotés, de manière à avoir une relation nutritive de 1 pour 5 (la nôtre dans le régime mixte). — 2° Chevaux de course : *Régime excitant*. Il use très rapidement (arthritisme suraigu). — 3° Chiens : *Régime carné*. Il détermine un arthritisme identique au nôtre.
Conclusion. — L'arthritisme est créé et entretenu par l'usage des aliments azotés ou trop excitants.

En traitant du diagnostic de l'arthritisme, nous avons fait remarquer combien, malgré toutes les recherches faites jusqu'à ce jour, sa pathogénie reste obscure. La raison en est, disions-nous, dans la multiplicité des causes qui, chez l'homme, peuvent agir simultanément pour engendrer cette diathèse; et si, en fin de compte, nous avons placé en première ligne la suralimentation, c'est parce que l'arthritisme s'est

incontestablement accru depuis que l'augmentation
du bien-être nous a permis une nourriture plus abondante et plus azotée, parce qu'elle explique à souhait,
non seulement les premiers désordres de cette perversion des échanges cellulaires, mais même ceux qui
se manifestent sur le tard, lorsque l'organisme déchu
de sa vigueur originelle est tombé dans le ralentissement nutritif.

Il nous a semblé cependant que nos déductions
auraient plus de chances d'être acceptées, si nous
pouvions les corroborer par un exemple simple, dans
lequel l'influence de la suralimentation ne serait pas
dénaturée ou masquée par celle d'autres causes con-
tingentes. C'est pourquoi nous avons pensé à étudier
d'un peu près ce qu'est la santé des animaux dont les
habitudes alimentaires ont été, comme les nôtres,
améliorées (?) par un changement de l'existence qu'ils
avaient à l'état de nature ; nous voulons parler des
bêtes que nous avons domestiquées pour nos usages
personnels. Chez ces animaux, lorsqu'ils vivent dans
leur pays d'origine ou sont acclimatés dans celui où
on les a transportés, les facteurs agissant sur la nutrition se réduisent à deux : *l'exercice et l'alimentation* (1). Il est donc relativement facile de faire la part
de cette dernière dans les modifications de formes ou
de fonctions qui viennent altérer leur type primitif.

Ces modifications sont, comme nous allons le voir,

(1) Un troisième facteur est la castration ; nous n'en parlerons pas parce qu'il ne modifie pas la nutrition aussi profondément qu'on le croit généralement ; il crée plûtôt des types
spéciaux d'animaux ayant pour caractères d'avoir peu d'endurance et de vieillir prématurément, et encore faut-il pour cela
que la castration soit pratiquée dès le jeune âge. (Pagès.)

très significatives. Il ne faut pourtant pas s'attendre à retrouver chez les animaux domestiques toute la gamme des manifestations arthritiques qui constituent le triste apanage de l'homme affiné par la civilisation, et cela au moins pour deux raisons : d'abord parce que la viciation nutritive est généralement entravée par une sélection rigoureuse, qui écarte de la reproduction tout sujet par trop taré ; puis parce que dans la plupart des cas (animaux destinés à la boucherie) nous ne laissons pas à la diathèse le temps d'évoluer jusqu'au bout. Il en résulte que de l'arthritisme nous ne verrons ici que les premières phases, celle de l'hyperfonction, etcelle des réactions défensives principalement représentée par l'obésité ; mais ce sont précisément ces phases de début qui nous intéressent le plus, attendu qu'elles viennent à l'appui de notre thèse favorite, que *l'excès de santé est le commencement de la maladie*. On nous objectera probablement qu'elles sont exagérées, amplifiées par une suralimentation qui, à première vue, paraît véritablement intensive, mais, à y regarder de près, on s'aperçoit que les procédés de « gymnastique digestive » employés pour faire des animaux de rapport sont exactement les mêmes que ceux dont nous nous servons pour nous-mêmes, depuis que nous avons abandonné la vie rustique *et la nourriture simple* de nos ancêtres. Nous nous croyons donc autorisé à faire entre les deux un rapprochement, et dans ce but nous examinerons séparément l'influence de la suralimentation chez les Bovidés que l'on gorge de produits végétaux pour les engraisser, chez le cheval de course à qui l'on prodigue des excitants pour le pousser au travail

moteur, enfin chez le chien que l'on nourrit principalement à la viande.

Les Bovidés domestiques ont pour principale fonction économique de transformer les aliments qu'on
leur donne en viande et en graisse; accessoirement
ils fournissent du lait ou sont utilisés comme forces
motrices, mais tous finissent par la boucherie. Voyons
donc par quels moyens on obtient ces résultats et
quels sont les incidents qui viennent troubler cette
mise en œuvre de la vie exclusivement végétative.
Nous en tirerons d'utiles indications pour la thérapeutique préventive et curative de l'arthritisme.

Le jeune Bovidé, le veau pour l'appeler par son
nom, doit avant tout prendre du poids, quel que soit
l'avenir qu'on lui réserve ; aussi le laisse-t-on téter à
volonté. Si sa mère vit en liberté dans un pâturage, il
est exceptionnel qu'il présente des troubles digestifs,
car le lait est alors très exactement adapté à ses aptitudes digestives, et, d'autre part, elle le rationne en
ne lui permettant de téter qu'à des heures régulièrement espacées : premier exemple dont nous devrions
faire notre profit. Ainsi nourri, le veau fabrique des
os et du muscle, mais peu de graisse, si on le sèvre en
temps opportun : *il n'est peut-être pas alors très
beau d'aspect*, mais en revanche, il sera bon plus
tard pour faire un reproducteur.

Le moment du sevrage a une grande importance.
S'il est pratiqué trop tôt, à une époque où les voies
digestives ne sont pas encore préparées à recevoir une
alimentation solide, le jeune sujet s'arrête dans son
accroissement, et *jamais il ne regagne le temps
perdu*. S'il est pratiqué trop tard, l'animal continue à

grandir, car il trouve dans le lait les albumines et les principes phosphorés les plus propres à la croissance, mais surtout il grossit, ou pour mieux dire, *il se souffle*, car, cet aliment lui offrant à profusion des graisses fluides et de l'eau, ses tissus restent mous et sont envahis par des réserves adipeuses de mauvais aloi, qui s'évanouiront si on le met au travail ou s'il tombe malade. En outre, il s'affaiblit, car ses cellules constamment lavées à grande eau ne peuvent fixer qu'incomplètement les éléments qui leur sont nécessaires, et il s'anémie, parce que le lait ne lui apporte pas le fer indispensable à ses hématies. Si on le laisse vivre, il n'arrive jamais à acquérir les caractères de la maturité, c'est-à-dire les muscles et la graisse fermes, la force et la résistance conférées par un sang riche *et par des tissus fortement minéralisés*, la virilité enfin. Le lait lui fournissant à l'excès des sels de chaux, rapidement ses os se soudent et ses vaisseaux se calcifient, de sorte qu'il passe presque sans transition d'une jeunesse chétive — chétive malgré les apparences d'une santé luxuriante — à une vieillesse prématurée (1). N'est-ce pas là ce qu'on pourrait appeler de l'arthritisme alimentaire aigu, et ce tableau de l'allaitement à outrance n'est-il pas bien fait pour nous mettre en garde contre les sevrages tardifs ? Si nous voulons avoir des hommes forts, ne sacrifions donc pas à la vaine satisfaction d'avoir ce qu'on est convenu d'appeler de beaux enfants ; pour eux, mieux vaut un peu de misère que trop d'abondance, surtout s'ils sont de souche arthritique.

(1) PAGÈS. *Les méthodes pratiques en zootechnie*. Paris, 1903, *passim*.

Nous avons supposé le veau allaité par une mère trouvant dans l'herbe des prés une nourriture *naturelle*, et avons noté combien sont rares chez lui les troubles digestifs; il n'en est plus de même si elle vit à l'étable. Alors le jeune animal doit être rationné très attentivement par l'éleveur, sous peine de voir promptement apparaître l'entérite et la diarrhée. Dans ce cas, l'usage est de mettre la mère à un régime rafraîchissant, de remplacer partie du foin et du son par des fourrages verts, des feuilles de choux, des betteraves, un peu de farine d'orge... puis de lui rendre sa nourriture habituelle dès que la diarrhée a cédé. Or, si l'éleveur agit ainsi, c'est qu'il poursuit un but bien défini, qui est de créer le plus vite possible un capital productif : il n'a pas à se préoccuper de l'avenir de ces bêtes, car elles n'en ont pas, elles sont vouées à la boucherie. Pour nous qui avons, au contraire, à prendre souci de ce que deviendront plus tard nos enfants, l'alimentation rafraîchissante devrait être la règle chez toute femme dont le nourrisson souffre de troubles de digestion.

Les veaux enfin sont quelquefois nourris au biberon. Ce mode d'élevage est difficile; néanmoins avec des soins on évite l'entérite, mais on n'obtient ordinairement par cette méthode que des produits imparfaits. Il est, en effet, reconnu que, en thèse générale, ces animaux font de mauvais adultes et on les destine, eux aussi, à l'étal, en gardant pour la reproduction seulement ceux qui ont tiré leur lait d'une mère vivant au pré.

Finissons-en avec les *veaux de boucherie*. On les sèvre en ajoutant de très bonne heure au lait de la mère des farines, du riz (1), des aliments phosphatés, des œufs même et de la graine de lin, comme matière grasse et émolliente ; puis on les livre à l'engraisseur, pour que, par des procédés méthodiques, il en fasse à bref délai des animaux bons pour la consommation. Ces procédés méritent d'être étudiés, car ils mettent merveilleusement en relief le mécanisme par lequel on devient obèse. Ils consistent à restreindre les dépenses et à augmenter les recettes dans les limites compatibles avec les apparences de la santé.

Les dépenses sont de deux sortes : travail musculaire et chaleur rayonnée. On réduit les premières en condamnant le jeune animal à l'immobilité, et on le tient dans une demi-obscurité afin de l'anémier du même coup, en le privant de la lumière du jour (2). Pour atténuer, d'autre part, la déperdition de chaleur, on maintient la température de l'étable entre 12 et 18° et tous les aliments susceptibles d'être cuits lui sont servis chauds.

L'augmentation des recettes est facile à réaliser en donnant à l'animal à boire et à manger à satiété, car

(1) Depuis qu'on leur donne du riz, les accidents digestifs de l'allaitement mixte ou du sevrage ont, pour ainsi dire, disparu : la raison en est probablement dans ce que cet aliment est relativement peu nourrissant, et que, mélangé au lait. il régularise sa fermentation lactique et met ainsi entrave aux putréfactions intestinales, comme l'a démontré Combe pour la pathologie humaine.

(2) La nécessité du repos et de l'anémie est démontrée par ce fait que, pour engraisser un animal de travail, on doit préalablement le mettre à l'écurie pendant un certain temps, et même le saigner fréquemment s'il est d'un tempérament pléthorique.

généralement, *plus il mange, plus il veut manger*.
On ne s'arrête dans cette suralimentation systématique que si les aliments sont mal digérés ; aussi,
l'observation attentive des déjections est-elle un point
important de la zootechnie, — point mal connu
et bien négligé, avouons-le, en ce qui concerne l'élevage de l'espèce humaine. Mais ce n'est pas tout. Non
content de laisser l'animal manger à sa faim, on stimule son appétit par mille moyens, identiques, remarquons-le, à ceux que nous mettons pour nous-mêmes
en pratique. C'est ainsi que tout est mis en œuvre
pour rehausser la sapidité des aliments. On y ajoute
des condiments, du sel en particulier, mais avec modération car, avant les médecins, les éleveurs avaient
observé que, pris en excès, il donne une graisse molle
et des chairs pâles (nous dirions qu'il hydrémie). Les
Bovidés manifestant un certain goût pour la saveur
vineuse, les Suidés pour les acides, on fait fermenter
les substances qui, comme les betteraves, le lait... se
prêtent à cette manipulation. D'autre part, on varie
les aliments, et pour bénéficier même de la sécrétion
digestive psychique, on prend soin de les présenter
sous un aspect appétissant (les Ovidés sont, paraît-il,
très sensibles à cette attention), et on distribue en
dernier lieu celui pour lequel les animaux montrent de
la prédilection. Dans le but d'accroître la capacité digestive et consécutivement l'engraissement, on veille
à ce que les excitations alimentaires soient répétées et
aient leur intensité maxima, en d'autres termes, on
fait en sorte que l'estomac soit entièrement rempli,
sans cependant arriver jusqu'à la distension, et on
multiplie les repas, l'expérience ayant démontré que
les petits repas engraissent plus vite et à moins de

frais que les grands. On n'oublie même pas de les servir à heure fixe, afin de développer le besoin *factice* que crée l'habitude. Ajoutons enfin que, dans l'engraissement, les laxatifs sont d'usage courant pour prévenir les troubles digestifs et qu'on a recours au tondage (l'équivalent de l'hydrothérapie froide chez nous), lorsque les moyens que nous venons d'indiquer deviennent insuffisants.

L'attention de l'éleveur se porte en outre sur le choix et la composition des aliments, sur leur préparation et leurs associations. Sachant que l'engraissement est surtout le fait des aliments très aqueux, riches en albumines dissoutes, en graisses peu consistantes et en amidons facilement saccharifiables, *mais pauvres en sels minéraux* (Pagès), il insiste sur les substances amylacées ou sucrées, telles que farines diverses, betteraves, tourteaux oléagineux, et les donne en barbotages. D'autre part, il combine tout pour leur assurer le maximum de digestibilité ; c'est ainsi qu'il broie les grains, cuit certains d'entre eux et les délaye largement. Il n'ignore certes pas qu'en agissant ainsi, il amollit ses animaux et nuit à leur rusticité, qu'il les rend peu propres au travail, qu'il leur enlève toute résistance aux intempéries, aux privations et aux maladies ; mais encore une fois, qu'importe, leur fonction est d'engraisser et ils engraissent !

Un autre bon moyen d'élever la digestibilité des aliments, c'est de les associer entre eux ; c'est ainsi que l'assimilation de la paille de froment passe de 26 à 46 p. 100, quand, au lieu de la donner seule, on la hache et la mélange avec des betteraves. Mais il ne faudrait pas croire que ces associations se font, comme dans l'alimentation humaine, à l'aventure (1); elles ont été fort étudiées par ceux qui ont envisagé la zootechnie au point de vue scientifique. Sanson, qui fut professeur à Grignon et à l'Institut agronomique, pose en principe que, dans une limite qu'il a expérimentalement fixée, la digestibilité d'un mélange alimentaire est proportionnelle à la quantité de protéine (2) qu'il renferme. Il en résulte que, pour activer l'engraissement, il faut donner, non seulement des farineux, mais aussi une certaine dose de matière azotée, variable avec l'âge du sujet. Quand en vieillissant, son aptitude à prendre de la graisse fléchit, on augmentera progressivement la protéine, afin, disent Sanson et Dechambre (3), d'exciter l'appétit et d'accélérer la digestion et la mise en réserve des amidons et des graisses qui l'accompagnent. De sorte, qu'en définitive, l'engraissement se fait aux dépens des aliments ternaires, *mais grâce à l'action stimulante des azotés* (4). C'est une confirmation pleine et entière de notre théorie, d'après laquelle l'arthritisme floride est dû à une stimulation anormale de l'appétit par l'abus des aliments à digestion gastrique.

(1) V. Pascault. Associations et incompatibilités alimentaires. *Journal des Praticiens,* 1905, n°s 5 et 6.

(2) Par *protéine* Sanson entend l'ensemble des matières azotées contenues dans les végétaux, albumines et amides ; ces dernières cependant n'ont aucune valeur nutritive.

(3) Sanson. *Traité de zootechnie,* 4e édition, Paris, 1901. — Dechambre : *Zootechnie générale.* Paris, 1900.

(4) Le porc nous fournit un autre exemple de l'influence des principes azotés sur l'engraissement; il se trouve en effet fort bien de l'alimentation carnée (débris des abattoirs) qui l'engraisse rapidement, en activant l'assimilation des pommes de terre et des eaux grasses qu'on lui sert en même temps.

L'élevage des *veaux destinés à la reproduction*, pas plus que celui des veaux de boucherie, n'est livré au hasard, et sur ce chapitre encore nous aurions beaucoup à apprendre des savants qui ont approfondi l'art de produire et d'exploiter les machines animales. Lorsque leurs mères sont au pré, les jeunes se sèvrent d'eux-mêmes en broutant un peu plus tous les jours et s'élèvent alors sans difficulté. Par contre quand, par suite de la rigueur de la température, le sevrage doit avoir lieu à l'étable, tout est à craindre, et, pour qu'il s'effectue sans accident, Sanson conseille de constituer une ration alimentaire renfermant aussi exactement que possible la même proportion de protéine par rapport aux principes ternaires que l'herbe fraîche et aussi la même quantité de phosphates et d'eau. Plus tard, la digestibilité de la protéine baissant à mesure que l'animal grandit, on la diminuera progressivement jusqu'à l'âge adulte. En outre, tout changement de nourriture sera fait avec lenteur, en ménageant les transitions, en respectant dans l'aliment nouveau les relations nutritive et adipo-protéique (1) de l'ancien, en conservant même digestibilité et, autant que faire se peut, même volume. Convenons-en, nous sommes

(1) *Relation nutritive* : rapport des matières azotées (M.A.) aux matières non azotées (M. N. A.), non compris la cellulose. *Relation adipo-protéique* : rapport des matières solubles dans l'éther, telles que les graisses, les résines... (M. G.) aux matières azotées (M. A.). Chez l'animal adulte, la seconde, d'après Sanson, doit être de 1 : 2 et la première de 1 : 5 : *ce dernier rapport est celui qu'on adopte généralement pour l'homme* ; or, remarquons qu'ici il est appliqué à des animaux chez lesquels on recherche systématiquement l'engraissement.

loin de prendre ces sages précautions dans l'élevage de nos enfants.

Grâce à elles, les jeunes Bovidés atteignent généralement sans encombre l'âge où ils peuvent être utilisés comme reproducteurs. Parmi eux on fait cependant encore une sélection, la préoccupation constante de l'éleveur étant de perfectionner la race, et on choisit pour cet usage ceux qui ont la santé la plus florissante, la faculté de « nourrissement » la plus marquée. Cette faculté, qui consiste à assimiler rapidement et complètement les aliments pour les transformer en viande et en graisse, se juge à l'aspect extérieur, aux « formes » de la bête ; nous n'en retiendrons que celles qui sont en relation avec la conformation et les aptitudes digestives. Si le ventre est ferme et se tient bien, en d'autres termes, si la ligne de dessous est droite, si en outre les flancs sont pleins, si le rein est large et gras, épais et fortement musclé, *si enfin le bassin est uniformément large* aussi bien aux crêtes iliaques qu'à l'écartement des ischions (1), on peut être assuré que tous les segments digestifs sont également bien développés et digèrent à souhait. Ces qualités se transmettant aux descendants, on comprend l'intérêt qu'a l'éleveur à les exiger de ses animaux reproducteurs.

Ceux-ci sont élevés différemment suivant les vacheries. Dans toutes on a bien comme principe de les nourrir à satiété et de stimuler artificiellement leur appétit, mais dans les unes on les met à l'herbe et en

____

(1) PAGÈS. *Loc. cit.*, p. 86. A rapprocher de ce que nous avons dit dans le chapitre précédent de la forme du ventre chez l'homme.

liberté pendant huit mois de l'année sur douze, tandis que dans les autres on les fait vivre principalement à l'étable ; d'où deux catégories d'animaux bien distincts. Chez les premiers, la suralimentation n'est jamais que relative, car tant qu'ils sont au pré, ils se rationnent spontanément, et d'ailleurs *elle est très efficacement corrigée par un exercice de tous les instants* ; ils conservent donc une belle santé. Leurs descendants sont ordinairement plus beaux qu'ils ne le sont eux-mêmes, ce qui dénote déjà une certaine tendance à la pléthore, mais avec des soins éclairés (exercice, rafraîchissants) la perversion nutritive s'arrête là ou ne s'accentue que très lentement.

Chez les seconds, au contraire, l'arthristime s'affirme nettement dès la première génération, puis s'accuse à mesure que s'accumulent les effets produits par la suralimentation et la sédentarité. Ces animaux appartiennent généralement à des vacheries célèbres, dont les propriétaires visent à remporter des prix dans les expositions. Dans ce but, leurs *bêtes de concours* sont grassement nourries à l'étable, comme nous l'avons indiqué plus haut, ou si elles sont mises quelques heures au pré, on ajoute à l'herbe qu'elles y broutent des grains concassés ou des tourteaux et autres aliments riches en protéine. On obtient ainsi des animaux d'apparences magnifiques, mais qui sont en réalité très « fragiles » et font, comme nous allons le voir, de piètres reproducteurs.

D'abord ils engraissent rapidement et n'ont d'autres troubles que des indigestions, d'ailleurs rares et légères. A cette période, leurs produits sont de grosseur moyenne, bien en chair et pleins de santé. Si, dès leur jeune âge et jusqu'à ce qu'ils soient adultes, on rationne raisonnablement ces sujets de la deuxième génération, *si surtout on leur procure un exercice en rapport avec leurs forces*, la diathèse n'évolue pas ; dans le cas contraire, ils tournent promptement à l'obésité de mauvais aloi que nous allons décrire, et souvent deviennent tuberculeux au moment précis où ils présentent les apparences les plus luxuriantes. Même alors ils sont capables de donner naissance à trois ou quatre générations successives, mais dont les produits, condamnés d'avance, sont rares et mal venants.

Si l'animal de concours continue à être soumis à son régime de stabulation, en un an, dix-huit mois au plus, il décline. Ses muscles s'atrophient et se surchargent de graisse ; celle-ci se répand en outre dans le derme sous-cutané (graisse de couverture) et se dépose en masse dans la cavité abdominale autour des intestins (suif) ; alors le ventre grossit outre mesure et la « ligne de dessous » commence à s'incurver. En même temps l'appétit se montre capricieux malgré tous les efforts faits pour le tenir en éveil, la soif s'allume, la constipation entrecoupée de débacles est habituelle, les indigestions se font plus fréquentes et plus graves, les yeux prennent une teinte ictérique et parfois une cirrhose hépatique vient hâter la mort de cette victime du bien-être et de l'alimentation raffinée. Dautre part, ce chef de famille reproduit moins facilement et, s'il s'agit d'un mâle, ne procrée plus que des femelles (1). En outre, ses produits naissent ou petits et grêles, ou gros et soufflés, mais toujours délicats ; s'ils se trouvent dans de mauvaises conditions

(1) Sanson. *Loc. cit.*, t. II., p. 19.

hygiéniques, ils profitent mal même avec une alimentation copieuse, et tombent facilement malades (tuberculose précoce) ; si on les soigne intelligemment, on parvient à les élever, mais sans profit pour la race, car, même en les croisant avec des animaux vigoureux, ceux qui viennent après eux sont presque toujours encore plus dégénérés.

Prenons maintenant l'animal de concours à un âge un peu plus avancé. Son appareil digestif irrémédiablement surmené se refusant à l'assimilation, on le voit rester stationnaire ou maigrir, quelle que soit la nourriture qui lui est offerte. En outre, sa graisse de couverture s'amollissant, la peau se plisse ; puis celle qui s'était accumulée dans l'abdomen se fondant, le ventre se vide et, mal soutenu par des muscles atrophiés, tombe, en exagérant de plus en plus la courbure de la ligne de dessous. Les troubles digestifs s'aggravent tous les jours et la tuberculose les terrasse à la première occasion. A cette période, il est rare que les mâles aient encore assez de vigueur pour reproduire ; chez les femelles, cette faculté persiste plus longtemps, mais la parturition est difficile, souvent suivie d'hémorragies ; puis la sécrétion lactée se tarit presque aussitôt. Un degré de plus, elles conçoivent encore mais avortent ; enfin elles deviennent à leur tour stériles. Les rares produits qu'elles ont mis au monde avant d'en arriver là sont chétifs, mal proportionnés ou difformes ; fréquemment ils naissent avec un gros ventre, et dans leur première jeunesse, sont sujets à l'entérite, à la broncho-pneumonie ; enfin, ils meurent ordinairement de bonne heure et sans laisser de postérité.

Nous ne croyons vraiment pas qu'il soit possible

d'avoir une image plus exacte et plus complète de l'arthritisme par suralimentation que nous avons décrit chez l'homme ; la seule différence est qu'ici la maladie a une marche accélérée, qui ne donne pas aux formes lentes et chroniques, que nous observons chez nous, le temps de se constituer.

Dans cette histoire pathologique de nos Bovidés domestiques, nous avons eu soin de faire remarquer combien l'arthritisme a de peine à se fixer sur un individu lorsque la suralimentation est corrigée par l'exercice. *On aurait tort cependant d'en conclure que le travail musculaire est une garantie infaillible contre cette diathèse.* Il ne l'est, en effet, que dans certaines conditions. Pour que l'exercice soit salutaire, il faut qu'il soit pratiqué d'une façon continue, de manière à maintenir l'animal dans un état d'entraînement, qui réduit au minimum les déchets provenant de l'activité imprimée aux échanges cellulaires (1) ; il faut, en outre, qu'il soit adapté au mode naturel de fonctionnement du moteur animé et qu'il ne dépasse jamais la mesure de ses forces. Il en est bien ainsi chez le Bovidé de reproduction, qui, en liberté dans un herbage, marche et galope à sa guise ;

---

(1) Chez l'homme, il y a lieu de tenir le plus grand compte aussi de la perméabilité des émonctoires chargés d'éliminer ces déchets, des reins en particulier ; chez les sédentaires, l'insuffisance de ces organes et l'abus de l'exercice (facilement excessif pour eux qui manquent d'entraînement et se dépensent autrement) ou l'exercice pratiqué par à-coups et alors toujours sans mesure, sont certainement la raison des mauvais effets qu'ils retirent d'une méthode d'hygiène excellente en soi.

il en est tout autrement chez le *cheval de course* que nous allons étudier maintenant.

Cet animal nous fournit un exemple remarquable des effets désastreux produits par une suralimentation qui, *ayant pour dominante les aliments excitants*, oblige le sujet à faire un travail anormal et supérieur à ses moyens. Dans le cas présent, nous voulons parler de l'avoine, bien que la viande et l'alcool sous des formes diverses soient quelquefois employés à titre d'aliments complémentaires.

L'avoine est, comme chacun le sait, un stimulant d'une grande énergie. Cette propriété, elle la doit, ainsi que l'a démontré Sanson, à son avénine, dont l'action excitante se porte spécialement sur le système nerveux moteur; elle lui vient peut-être aussi de certains dérivés azotés, attendu que cet aliment agit bien seulement après avoir séjourné assez longtemps dans l'estomac pour y subir la digestion peptique. D'autre part, l'avoine par son fer contribue puissamment à la formation du sang, par sa protéine et ses phosphates potassiques à celle des muscles, par sa chaux enfin à celle des os; ainsi se trouvent réalisées les conditions les meilleures pour l'activité motrice. Dans la pratique cependant, *on ne lui demande que ses effets d'excitation*; Sanson déconseille, en effet, d'en donner aux chevaux de gros trait (1), aux trotteurs lorsqu'on les met au repos, et aux juments pendant leurs gestations. L'action de l'avoine sur l'économie est donc

____

(1) A ces animaux on donne, outre du maïs, du seigle, des touraillons..., et surtout du foin, c'est-à-dire un aliment qui « tient au ventre ».

parfaitement délimitée ; voyons quels en sont les résultats.

Le cheval de course est, depuis plus de soixante ans, l'objet d'une sélection et d'une préparation, dont les moindres détails sont réglés avec minutie. Dès son plus jeune âge on le nourrit d'herbes phosphatées auxquelles on adjoint très rapidement de fortes rations d'avoine. S'il la refuse, il est jugé incapable de courir et changé de destination, on en fait un reproducteur. Cet aliment, très nourrissant sous un petit volume, engendrant la constipation, on y remédie par des émollients (graine de lin, mélasse...), au besoin même par des bols légèrement purgatifs (aloès et térébenthine). En outre, l'animal est brossé, étrillé, lavé, pour faire fonctionner la peau. Il est entraîné avec une méthode rigoureuse, et les exercices lui sont dosés de manière à utiliser au mieux son avoine et à éviter la fatigue qui jetterait trop de déchets dans la circulation. En un mot, tout est calculé pour développer prudemment en lui tous les organes entrant en jeu dans la locomotion et pour sauvegarder l'intégrité de ses émonctoires ; on conçoit difficilement une hygiène plus rationnelle et plus parfaite.

Et cependant qu'obtient-on avec cet usage d'une nourriture excitante ? Des animaux précoces, certes, qui, à 2 ans, peuvent fournir une course que tout autre cheval ne pourrait faire qu'à 4 ans, mais aussi des animaux qui vieillissent à la hâte (4 ou 5 fois plus vite que leurs congénères) et meurent prématurément ; « brûlés » par l'avoine, à 3 ou 4 ans ils sont déjà complétement usés ou tout au moins absolument impropres à la course. Ils n'ont d'ailleurs pas plus de valeur pour la reproduction, car l'expérience a démontré que même les chevaux de premier ordre ne donnent généralement que des poulains de qualité médiocre ou nulle, quand ils ont couru pendant deux ou trois ans. Cette remarque s'applique également aux trotteurs ; lorsque constamment « remontée » par l'avoine, une jument a travaillé à force pendant cinq à dix ans, si l'on veut la faire reproduire, il faut préalablement la mettre au repos et au vert, la saigner et la purger fréquemment, en d'autres termes, la laver de tous les résidus impurs qui imprégnent ses tissus, — et encore ses produits ne sont-ils jamais très bons.

On nous objectera peut-être que dans la vie de ce cheval de course rien ne rappelle l'arthritisme, ni de près, ni de loin. C'est vrai pour celui qui n'attache d'importance qu'aux symptômes traduisant extérieurement la maladie ; mais si, voyant les choses de plus haut, on veut bien admettre avec nous que cette perversion nutritive est avant tout *la résultante de la fatigue et de l'usure*, le rapprochement s'impose : le cheval de course devient un exemple très démonstratif de ce que serait l'arthritisme chez nous, si nous combinions au même point que chez lui l'alimentation excitante et azotée avec le travail sous sa forme la plus épuisante et la plus destructive, le travail rapide.

L'arthritisme apparaît plus clairement chez le *chien* qui, au point de vue où nous nous plaçons, a en outre sur le cheval l'avantage de bien faire ressortir l'influence des principes azotés dans la genèse des accidents diathésiques. Pour que la démonstration soit plus nette, nous éliminerons l'action des autres excitants, tels que l'alcool ou encore les injections de sérum artificiel, incidemment employés chez les chiens dont on veut stimuler l'ardeur à la chasse: il est reconnu que le résultat le plus constant de ces pratiques est de vieillir les animaux en quelques années, — et nous ne parlerons que des chiens dont l'alimentation est à dominante carnée.

La viande, ainsi que l'avoine, donne du muscle et du sang, renforce, d'après Pagès, l'énergie nerveuse et par là même le tonus général, la force musculaire et l'endurance ; mais ce renforcement de l'énergie nerveuse ne va pas sans une excitation plus ou moins vive, *qui pousse à l'action*. Dès lors on comprend que l'animal qui, comme le chien de meute, en est presque exclusivement nourri. manifeste le besoin d'avoir un gros exercice quotidien de chasse ou de route. Si on le satisfait, la viande n'entraînera aucun accident direct, mais, en raison des dépenses exagérées qu'elle impose à l'organisme, elle déterminera une usure rapide, usure mise en évidence par les phénomènes que nous avons déjà signalés chez les chevaux de course, par la déchéance des facultés de reproduction ; en effet, les chiens de meute dont on n'a pas soin de « rafraîchir le sang » par des étalons ou des lices provenant de chenils autres que le leur, tombent très promptement dans la dégénérescence.

Là la viande a une action identique à celle de l'avoine et probablement due surtout à ce qu'elle est excitante ; mais comme elle l'est moins que l'avoine (1) elle est aisément tolérée par les chiens vivant dans

---

(1) L'avoine n'est pas seulement excitante, elle est en outre essentiellement *congestionnante* ; aussi, lorsqu'on la donne à un cheval au repos, a-t-on constamment à redouter avec elle les coups de. sang (apoplexie médullaire), qui sont l'analogue. des congestions cérébrales chez l'homme.

l'oisiveté ; aussi la donne-t-on couramment aux chiens de meute, lors même qu'ils ne chassent que tous les deux ou trois jours, et aux chiens dits d'appartement. Alors *l'influence des principes azotés sur la nutrition* se dégage nettement des effets provoqués par l'excitation du système nerveux.

Chez ces animaux rapidement la viande « tourne en graisse » ou, plus exactement, enrichit l'organisme d'abondantes réserves adipeuses aux dépens des aliments ternaires ingérés avec elle, car le chien n'est pas, comme le chat, un carnivore vrai, et d'ailleurs n'eut-il que de la viande à sa disposition, il y trouve de la graisse ; fatalement donc et très vite ils arrivent à un embonpoint parfois considérable. En même temps, comme tout individu n'usant que d'aliments qui laissent peu de déchets, ils se constipent. Puis l'appétit diminue, devient capricieux : bientôt surviennent des poussées de congestion du foie avec hémorroïdes, diarrhée et vomissements bilieux, des catarrhes intestinaux ou bronchiques, des coliques hépatiques ou de la cirrhose, parfois même du diabète. Presque tous ces accidents nous les avons déjà rencontrés chez les Bovidés engraissés pour les concours ; mais chez le chien nous avons en plus de la gratte (eczéma), de la gravelle rénale, de la goutte..., du cancer enfin, qui, notons-le en passant, lui est commun avec le chat, mais ne se voit presque jamais chez les animaux se nourrissant uniquement de végétaux. Ne sont-ce pas là des maladies qui relèvent au premier chef de *l'azotisme* ? Et même, pour les herbivores, ne sommes-nous pas en droit d'invoquer également cette cause pour expliquer leurs manifestations arthritiques, maintenant que nous savons que la *protéine* constitue la base de toute ration de croissance et d'engraissement ?

La conclusion de ce court chapitre de pathologie comparée découle des faits que nous venons d'exposer. En domestiquant les animaux, en modifiant la nourriture qu'ils avaient à l'état libre, nous les avons dotés de maladies semblables aux nôtres, nous en avons fait des arthritiques. Or, si l'on analyse le mécanisme de cette perturbation apportée à leurs échanges cellulaires, on constate que la suralimentation en est la cause prépondérante, puisqu'elle aboutit à des troubles morbides dès qu'elle n'est pas corrigée par un exercice suffisant. On s'aperçoit en outre, et c'est là le point capital à notre avis, que, laissé à son instinct et ne disposant que d'aliments naturels, l'animal n'a aucune tendance à se suralimenter spontanément ; que, quand il le fait, c'est parce qu'il y est progressivement amené par des pratiques artificielles et par des aliments choisis de façon à surexciter constamment ou son appétit ou le fonctionnement de son organisme. Or ces pratiques sont les nôtres, ces aliments sont les équivalents des nôtres, pourquoi les mêmes causes ne produiraient-elles pas chez nous les mêmes effets ?

En réalité, chez l'homme civilisé comme chez les animaux qu'il a domestiqués, l'arthritisme dérive de la suralimentation et, comme elle, *est créé et entretenu par l'usage des aliments azotés ou trop excitants*. Que l'arthritique soit un accéléré ou un ralenti de la nutrition, ce sont eux qu'il nous faut rayer de son régime de tous les jours, si nous voulons faire œuvre de préservation ou de guérison.

CHAPITRE XII

Traitement de l'arthritisme par suralimentation.

SOMMAIRE. — L'arthritique est et reste tel parce qu'il se surnourrit. Pour remédier à la surnutrition, il est plus logique de diminuer les recettes que d'augmenter les dépenses. — *Ration alimentaire*. Pourquoi elle est toujours applicable. Sur quel critérium on doit se baser pour la modifier en plus ou en moins. Pour l'arthritique, la ration nécessaire et suffisante est de vingt-neuf calories par kilo du poids du corps et par jour. Comment on adapte cette *ration-type* aux différents individus ; rations d'immobilité, de sédentarité, de travail, de croissance... Ce qu'elle représente en aliments usuels ; coefficients alimentaires. Cette ration exige une mastication prolongée, méthodique : comment on apprend à mastiquer.

La thérapeutique de l'arthritisme par suralimentation doit être tout entière subordonnée à cette notion fondamentale que l'arthritique est et reste tel, *parce qu'il se surnourrit*, parce qu'il se surnourrit d'une façon absolue, lorsqu'il appartient aux premières générations de la famille diathésique, d'une manière relative, quand il naît marqué d'une tare ancestrale. Si, dans ce dernier cas, il est, par surcroît, intoxiqué, c'est encore *parce qu'il se surnourrit*, parce que la somme d'aliments qu'il ingère dépasse sa puissance d'utilisation, ses facultés d'oxydation, et que, de ce fait, ses organes de neutralisation et d'élimination se trouvent débordés par des produits imparfaitement élaborés. Cette règle ne souffre qu'une exception, celle des rares neuro-arthritiques, qui, plus névropathes qu'arthritiques, se refusent à prendre à peu près toute nourriture par suite d'une véritable perversion mentale, mettant leurs phénomènes de nutrition complètement en dehors de la règle commune.

La surnutrition étant admise comme base de l'arthritisme, deux moyens s'offrent à nous pour en combattre les effets : ou diminuer les recettes ou augmenter les dépenses. Jusqu'ici on s'est adressé au second de préférence au premier, vraisemblablement faute de notions exactes et précises sur la quantité d'aliments nécessaire à l'organisme humain et sur les qualités qu'on doit exiger d'eux, car, ne nous le dissimulons pas, tout est à faire ou refaire dans cette question de l'alimentation rationnelle de l'homme, et l'ébauche que nous allons en tracer n'est qu'un essai susceptible de corrections et de perfectionnements. Actuellement donc la thérapeutique de l'arthritisme roule sur l'emploi plus ou moins judicieusement réglementé de l'exercice, de l'hydrothérapie et des eaux minérales, auxquels on adjoint, entre temps, toute la série des dépuratifs ou des médicaments qu'on suppose agir comme dissolvants ou éliminateurs de l'acide urique.

Sur ces derniers, nous nous expliquerons plus tard ; ils ne peuvent être que des adjuvants. Il en est de même des eaux minérales : leur action, bien que profonde et durable pour quelques-unes d'entre elles, ne

saurait, en effet, être décisive, puisqu'elles ne s'attaquent pas à la cause première, la suralimentation.
Quant à l'exercice et l'hydrothérapie, ce sont des
armes à deux tranchants, car, s'ils activent incontestablement les oxydations et les éliminations, ils aigui-
sent aussi terriblement l'appétit et mettent les malades
en face de ce dilemme décourageant : ou souffrir de la
faim pour guérir peut-être, ou y céder et perdre d'un
côté ce qu'ils gagnent de l'autre.

Diminuer les recettes nous semble donc plus logique, sinon plus facile, étant donnés les habitudes prises et les préjugés qui font loi en matière d'alimentation. Mais dans quelle mesure ? Ici nous nous heurtons
à la question délicate de la détermination de la *ration-
type*, de celle qui, théoriquement, doit convenir à la
généralité des hommes.

Mais, avant de chercher à définir cette ration, réfu-
tons d'abord une objection qui, maintes fois, nous a
été posée. Il est impossible, nous a-t-on dit, de fixer
une ration-type, pour cette simple raison que la rapidité des échanges cellulaires varie essentiellement d'un
individu à l'autre. Certainement, il en est ainsi si l'on
considère l'homme aux différents âges de la vie, si l'on
fait entrer en ligne de compte et les malades et les
bien portants... Mais si l'on n'envisage que l'homme
sain, parvenu à l'état adulte, on doit admettre qu'il
existe une *allure moyenne, normale, de la nutrition*, la même chez tous, et telle que les besoins de
l'organisme sont satisfaits par une proportion d'aliments identique pour tous, ou du moins pour tous
ceux qui donnent une même somme de travail physique et vivent sous un même climat. Cette allure nor-

male de la nutrition est d'ailleurs implicitement reconnue par ceux-là même qui la dénient, puisque, pour l'analyse des urines qui, remarquons-le, représentent la synthèse de notre activité cellulaire, ils acceptent de prendre comme étalon une urine dite normale. Or, fréquemment il arrive que cette allure se modifie en plus ou en moins, qu'elle s'accélère ou se ralentit, et alors, avec une même quantité d'aliments, tel sujet maigrit, tel autre engraisse. Doit-on en conclure que, dans ces circonstances, la ration-type perd ses droits d'application ? Nous ne le croyons pas, et voici pourquoi.

La machine humaine, considérée comme agent de transformation des substances alimentaires, s'adapte très exactement à tout ce qu'on demande d'elle, tant que ses rouages n'ont pas été faussés par la maladie ; suivant que l'on fournit peu ou beaucoup à ses combustions, elle brûle « économiquement » ou force son tirage et gaspille inutilement. Il en résulté que, si l'on ramène à la portion congrue un individu qui, par un des mécanismes exposés plus haut, a versé dans la suralimentation et donné ainsi une impulsion exagérée à ses actes de nutrition, on peut toujours espérer qu'il s'accoutumera à son régime réduit. Après un temps d'hésitation qui se traduira par une faiblesse momentanée, peut-être par de l'amaigrissement, la machine se ressaisit et prend un nouvel équilibre. C'est une affaire d'entraînement progressif et de patience. Une expérience déjà longue nous permet de l'affirmer : la ration-type que nous allons fixer suffit à tout homme bien portant ; elle suffit à l'arthritique, même quand il est en hyperfonction ou présente une de ces réactions défensives (obésité, goutte et diabète des premières générations), que nous savons être dues à ce que le fonctionnement de son organisme est troublé uniquement parce qu'il est exagéré. Bien plus, à cette période, notre ration-type constitue pour lui une méthode de traitement capable d'arrêter sa marche vers la fatigue et l'usure cellulaires.

Cette règle, toutefois, ne peut être regardée comme absolue. Nous avons qualifié l'arthritisme de diathèse « glandulaire », voulant par là montrer sa prédilection pour toutes les glandes de l'économie. Or, chez quelques-uns de ces malades à l'aspect florissant, il est probable que les glandes à sécrétion interne qui commandent au mouvement nutritif, sont le siège d'une hypertrophie entraînant une accélération de son allure et s'opposant irrémédiablement à son retour à la normale. Dans ce cas, notre ration-type les laisse en déficit, et le relèvement des forces ne se produit pas. Peut-être alors l'opothérapie serait-elle indiquée. Nous manquerons de données sur ce point tant que la physiologie de ces sécrétions mystérieuses ne sera pas mieux connue qu'elle ne l'est aujourd'hui.

Par contre, chez l'arthritique des troisième, quatrième et cinquième générations, cette même ration risque d'être trop forte, en raison de ce que l'activité cellulaire s'est affaiblie à mesure que sont installées les manifestations régressives de la diathèse et que progresse l'auto-intoxication. A cette phase encore cependant, notre ration-type a son utilité, ne serait-ce que comme point de repère pour la direction du traitement diététique. Sachant qu'un homme sain peut vivre avec elle, on estimera que pour le ralenti, elle constitue un maximum à ne point dépasser : souvent même on se verra conduit à l'abaisser légèrement.

17

Ceci nous amène à rechercher sur quel critérium on doit s'appuyer pour augmenter ou diminuer la ration alimentaire. Contrairement à l'opinion communément admise, nous ne croyons pas que le poids corporel donne sur ce sujet des indications auxquelles on puisse se fier aveuglément. Evidemment, quand un individu est manifestement trop gros ou trop maigre, la balance permet de doser sa nourriture de manière à le rapprocher du poids qui correspond à sa taille ; mais, dès qu'on avoisine ce poids théorique, la pesée devient infidèle, car il suffit d'une rétention chlorurée méconnue et toujours possible chez l'arthritique, pour le faire varier de plusieurs kilogrammes par simple fixation d'eau. Les fluctuations du poids, si elles ont leur valeur dans quelques cas spéciaux, doivent donc, en thèse générale, céder le pas à d'autres méthodes de contrôle.

Sera-ce l'analyse des urines? Chez le diabétique, elle fournit des données précieuses qu'on aurait tort de négliger; mais chez les autres arthritiques, elle peut tout au plus dire si l'alimentation est excessive ou non, sans préciser la déviation nutritive assez exactement pour en tirer une conclusion pratique. Il en est de même de l'étude des variations de la chaleur animale par le thermomètre et la calorimétrie ou de la mesure du quotient respiratoire; ces procédés de recherche sont, d'ailleurs, trop délicats pour entrer dans le domaine de la clinique.

Faute de mieux nous sommes donc obligés de nous en rapporter aux sensations subjectives du malade. Celles-ci sont généralement très nettes, surtout chez l'arthritique souffrant de symptômes d'auto-intoxication, tels que troubles du sommeil, fatigue mati-

nale et impuissance au travail, douleurs vagues, rai-
deur ou endolorissement général... Mettons-le à la
ration-type et bientôt il dort mieux, se sent plus fort,
plus souple, plus dispos et allégé des malaises qui
mettaient entrave au jeu de son corps et de son cerveau. Si ce bien-être ne se manifeste pas dans la
quinzaine, réduisons encore un peu sa nourriture, quitte
à l'augmenter plus tard ; il s'intoxiquera moins. Quant
à l'affaiblissement, il n'est guère à redouter et peut
d'ailleurs être combattu par les méthodes de toni-
fication du système nerveux que nous décrirons dans
un prochain chapitre. Dans ces circonstances, l'expérience nous ayant démontré que ce sentiment de faiblesse est presque toujours purement imaginaire,
nous recourons habituellement aux moyens les plus
anodins, avec cette arrière-pensée d'agir surtout sur
l'esprit du malade et de son entourage.

Pour l'arthritique non intoxiqué,—le fait se présente
bien rarement dans la pratique, — l'application de la
ration-type est parfois plus malaisée. Nous avons dit
que pour quelques-uns elle est trop faible. Les autres,
au contraire, s'y accoutument assez vite, et elle sera
jugée suffisante si, après quelques semaines d'essai,
elle les maintient en bon état de santé, de force et
d'activité tant physique que cérébrale.

Le terrain étant ainsi déblayé, nous pouvons maintenant calculer la ration alimentaire moyenne, la ration-type, correspondant aux besoins *réels* et à l'allure
normale de la nutrition chez l'homme adulte et bien
portant. Cette ration, dite aussi « ration d'entretien »,
a été très différemment évaluée par les nombreux auteurs qui ont entrepris de la fixer. Mais la plupart

flottent entre une quantité d'aliments qui, exprimée en calories, va de 2.500 à 3.100 calories pour un homme de poids moyen (65 kgr.), — soit 38 à 47 calories par unité de poids et par 24 heures. Or, dans des expériences que nous avons relatées et discutées ailleurs (1), Maurel est arrivé à un chiffre de 1.900 calories seulement, — soit 29 calories par kilogramme et par jour. Cet écart considérable de 29 à 38 ou 47 calories ne peut recevoir qu'une explication. Maurel a expérimenté sur des sujets dont l'organisme était accoutumé à fonctionner économiquement (2) ; les autres auteurs, au contraire, ont dû faire leurs recherches ou baser leurs calculs sur des individus qui, entraînés par leurs habitudes ataviques ou acquises et poussés par des besoins factices, se suralimentaient inconsciemment et, de ce fait, présentaient une nutrition accélérée, — sur des individus qui, s'ils n'étaient pas des arthritiques en hyperfonction, étaient en passe de le devenir.

Cette interprétation nous paraît confirmée par une constatation des plus faciles à faire ; c'est que les rations fortes que nous venons de citer ne donnent pas dans la pratique les garanties de santé qu'elles devraient assurer, si elles s'adaptaient véritablement

______

(1) V. Pascault, *Alimentation et hygiène de l'arthritique*, Paris, 1905, p. 72, relativement à ces expériences et aux raisons pour lesquelles nous avons adopté ce chiffre de 29 calories au lieu des 40 calories auxquelles s'est arrêté Maurel en dernier lieu.

(2) Notons qu'il ne s'agissait pas d'arthritiques à nutrition ralentie, comme on pourrait le supposer, mais de sujets relevant de maladies *les ayant obligés à une longue diète*, et parfaitement guéris au moment où furent faites ces expériences.

aux besoins de l'organisme humain ; en réalité, elles sont une prime à l'arthritisme. Prenons, en effet, comme exemple l'une d'elles, celle du Parisien; elle est, d'après A. Gautier (1), d'environ 2.500 calories, c'est-à-dire plutôt faible. Au point de vue alimentaire tout au moins, les habitants de la capitale devraient donc se trouver dans des conditions d'hygiène irréprochables. Or, si les dyspeptiqnes et arthritiques de toutes nuances peuplent les mondes civilisés, nous ne croyons pas qu'aucune agglomération humaine en fournisse autant que celle-là. Que l'existence enfiévrée des grandes villes et les falsifications alimentaires soient pour beaucoup dans ce détraquement des citadins, nous sommes des premiers à le reconnaître : mais on nous concédera bien aussi que la quantité d'aliments, la ration surabondante et le surmenage digestif et général qui en est la conséquence, ne sont pas étrangers à leurs troubles et leurs maladies. Prendre cette ration comme modèle pour des arthritiques, ce serait vouloir renforcer leur diathèse au lieu d'enrayer son évolution. Nous tiendrons donc pour exactes et suffisant aux dépenses de l'organisme les 1.900 calories de Maurel, et admettrons que *29 calories par kilogramme du poids du corps et par jour* sont pour l'arthritique une ration maxima dont il ne devra s'écarter qu'exceptionnellement.

La ration-type, « normale », étant ainsi fixée, entrons dans le détail de son application. Elle doit être calculée sur le poids de l'individu et, par définition,

____

(1) A. GAUTIER. *L'alimentation et les régimes chez l'homme sain et les malades* 2ᵉ édition, p. 14.

convient seulement à l'homme adulte, effectuant un travail faible (professions libérales, employés de bureau...) et vivant dans un climat tempéré, comme l'est le nôtre. On conçoit donc que, suivant le sujet et les circonstances, des corrections s'imposent.

Voyons d'abord pour le poids. Si, chez un homme de corpulence moyenne, on peut, sans inconvénient, tabler sur son *poids réel et net*, c'est-à-dire sur ce que donne la pesée après défalcation (pour les vêtements) de 1/10 en hiver et 1/20 en été, il en est autrement pour celui qui est trop gras ou trop maigre. Chez l'obèse, une partie du poids est due à une surcharge de tissu adipeux, lequel ne vit pas et, conséquemment, ne doit pas recevoir de nourriture. Inversement, l'individu très maigre, si l'on s'en tenait aux indications de la balance, recevrait une ration insuffisante. Dans ces deux cas, au lieu de recourir à la pesée, il vaut donc mieux calculer le *poids théorique*, celui qui correspond à la taille et à l'âge. Le tableau ci-dessous, déduit d'une méthode employée par Gautrelet, donne rapidement la solution du problème en kilogrammes :

De 30 à 60 ans, à la taille exprimée en centimètres × 0,4 Ajouter 0 kgr. à 30 ans	A partir de 60 ans, de la taille exprimée en centimètres × 0,4 Retrancher 0 kgr. à 60 ans
— 1 — 32 —	— 1 — 62 —
— 2 — 34 —	— 2 — 64 —
— 3 — 36 —	— 3 — 66 —
— 4 — 38 —	— 4 — 68 —
— 5 — 40 —	— 5 — 70 —
— 6 — 42 —	— 6 — 72 —
— 7 — 44 —	— 7 — 74 —
— 7 — 46 —	— 8 — 76 —

—	6	—	48	—		—	9	—	78	—
—	5	—	50	—		—	10	—	80	—
—	4	—	52	—		—	11	—	82	—
—	3	—	54	—		—	12	—	84	—
—	2	—	56	—		—	13	—	86	—
—	1	—	58	—		—	14	—	88	—
						—	15	—	90	—

On remarquera que dans ce tableau ne figurent pas *les enfants* ; c'est que dans la jeunesse et même jusque vers la trentaine, la nutrition est tellement active qu'elle nécessite un notable supplément de nourriture. Pendant toute cette phase de l'existence, on doit, en effet, subvenir à la croissance et d'autre part à une radiation cutanée extrêmement intense. En tenant compte de ces deux éléments d'après les travaux de Maurel sur l'alimentation du nourrisson (1), nous sommes arrivé aux résultats suivants :

Chez l'enfant de 2 à 7 ans, donner une ration correspondant tout au plus au double de son poids réel et net :

De 7 à 12 ans, augmenter ce poids d'environ une moitié ;

De 12 à 19 ans, augmenter ce poids d'environ un tiers ;

De 19 à 25 ou 30 ans, augmenter ce poids d'environ un cinquième.

Ajoutons que, faute d'expérience suffisante, nous ne voulons pas, comme nous l'avons fait pour l'adulte, nous porter garant de ces rations. On devra donc les

_____

(1) MAUREL. *Hygiène alimentaire du nourrisson, allaitement et sevrage.* Paris, 1903.

augmenter si l'enfant perd du poids ou reste au-dessous de la normale de son âge ; les diminuer, au contraire, pour peu qu'il ait des troubles digestifs ou de la tendance à l'engraissement.

Les *rations de travail* (1) sont plus difficiles à déterminer, non seulement parce que l'énergie déployée varie considérablement suivant les professions, mais aussi parce que, à égalité de travail, la dépense musculaire diffère énormément suivant que l'individu est entraîné ou non. Tout ce que nous pouvons dire, c'est que, d'après nos calculs, notre ration-type, (qu'on pourrait qualifier de *ration de sédentarité*), doit être majorée d'une moitié pour un travail modéré, des trois quarts si l'entraînement est nul ; doit être au moins doublée, s'il s'agit d'un travail rude et fatigant.— Par contre, il sera nécessaire de la diminuer dans la proportion de 1/5 environ, si, tenant le lit ou la chambre, on observe l'immobilité complète (*ration d'immobilité*).

Semblable réduction s'impose par les fortes chaleurs, qui suppriment en partie la déperdition du calorique par la peau (*ration d'été*). Inversement, l'hiver, par les grands froids, il sera bon de l'augmenter légèrement, en ajoutant quelques aliments gras au principal repas.

En somme, dans les conditions ordinaires de la vie, *tout se réduit à ceci* : Pour l'homme d'existence sédentaire, calculer la ration d'après son poids et son âge ; la diminuer de 1/5 en été, ou s'il se trouve immobilisé ;

---

(1) Nous parlons du travail physique seulement, car le travail cérébral n'augmente guère que la consommation des matériaux azotés et encore dans une limite fort restreinte.

— pour l'homme de vie très active, pour l'ouvrier,
à cette ration fondamentale, ajouter une ration de travail, (la même en toutes saisons), proportionnelle à ce
travail, mais plus ou moins forte suivant son entraînement : la supprimer s'il est obligé de se mettre au
repos.

Jusqu'ici, nous n'avons raisonné que sur des chiffres,
il est temps d'envisager les choses au point de vue pratique. Que représente donc en aliments usuels notre ration-type de 29 calories par kilogramme et par vingt-
quatre heures? Une idée approximative peut en être
donnée par sa comparaison avec ce que nous mangeons
habituellement. Or, si nous rapprochons notre ration de
celle du Parisien, nous voyons qu'elle lui est inférieure
d'un quart. Nous dirons donc que *la ration de celui
qui a un appétit moyen, qui n'est ni petit ni gros
mangeur, doit être diminuée d'un quart* pour rentrer dans les limites d'une alimentation normale.

Mais ce n'est là qu'une indication vague : efforçons-
nous de la préciser. Dans ce but, nous aurions voulu
pour chaque aliment déterminer un coefficient particulier, permettant de calculer rapidement la ration
convenant à un individu d'un poids connu. Malheureusement, les aliments usuels sont tellement différents
les uns des autres, qu'il nous a été impossible de réaliser ce désir, et nous avons dû nous borner à faire ce
calcul pour les substances dont on a le plus de tendance à abuser, pour le pain, la viande et le sel d'assaisonnement, enfin pour les boissons. — *Pour le pain,
notre coefficient est de 3,5,* c'est-à-dire qu'en mul-
tipliant le poids réel (ou théorique, suivant le cas) du
sujet par 3,5, on obtient un chiffre exprimant en

Ration de sédentarité pour un arthritique adulte pesant	**50 kilos.**
(En été, la diminuer de 1/3 ; en hiver, l'augmenter légèrement.)	1450 calories.

I. — **Le matin.**

Soit *pain et lait sucré*	Pain	70 gr.
	Lait (avec 6 0/0 de sucre)....	200 —
Soit *pain, beurre et fruits*	Pain complet............	80 —
	Beurre.................	15 —
	Fruits	200 —

II. — **A midi.**

1° *Un légume vert*......................... 2 grandes cuill.

2° *Un aliment azoté* { Viande ou poisson............ 50 gr. (1 cotelet.)

ou œuf .... un œuf.

Ou mieux un farineux { Riz ou céréales, macaroni, etc. 2 grandes cuill.

Pommes de terre........... 3 grandes cuill.

3° *Un dessert :* fruits frais........................ 200 gr.

ou compote de fruits équivalant après cuisson à..... 5 ou 6 pruneaux.

ou confitures......................... 2 petites cuill.

ou fromage à la crème (3 de caillé pour 1 de crème). 3 grandes cuill.

ou noix (poids brut moyen : 8 gr.)................ 5 noix.

Brie, gruyère, (dessert supplémentaire pouvant s'ajouter Petit morceau

aux précédents, mais à midi seulement)......... (15 gr.)

4° *Avec pain* .... 80 gr.

5° *Boisson* (ici mention. pour en limiter la consommat.) 200 —

6° *Sucre en nature* (pour le café, par exemple)....... 10 —

III. — **Le soir.**

1° *Un potage* avec 15 à 20 gr. de pain, tapioca, riz, etc. 1 petite assiett.

2° *Un légume vert ou une salade*...................

3° *Un dessert*......................... Comme à midi

4° *Avec boisson*.........................

5° *Et pain*......................... 30 gr.

Condiments pour les deux repas { Sel............... 5 à 6 —

Beurre.......... 30 —

Sauf pour les fruits, tous les poids ci-dessus se rapportent à

Par grande cuillerée, nous entendons une cuiller à soupe

en servant à table.

60 kilos.	70 kilos.	80 kilos.	90 kilos.
1740 calories.	2030 calories.	2320 calories.	2610 calories.
80 gr.	90 gr.	100 gr.	110 gr.
250 —	300 —	350 —	400 —
90 —	100 —	110 —	120 —
20 —	20 —	25 —	25 —
240 —	280 —	320 —	360 —

2 à 3 grandes cuillerées.
60 à 70 gr. (un petit bifteck).
Un un deux œufs.
à 3 grandes cuillerées (25 à 35 gr.).
à 4 grandes cuillerées (100 à 130 gr.).

240 gr.	280 gr.	320 gr.	360 gr.

6 ou 7 pruneaux.
3 petites cuillerées.
4 grandes cuillerées.
6 ou 7 noix.

3 à 4 grandes cuillerées.
80 à 90 gr. (un bifteck moyen).
Un ou deux œufs.
3 à 4 grandes cuillerées (35 à 45 gr.).
5 à 6 grandes cuillerées (150 à 180 gr.).

8 ou 9 pruneaux.
3 à 4 petites cuillerées.
5 grandes cuillerées.
7 ou 8 noix.

Un morceau moyen (20 gr.)

90 gr.	110 gr.	120 gr.	140 gr.
250 —	300 —	350 —	400 —

10 à 15 gr.

15 à 20 gr.

Un bon morceau (30 gr.).

Une assiettée moyenne (300 gr.)

Une grande assiettée (350 gr.).

Comme à midi.

Comme à midi.

40 gr.	50 gr.	60 gr.	70 gr.

6 à 7 gr.
35 à 45 gr.

8 à 9 gr.
45 à 55 gr.

des aliments pesés crus et sans déchets.
pleine, mais non comble, telle qu'on la remplit naturellement

grammes sa ration quotidienne de pain ; s'il ne mange pas d'aliments farineux, porter ce coefficient à 4. *Pour la viande, il est de 1* (1) ; pour le sel, de 0,1 ; pour les boissons de 10 (à augmenter notablement si l'on fatigue physiquement). — Pratiquement, nous conseillons au malade de peser une fois pour toutes la quantité de pain et de viande à laquelle lui donne droit sa ration, afin de se rendre compte de ce qu'elle est en volume, et de s'en rapporter ensuite à cette estimation. Pour les boissons, nous l'engageons à en prendre, tant à table qu'entre les repas, assez pour que les urines de vingt-quatre heures soient égales à son poids multiplié par 18 à 20 centimètres cubes : le lavage des tissus et des reins est ainsi convenablement assuré, et sans risquer d'augmenter trop la tension artérielle.

Enfin, quand nous avons affaire à un sujet demandant à être suivi de plus près, nous lui dresssons un régime-ration correspondant à son poids, d'après un tableau que nous avons composé et que l'on trouvera annexé ci-dessus. Son emploi est, pensons-nous, assez clair pour n'avoir pas besoin de commentaires.

La ration-type ayant été acceptée par le malade, reste à lui apprendre comment il arrivera à l'observer sans que son estomac en pâtisse, car à cette méthode, comme à l'exercice et à l'hydrothérapie, on pourrait reprocher de faire souffrir de la faim. Ce n'est exact,

(1) Le chiffre très bas que nous attribuons à la viande s'explique par le tempérament que nous visons à corriger. Quelle que soit d'ailleurs la nature de l'alimentation, on peut être certain qu'elle apporte toujours une quantité suffisante de matériaux azotés.

à vrai dire, qu'au début, car généralement cet organe s'habitue assez vite à une alimentation restreinte ; exception doit être faite cependant pour les hyperchlorhydriques, les entéroptosiques, (qui le plus souvent d'ailleurs sont hyperchlorhydriques), et certains dilatés gastriques, dont on ne parvient à régler l'appétit qu'à la longue et à l'aide d'artifices tels que usage de « Chewing gum » (1) après les repas, ingestion de poudres alcalinisantes, de laudanum ou de teinture de belladone, pastilles de cocaïne, perles d'éther..

A cet inconvénient deux remèdes : 1° Un régime qui apaise la faim sans l'irriter : c'est celui que nous décrirons dans le chapitre qui va suivre ; 2° une mastication prolongée, *méthodique*, qui, divisant très complètement les aliments, les mette en état de saturer le suc gastrique au fur et à mesure de sa production. Nous insistons d'autant plus sur cette pratique que, avec une ration qui, comme la nôtre, fournit à l'organisme tout ce qu'il lui faut, mais rien que ce qu'il lui faut, il importe qu'aucune parcelle de la nourriture n'échappe à l'absorption.

Or, fait à remarquer, en thèse générale, *on ne sait pas mastiquer*. On n'a jamais appris ou on a oublié ; il faut donc sur ce point faire ou refaire son éducation. La première condition pour y réussir est d'être bien

---

(1) Les *Chewing gum Beeman's*, sont des tablettes qui, après avoir séjourné quelques minutes dans la bouche, se réduisent en une substance élastique, sur laquelle on peut continuer à mastiquer longuement. L'abondant écoulement de salive provoqué par cet exercice favorise la digestion et en même temps neutralise partiellement l'acidité gastrique.

convaincu de l'utilité de cette manœuvre ; le médecin doit donc en expliquer les raisons physiologiques à son malade (1). La seconde est, selon le mot de Grancher à propos du traitement de la tuberculose, de vouloir, de vouloir bien et de vouloir longtemps ce qu'on a résolu de faire.

Dans la clientèle, voici ce que nous conseillons à ceux qui s'engagent à faire loyalement l'expérience de cette méthode. « D'abord prenez le temps de manger, leur disons-nous, et si, à midi par exemple, vos occupations ne vous permettent pas de rester à table, réduisez la quantité d'aliments, quitte à vous rattraper le soir. Au petit déjeuner du matin, vous avez plus de loisirs ? Alors, mâchez votre lait, la bouche fermée, en le brassant avec la langue et les joues, dix, vingt fois de suite ; mâchez votre pain (lequel ne doit pas être trempé) pendant dix secondes, *montre en main*, puis pendant quinze, vingt, trente secondes, jusqu'à ce qu'il soit absolument réduit en bouillie ; ne comptez pas y arriver du jour au lendemain, sachez attendre et persévérer. Faites de même aux grands repas ; mastiquez méthodiquement *tout*, principalement les potages, les purées, le pain et les mets dans lesquels entre l'amidon sous une forme quelconque.

Surtout pas de masticateurs mécaniques qui, s'ils remplacent les dents, ne suppléent pas à la salive. Si votre mâchoire est dégarnie, faites appel à l'art du dentiste, ou, en guise de pain, mangez des pommes.

---

(1) V. à ce sujet Monteuuis et Pascault. La mastication comme méthode de traitement dans les maladies chroniques. *Journal des Praticiens*, 1906, n° 3.

de terre, des châtaignes ou du riz cuit à la japonaise, mais mâchez-les.

En outre, au cours du repas, *buvez peu*, toujours à bon escient, à petites gorgées et non machinalement. Manger sans boire empêche d'avaler les aliments avant qu'ils ne soient bien insalivés. »

Cependant, chez les distraits qui pensent ailleurs, chez les névropathes incapables de se tenir parole parce que leur volonté défaille, ces recommandations ne suffisent pas toujours : il faut y joindre la surveillance réciproque, qui s'exerce entre gens mangeant à la même table. La chose est possible dans la vie de famille, quand tout le monde est imbu des mêmes idées. Sinon, à ces malades on doit imposer l'éducation dans un sanatorium, où la mastication méthodique est enseignée par un médecin, qui leur répète à satiété : « S'il est utile de manger peu, il est nécessaire de mâcher beaucoup. »

CHAPITRE XIII

Traitement de l'arthritisme par suralimentation
(*suite*).

Sommaire. — *Régime alimentaire*. — Le régime à digestion intestinale, régime normal de l'homme, ne saurait
convenir à tous les arthritiques. Ses contre-indications:
dyspeptiques de naissance et entéroptosiques vrais, à
ventre mou. Ses indications : arthritiques en hyper ou
hypofonction, à ventre ferme. Ses avantages pour
l'arthritique. Ses caractéristiques. — *Aliments permis,
tolérés, défendus*. — Aliments azotés ou excitants :
viandes et poissons; alcool, boissons dites hygiéniques,
thé et café. Ce que doit boire l'arthritique. Cures d'eau
chaude. — Aliments gras. Lait et ses dérivés. Œufs. —
Aliments farineux. Pain ; par quoi l'arthritique doit en
partie le remplacer. Pourquoi les légumes secs lui sont
défendus. Potages. — Aliments sucrés. Leur haute valeur nutritive. Ils sont contre-indiqués chez les fatigués.
Entremets, pâtisserie, etc. — Pourquoi les légumes
verts et les fruits sont anti-arthritiques. Conseils pour
le choix et l'emploi de ces aliments. Cures de fruits. —
Condiments : leurs dangers. — Conclusion.

Comme conclusion à notre étude de la pathogénie
de l'arthritisme par suralimentation, nous avons dit
que cette perversion nutritive restant longtemps fonc-

tionnelle, elle peut se corriger par l'adoption des aliments à digestion intestinale. L'arthritique, en effet, doit son mal à ses deux réservoirs digestifs, estomac et cœcum ; et, s'il a des chances de guérir, il n'y parviendra qu'en combinant son régime de telle façon que le premier ne soit plus le théâtre de fermentations vicieuses et que le second ne soit pas tous les jours envahi par une surcharge de résidus alimentaires.

C'est en partie dans ce but que nous avons si vivement insisté sur l'utilité d'une mastication minutieuse, qui, divisant les aliments, en favorise l'attaque par les sucs digestifs et réduit leurs déchets au minimum ; qui, en particulier, insalive les farineux et les met dans les conditions les meilleures pour que leur saccharification soit terminée avant d'arriver au cœcum. Si à ces farineux, qui, tant sous forme de pain que de pommes de terre, pâtes alimentaires, riz et céréales diverses, constituent la grosse masse de notre nourriture, on adjoint des légumes verts, des mets sucrés et des fruits, on obtient une association d'aliments ayant pour caractéristique de se digérer presque entièrement sans le concours du suc gastrique. Tel est le *régime intestinal,* régime de choix, *régime normal de l'homme,* qui, comme nous espérons l'avoir démontré, a un cœcum et un intestin de Frugivore.

Cependant, tout normal qu'il soit, ce régime ne saurait être appliqué à tous les arthritiques, précisément parce qu'ils deviennent anormaux d'abord et surtout par leur appareil digestif. La perturbation des fonctions de l'intestin et des glandes qui s'y déversent, va rarement, il est vrai, jusqu'à disparition radicale de leurs facultés digestives : pourtant on rencontre quelques arthritiques chez qui ces facultés sont complétement et définitivement anéanties ou seulement inhibées, paralysées pour un certain temps. Nous voulons parler de ce que nous appelons des « dyspeptiques de naissance » et des entéroptosiques.

Par dyspeptiques de naissance, nous entendons désigner ces Faibles, ces malingres, ces mal-portants, qui, après une enfance difficile, ont toujours souffert du ventre ou de l'estomac et n'ont vécu qu'à la condition de s'observer sans relâche. Venus au monde lourdement tarés, issus d'une souche sans vigueur et près de s'éteindre, leurs voies digestives n'ont qu'une vitalité restreinte, nécessitant une stimulation beaucoup plus vive que celle que peut donner le régime intestinal. Ce sont, à proprement parler, des « usés », condamnés à vivre à part et de peu.

Tout autres sont les entéroptosiques. La marche de leur maladie qui, rationnellement traitée, évolue en quelques années vers la guérison, montre, comme nous l'avons déjà fait remarquer, que leurs appareils de digestion intestinale n'ont que momentanément suspendu leurs fonctions et se reposent afin de récupérer une puissance nouvelle. Cependant, tant que dure ce silence des organes fatigués, il importe de le respecter pour ne pas aller contre les intentions de la nature. Nous ne décrirons pas l'entéroptose et renvoyons pour son diagnostic aux beaux travaux de Glénard (1), qui créa cette entité morbide et institua son traitement au grand bénéfice de

(1) GLÉNARD. *Les ptoses viscérales, diagnostic et nosologie*, Paris, 1899. MONTEUUIS. *L'entéroptose ou maladie de Glénard*. Paris, 1897.

tous ceux qui en souffrent. Rappelons seulement
que les entéroptosiques *vrais* sont caractérisés, non
par les stigmates physiques que l'on constate à l'exploration abdominale, mais par l'existence *et surtout
par la permanence* des symptômes *fonctionnels*
spéciaux à cette affection, — remarque d'une portée
considérable, car sur elle repose le choix du régime
et, par conséquent, la guérison du malade.

Entéroptosiques vrais et dyspeptiques de naissance
présentent généralement un signe commun, permettant de les distinguer au premier examen : *leur ventre est mou* : — nous disons généralement, car il est
des ptosiques au ventre encore élastique et ferme
(entéroptose au début). La raison de cette mollesse
est facile à saisir, quand on se souvient des origines
de la tonicité abdominale. Cette tonicité est la résultante de la distension, non de l'estomac qui dans le
ventre tient relativement peu de place, mais des intestins, gros et petit, dans lesquels les gaz sont d'autant
plus « sous pression » que la vitalité de ces organes
est plus considérable. Lorsque celle-ci fléchit, la tonicité abdominale faiblit et finalement disparaît presque
totalement.

En principe donc, et sauf la restriction que nous
avons faite relativement aux entéroptosiques n'accusant pas de symptômes fonctionnels permanents, on
peut dire que *à ventre mou correspond une digestion intestinale à peu près nulle*. La seule ressource
est alors dans une alimentation ne mettant en jeu que
les fonctions gastriques, c'est-à-dire ayant une dominante carnée. Inversement, à ventre ferme correspond habituellement une digestion intestinale, sinon
parfaite, au moins suffisante, et l'arthritique *a tout*

bénéfice à observer le régime normal, celui dont la dominante est végétale.

Si nous raisonnons et nous exprimons ainsi, c'est que chez l'arthritique, à côté de l'appareil digestif, il faut aussi voir l'état humoral. Que l'homme sain viole chaque jour les règles les plus élémentaires de l'hygiène alimentaire, à la rigueur il le peut, car il est protégé par des appareils de défense et des émonctoires encore intacts, par un système nerveux parfaitement d'aplomb. Mais l'arthritique, lui, n'a plus aucune faute à commettre : affaibli, diminué dans ses organes de défense et de dépuration régulateurs du milieu humoral, dans son système nerveux régulateur des échanges, toute infraction au régime normal se paie par une adultération des plasmas, dont pâtiront ses cellules d'une vitalité déjà si précaire.

Cette adultération nous la connaissons : elle consiste essentiellement dans une surabondance des principes acides, des toxines et des matériaux azotés mal élaborés, que charrient la lymphe et le sang, lorsque la nutrition s'effectue correctement. Or, les aliments constitutifs du régime intestinal sont précisément ceux qui contiennent le moins d'azote et donnent naissance aux toxines les moins préjudiciables à nos tissus. D'autre part, si, mal digérés, ils engendrent des acides, en même temps ils apportent des agents de neutralisation, des bases, capables d'en contrebalancer les effets néfastes. Enfin ce régime présente un dernier avantage : excluant la viande et, comme nous le verrons, l'alcool, il est par excellence le régime sédatif, celui qui ébranle le moins le système nerveux toujours vibrant des arthritiques, celui qui, par conséquent, surmène le moins ces organismes voués à la fatigue et à l'usure prématurée. Ce n'est donc point sans raisons que nous considérons le régime intestinal comme préventif pour l'homme bien portant et curatif pour l'arthritique. Sa supériorité étant admise, discutons-en les détails et l'application.

Il nous est impossible, on le comprendra, d'établir une série de régimes applicables à chacune des formes de la diathèse arthritique. D'ailleurs, à part le diabétique et l'albuminurique dont l'alimentation réclame peut-être des règles particulières, les sujets de la grande famille arthritique peuvent tous rentrer dans les trois groupes suivants :

1º Préarthritiques et arthritiques en hyperfonction jouissant d'un excès de santé et d'un appareil digestif en parfait équilibre fonctionnel. Aucun signe de dyspepsie ; mais *le ventre est d'une rénitence exagérée et sa sonorité, partout égale, est sourde*, tend à la submatité ou même à la matité. Souvent, en outre, il commence à « pointer » ou fait une saillie qui, vue de profil, détruit l'harmonie de ce que nous appellerons la ligne de devant par similitude avec la ligne de dessous des animaux : pourtant il se tient bien, conserve sa forme, que le sujet soit examiné debout ou couché. La seule anomalie que présentent ces « arthritiques de demain », se relève dans la composition des urines : *elles sont trop acides*, trop chargées d'éléments normaux, et, comme éléments anormaux, renferment des peptones toujours, fréquemment de l'acide lactique, du sucre ou des oxalates quelquefois, — d'où l'on doit conclure que les plasmas sont en voie de s'altérer.

2º Arthritiques en hyperdysfonction ou en hypofonction. — C'est de beaucoup la classe la plus nombreuse. *Tous sont ou seront dyspeptiques* ; tous accusent quelques-uns des symptômes que nous avons décrits comme appartenant à l'insuffisance hépatique ou rénale ; nombre d'entre eux, en outre, ont de l'artério-sclérose ou sont manifestement névropathes. Chez ces malades, *le ventre est toujours plus ou moins élastique et ferme, mais sa sonorité*, plus claire que chez leurs devanciers, *est inégale*, et le matin à jeun, on constate de la *matité dans la région du cœcum*. Pour les modifications de l'urine, nous renvoyons le lecteur au chapitre où nous avons traité du diagnostic urologique de l'arthritisme.

3° ENTÉROPTOSIQUES VRAIS ET DYSPEPTIQUES DE NAISSANCE. — Ce sont généralement des *petits ventres* (v. chap. X). De plus, nous venons de le dire, chez eux, *le ventre est mou* et comme vide.

Pour les deux catégories extrêmes, préarthritiques et arthritiques en hyperfonction d'une part, entéroptosiques vrais et dyspeptiques de naissance d'autre part, le choix du régime ne laisse place à aucune hésitation.

Les premiers peuvent et doivent accepter le régime intestinal en bloc ; leur robuste estomac s'adaptant à tous les aliments, il n'y a pas lieu de faire une sélection. On insistera seulement pour qu'ils s'en tiennent strictement à la ration indiquée par leur poids théorique, en leur recommandant l'usage habituel des aliments gras et des crudités, qui tiennent au ventre merveilleusement et tempèrent les ardeurs d'un appétit toujours trop éveillé.

Les seconds seront mis au régime de Glénard, régime carné absolu dans les cas les plus graves, mitigé pour les autres, mais toujours avec prédominance d'aliments carnés. Toutefois les dyspeptiques de naissance n'ont que faire de ce régime dans toute sa rigueur, et ils auront intérêt à l'atténuer dans toute la mesure possible, car il n'est pas sans dangers. Non seulement il est toxique par la grande quantité de principes azotés qu'il introduit dans l'économie, mais en outre il a le défaut de sa qualité : je veux dire que très excitant, il fatigue ces organismes déjà épuisés et les met dans l'obligation de recourir sans cesse à des stimulations nouvelles sous peine de tomber à plat ; d'où, en fin de compte, accélération de la déchéance.

Pour tous ces malades, le régime carné n'est donc qu'un pis aller et, dès que l'intestin le permet, on devra faire en sorte de transiger avec l'estomac, en faisant la part de ce qui est besoin d'un organe malade et de ce qui est habitude ou caprice. Pour cela, on peut diminuer progressivement la viande à chaque repas, jusqu'à ce qu'on arrive à n'en plus donner que juste assez pour amorcer la digestion des aliments qui viennent après. Un autre moyen consiste dans la prescription du régime-réforme de Monteuuis qui, répudiant les associations alimentaires qui compliquent le travail digestif, conseille à ses « déséquilibrés du ventre » d'être exclusivement fruitariens le matin, carnivores à midi, végétariens le soir (1). C'est à leur intention que dans notre description du régime-type de l'arthritique nous consacrerons un paragraphe au choix des viandes.

Quant aux arthritiques de la catégorie intermédiaire,

______

(1) MONTEUUIS. *Abdominales méconnues ; les déséquilibrés du ventre sans ptose ; thérapeutique pathogénique.* Paris, 1903.

qui ne sont ni de grands malades, ni des gens débordant de santé, ils sont justiciables du régime intestinal, mais avec des accommodements en rapport avec le syndrome dominant chez eux. C'est ainsi que les hépatiques en hypofonction, les dyspeptiques à digestions lentes et les nerveux déprimés, pourront se trouver bien de la viande, qui, *dans la proportion que nous avons fixée en parlant de la ration* — 1 gramme par kilogramme du poids du corps et par jour — stimule efficacement les fonctions languissantes de leur appareil digestif et relève le tonus général, sans risquer d'augmenter sensiblement la toxicité des plasmas. Par contre, les insuffisants rénaux, les scléreux, les névropathes irritables devront s'en abstenir complètement ; pour les en déshabituer sans qu'ils s'en aperçoivent, leur conseiller de la supprimer *d'abord au repas au soir* (mesure d'ailleurs bonne pour presque tous les arthritiques) et, au déjeuner, de la faire précéder par un plat de légumes ou de farineux qui, calmant la première faim, leur fera désirer moins ardemment l'aliment défendu.

Laissant ces nuances à l'appréciation de chacun, nous allons maintenant condenser en quelques pages le régime applicable à la majorité des arthritiques. Tel qu'il est, et pratiqué par un malade qui consent à se rationner et à mastiquer méthodiquement, il réduit au minimum les fermentations gastro-intestinales et tarit ainsi la source principale des poisons de l'économie ; il ménage les fonctions de l'estomac, du foie et des reins ; il soutient le système nerveux sans l'exciter vainement ; enfin, en activant les oxydations générales, il tend à neutraliser et à désintoxiquer les humeurs.

Ses caractères sont les suivants :

1º Choix d'aliments peu excitants et cadrant avec les aptitudes digestives de la plupart des dyspeptiques; lorsqu'il y aura doute, nous ferons suivre le nom de l'aliment d'un point d'interrogation (?).

2º Suppression de toute substance irritante, indigeste ou fermentescible, soit par elle-même, soit par suite des préparations culinaires qu'elle a subies.

3º Suppression de tout aliment contenant en fait ou « en puissance » soit de l'acide urique ou des xanthines (en un mot, *des purines*), soit de l'acide oxalique.

4º Prédominance des légumes frais et des fruits, anti-acides, non toxiques et dépositaires des sels minéraux indispensables aux mutations cellulaires.

Ceci dit, liquidons d'abord la question des *aliments excitants*, de la viande et de l'alcool.

A. — Nous avons, au début de cet ouvrage, assez longuement fait le procès de *la viande* pour n'avoir pas à y revenir. Si nous estimons qu'elle doit être permise à quelques arthritiques, c'est en vertu même des propriétés excitantes que nous lui reprochons, mais qui font d'elle un « digestif » recommandable dans certaines conditions bien déterminées. On ne s'étonnera donc pas que, nous plaçant à ce point de vue tout spécial, nous mettions en première ligne les viandes les plus stimulantes, lors même que, comparativement à d'autres, elles seraient plus toxiques. Nous éliminerons toutefois celles qui sont trop chargées d'éléments nocifs pour l'arthritique.

Sont donc permis : d'abord le bœuf (filet, faux-filet, rumsteack), puis le mouton (cotelette, gigot); ensuite le jambon, le rôti de porc froid (?), le poulet, la dinde, le lapin domestique..., toutes ces viandes fraîches (*donc ni marinées, ni faisandées*), tendres et bien cuites (grillées à feu vif, rôties ou braisées, mais non bouillies, car elles manquent alors de la sapidité qui leur confère la qualité de digestif), mangées chaudes ou froides et, dans ce dernier cas, avec très peu de sel et sans accompagnement de cornichons et autres ingrédients de même genre.

Sont particulièrement défendus, en raison de leur teneur élevée en nucléines qui, en se métamorphosant dans l'économie, donnent naissance à de l'acide urique : *tous les abats* (ris et foie de veau, cervelle et rognons de mouton...), *les viandes gélatineuses* (tête de veau, pieds de porc ou de mouton...) ainsi que celles qui proviennent d'animaux jeunes (veau, agneau, chevreau ; jeune poulet de grain, pigeon...), — et, d'autre part, le gibier, spécialement *le gibier à poils* dont la chair, quand il a été longtemps pourchassé, est saturée par les toxines de la fatigue ; exception sera faite pour le perdreau, pour la caille, l'alouette et autres petits oiseaux, lorsqu'ils viennent d'être tués. Englobons dans cette proscription *le bouillon gras, les gelées, jus et extraits de viande*, en raison de ce qu'ils sont extrêmement riches soit en composés xantho-uriques, soit en toxines.

Le poisson ne sera toléré que s'il est d'une incontestable fraîcheur, car il s'altère encore plus rapidement que les viandes; aussi l'arthritique ne peut-il consommer du poisson de mer que sur le littoral, et encore à condition qu'il ait été pêché le jour même et que, de son côté, il ne soit sujet ni à l'urticaire, ni à l'eczéma. Choisir les poissons à chair blanche et maigre, tels que sole, merlan, éperlan, turbot (?), rouget, raie, cabillaud, truite, brochet...; les servir au court bouillon avec sauces blanche ou maître d'hôtel, grillés ou frits, mais alors dépouillés de leur peau. Sont défendus à cause de la densité et de la toxicité de leur chair, les crustacés (écrevisses, crevettes, langouste) et les mollusques (escargots, moules...) sauf peut-être les huîtres, quand on est sûr qu'elles ont été parquées dans des eaux propres.

Sont également défendus : *les viandes et poissons gras* (canard, oie, poularde et chapon ; hareng, maquereau, saumon, anguille, carpe...) ; *les viandes et poissons de conserve*, marinés, salés (comme la morue), séchés, fumés *ou en pâtés*, ainsi que les confits de volaille, les rillettes et le foie gras.—*Pas de charcuterie*, boudin noir (essentiellement indigeste, toxique et générateur d'acide urique), saucisses et saucissons, pieds truffés ou non, lard et autres produits tirés du porc, galantine, tripes et gras double..., farces à la viande. — *Pas de hors-d'œuvre*, tels que thon et sardines à l'huile, anchois, caviar..., ni même de radis, olives, artichaut ou céleri crus et autres crudités qui, excellentes pour les estomacs vigoureux dont elles exercent utilement la musculature, ne sont plus de mise chez les dyspeptiques toujours enclins à faire de la stase.

B. — Avec la viande, du régime de l'arthritique nous avons exclu *l'alcool*, nous aurions dû dire l'alcool *et les boissons hygiéniques*, car il n'est pas une d'elles qui, par un côté quelconque, ne lui soit préjudiciable.

Prenons d'abord l'alcool en lui-même, quel que soit son véhicule. Pour l'accéléré de la nutrition, il est nuisible par ce fait que, pris en proportions modérées, il est excitant ; il est vrai que, en quantités plus élevées, il modère la rapidité des échanges cellulaires, mais alors c'est par un procédé éminemment dangereux, en déprimant le système nerveux et en accaparant à son profit l'oxygène du sang et des tissus (1). Pour le ralenti, l'action stimulante de l'alcool trouve parfois son indication, mais cet agent est encore plus difficile à manier que la viande que nous avons autorisée en pareilles circonstances ; plus excitant qu'elle, sa dose utile, en effet, côtoie *de très près* sa dose toxique, chez ces malades dont le sang est déjà si pauvre en oxygène et les nerfs irritables si faciles à paralyser.

D'ailleurs, sous quelle forme le conseillerait-on ? Certes, pas sous celle d'apéritifs, même médicamenteux. Alcool peu ou pas dilué, essences d'une toxicité formidable, vacuité de l'estomac, telles sont les raisons pour lesquelles doivent être condamnés sans restriction tous ces breuvages amers ou savamment aromatisés.

Le vin, même dans le monde médical, réunira certainement plus de suffrages. Et cependant il est reconnu que le rouge est l'ennemi-né de l'estomac, qu'il est le provocateur des catarrhes, sans parler de

______

(1) En effet, après ingestion d'alcool, l'acide carbonique exhalé par les poumons est comparativement plus abondant que l'oxygène inspiré.

la constipation qu'il entretient de complicité avec le
pain blanc et la viande rôtie. Le blanc, lui, fouette
vivement le système nerveux, mais compense ce défaut, majeur chez quelques-uns, non chez tous, par
des effets diurétiques ayant leur valeur ; en outre, il
est habituellement bien supporté par les dyspeptiques,
de sorte que, tout compte fait, nous lui donnerons la
préférence. A celui qui, à aucun prix, ne veut aban-
donner le vin, nous dirons donc : « Buvez un peu de
bordeaux blanc, naturel et vieux, noyé d'eau, mais
pas de vin pur : pas de vins sucrés ni mousseux, donc
pas de champagne, car rien de tel pour acidifier les
humeurs. Pas davantage de ces bourgognes au bou-
quet délicieux mais perfide, ni même de ces petits
vins de pays, légers, mais d'autant plus aigrelets
qu'ils sont moins riches en alcool. Restez-en donc à
votre bordeaux..., et encore méfiez-vous, car pour
peu que tous les jours vous en buviez une bouteille,
avec un petit verre après le café et deux bocks dans la
soirée, c'est plus d'un grand verre d'eau-de-vie que
vous absorbez, *dans lequel les deux tiers reviennent au vin* (1). En vérité, gardez-vous du vin :
il laisse trop longtemps ignorer le mal qu'il fait
en nous ; il est le principal artisan de « l'al-

d'alcool
absolu

(1) Vin à 8 p. 100 d'alc. : une bouteille de 750 cm.c. = 60 gr.
   Bière à 4 p. 100 : deux bocks de 250 cm.c. = 20 —
   Cognac à 40 p. 100 : un petit verre de 25 cm.c. = 10 —

Total 90 gr.

   Soit 90 grammes d'alcool absolu, équivalant à 225 grammes
d'eau-de-vie à 40 p. 100.

coolisme bourgeois ». Au fond, j'aimerais mieux vous voir vous en priver, quitte à vous accorder, puisque vous avez besoin d'un remontant, un verre de liqueur après le dîner ». Tel est, en effet, le conseil que nous donnons à nos malades par crainte des boissons dites hygiéniques.

Si nous parlons ainsi, c'est que nous ne trouvons pas de garanties non plus du côté du cidre ou de la bière. Celle-ci, outre qu'elle est additionnée d'alcool ou d'antiseptiques malsains, devient, quand on en boit une quantité notable, une source de purines, dont l'arthritique doit tenir compte : l'orge *germée* qui a servi à sa fabrication est, en effet, comme toute plante en travail de croissance ou de reproduction, abondamment pourvue de nucléines susceptibles de donner par dédoublement de l'acide urique ou des xanthines. Quant au cidre, après avoir exercé dix ans en Normandie, nous sommes obligé d'affirmer que sa réputation de boisson bienfaisante est usurpée. S'il est fort et titre 4 ou 5 p. 100 d'alcool, il est aussi nuisible que le vin à 8 p. 100, car on en boit bien davantage ; s'il est faible, il aigrit très rapidement et alors agit sur l'estomac comme un caustique. En réalité, le cidre n'est bon que dans les trois mois qui suivent sa fabrication, quand il n'est qu'un jus de fruits à peine fermenté ; à ce moment seulement, il est recommandable comme laxatif, diurétique et anti-goutteux. Concluons : on peut, *dans les pays de production*, tolérer soit le cidre « mitoyen », un peu « fait », ni mousseux, ni dur, ni acide (trois conditions bien difficiles à réunir !), soit une bière faible, pourvu qu'elle soit jeune et de bonne qualité, mais toujours en limitant leur consommation à quelques verres.

A notre avis, et sur ce point comme sur nombre d'autres, nous nous rencontrons avec de Grandmaison qui, dans son *Albuminurie goutteuse*, a longuement traité la question du régime des arthritiques, la boisson de choix pour ces malades est l'eau pure, non calcaire, ou les eaux faiblement minéralisées et à peine gazeuses comme Alet, Evian, et autres eaux similaires, dites indifférentes. Si elles rebutent par leur fadeur, nous ne voyons aucun inconvénient à les additionner de caramel ou d'un peu de sucre avec rhum, kirsch ou cognac préalablement brûlés, ou encore d'extrait de malt dans les dyspepsies flatulentes, de jus d'orange ou de citron chez les hypochlorhydriques. Citons encore, comme boissons de table, l'eau de lin, certainement utile aux entéritiques et aux rénaux par son mucilage, la tisane de pommes et les différentes infusions dont nous parlerons dans un instant.

Ces boissons seront bues chaudes ou froides, mais jamais glacées. Froides, c'est-à-dire à la température de l'appartement dans les cas ordinaires ; chaudes quand l'estomac est irritable (comme il l'est si souvent chez les gens de tempérament goutteux) ou paresseux, ou encore lorsqu'on se propose d'agir sur les reins, — mais revenir à l'eau tempérée dès qu'on a obtenu le résultat cherché.

Beaucoup de malades, quand on leur prescrit de boire chaud, prennent sur eux de faire du thé leur breuvage habituel, nous ne saurions trop nous élever contre cette pratique ; en Angleterre, elle a peut-être son excuse dans un climat essentiellement déprimant, chez nous elle ne peut être que désastreuse. Le thé, en effet, pour quiconque n'en a pas l'habitude, est terriblement excitant. D'autre part, il contient, indé-

pendamment d'une proportion notable d'acide oxalique (7 milligr. par tasse d'infusion de 2 gr. de thé),
une quantité très appréciable de théine qui, de même
que la caféine du café et la théobromine du cacao, est
une méthylxanthine chimiquement proche parente de
l'acide urique. Or, dans une série de recherches du
plus haut intérêt (1), Fauvel vient de démontrer que
les méthylxanthines alimentaires augmentent les xanthines qu'éliminent les urines, (c'était à prévoir), mais
très vraisemblablement aussi *les xanthines et l'acide
urique que, par mesure défensive, retiennent nos
tissus ;* par contre, elles accroissent la solubilité de
cet acide dans nos humeurs. Sans doute, cette dernière propriété justifie l'emploi de la théobromine
chez les insuffisants rénaux ; mais, comme il est probable que cette drogue, en même temps qu'elle épure
le sang et la lymphe de leur acide urique, grossit le
stock de purines qui s'amassent dans la profondeur de
l'organisme, on est en droit de se demander si. tout
en nous préservant de dangers immédiats d'intoxication, elle n'en prépare pas d'autres pour l'avenir.
Aussi, estimons-nous que, jusqu'à plus ample informé,
le thé et le café, (nous parlerons plus loin du cacao),
doivent être interdits aux arthritiques ; tout au plus,
pourra-t-on leur passer la fantaisie de prendre chaque
jour une tasse de l'un *ou* de l'autre, s'ils y tiennent absolument. Encore mieux vaudrait-il les remplacer chez
les nerveux par le café de Malt (cafés Kneipp), le tilleul
ou les feuilles d'oranger ; chez les dyspeptiques, par la

(1) *Communications à l'Académie des Sciences,* 5 et 18 juin, 2
juillet 1906.

menthe ou la camomille lorsqu'il y a du spasme, par
l'anis quand prédomine l'atonie.

Du reste, lorsque l'arthritique se plaint que ses urines sont brûlantes, rares et rouges ou chargées, on
doit agir plus énergiquement et lui faire prendre des
boissons chaudes, non seulement aux repas, mais
aussi dans l'intervalle, quand l'estomac vide se prête
le mieux à leur absorption. Toutes les infusions de
plantes alors sont bonnes, mais, ne serait-ce que pour
agir sur son moral, on accordera la préférence à celles
qui sont réputées diurétiques (chiendent, queues de
cerises, pariétaire, stigmates de maïs), anti-arthritiques (fleurs de reine des prés, — nous nous en sommes souvent bien trouvé —, feuilles de frêne, de bus-
serole), ou fortifiantes (tisanes d'orge, d'avoine, de
céréales mélangées). Pour que cette *cure d'eau
chaude* soit efficace, il est nécessaire, d'après Monteuuis : 1º Que l'eau soit vraiment chaude, à une température de 40 degrés environ ; 2º qu'elle soit prise à
dose quotidienne de 300 à 600 grammes, — plus ou
moins, suivant le volume des urines, — et en quatre
fois (une ou deux heures avant chacun des trois repas
et une heure avant de se coucher) ; 3º quelle soit bue
très lentement, par petites gorgées espacées. Suspen-
dre la cure quand le taux des urines a atteint ou
dépassé la normale pendant deux ou trois jours, et la
recommencer dès qu'il s'abaisse de nouveau.

La question des excitants étant ainsi résolue, abordons l'étude des autres aliments qui doivent constituer
le régime des arthritiques en puissance de dyspepsie,
— ce mot étant pris dans son sens le plus large, celui
de difficulté de digestion.

C. — La manifestation la plus précoce de l'insuffisance digestive est ordinairement une intolérance remarquable pour *les graisses*. Pawlow nous en a donné l'explication. Les graisses exercent sur les sécrétions de l'estomac une véritable action d'arrêt, déplorable pour peu qu'il soit déjà paresseux. Il est vrai que cette suppression du suc gastrique a surtout de l'influence sur la digestion des albuminoïdes; aussi, l'association des matières grasses et azotées est-elle particulièrement condamnable. Avec un régime d'où la viande est bannie, les graisses devraient théoriquement être plus facilement supportées; il en est souvent ainsi, mais non toujours, probablement parce qu'à la phase hypofonctionnelle de l'arthritisme, la bile, indispensable à leur émulsion dans l'intestin, fait défaut.

On se trouvera donc bien de rayer du régime *des ralentis* tous les aliments fortement chargés de graisse. Nous avons signalé plus haut le bouillon gras, les viandes et poissons gras ou conservés dans l'huile et la charcuterie. joignons-y les *fritures*, les *ragoûts* et les *sauces grasses*, et, puisque nous en sommes aux sauces, proscrivons également celles qui ont pour base le vin rouge ou blanc, ou qui sont fortement épicées (s. piquante, poivrade, remoulade...). Sur ce chapitre, l'arthritique devra donc se limiter au beurre frais, non cuit (déposé sur l'aliment seulement au moment de servir) et relevé ou non par un filet de vinaigre ou un peu de citron ; aux sauces blanches (s. poulette ou Béchamel au maigre, s. à la crême), à la sauce tomate, à la vinaigrette (?)... et autres sauces *simples* et sans excès, ni de condiments, ni de substances grasses.

Le *lait* trouve ici sa place, car c'est par excellence

un aliment gras et azoté. Envisagé à un autre point de vue, c'est un aliment de croissance, c'est-à-dire tel que tout en lui concourt à favoriser la fixation de son azote par nos tissus. Or, à ce but spécial sont affectés des ferments spéciaux, qu'on ne rencontre que dans les estomacs jeunes. C'est dire que le ralenti des dernières générations de la famille arthritique, qui naît et toute sa vie reste vieux, *ne peut pas* le digérer ; sous ce rapport, les dyspeptiques de naissance sont caractéristiques, et leur intolérance pour le lait est, dès la toute première enfance, si absolue qu'on doit la considérer comme un élément du diagnostic de la maladie.

Inversement, les préarthritiques et les accélérés de la nutrition l'aiment et le digèrent jusque dans leur vieillesse. Pour eux, il est plus qu'un aliment, il est l'anti-toxique idéal. Toutefois il ne le sera qu'à la condition d'être ingéré seul. Donc, *pas de lait comme boisson de table ;* d'anti-toxique il deviendrait auto-toxique, car de deux choses l'une : ou les aliments co-ingérés provoquant une abondante sécrétion d'acide chlorhydrique entravent sa digestion, et il fermente ; ou par ses principes gras il ralentit le travail de l'estomac au détriment desdits aliments, et ce sont eux qui fermentent. Le mieux, quand il est indiqué pour une affection du cœur, du foie ou des reins, est de prescrire le régime lacté intégral une ou deux fois par mois, pendant le laps de temps nécessaire pour obtenir une débâcle d'urines abondantes et claires, d'un jaune pâle à reflets verdâtres. Ajoutons que, même chez ces Forts, quand ils sont en proie à la maladie, il arrive que le lait s'accepte malaisément, qu'il provoque des pesanteurs d'estomac ou de la diarrhée.

Dans ces circonstances, nous avons remarqué que presque toujours la cause en est dans une stase gastrique par embarras intestinal ; un éméto-cathartique, suivi de laxatifs quotidiens répétés, lèvera généralement toutes les difficultés.

Comme on le voit, l'opportunité du lait dépend du degré qu'occupe l'arthritique dans l'évolution de sa diathèse. Il est parfois délicat d'en juger ; mais on peut partir de ce principe que celui qui, en état de santé, n'aime pas le lait, le digère mal ; il y a là une antipathie naturelle qu'il faut savoir respecter.

Le lait faisant habituellement les frais du petit déjeuner, disons un mot de ce repas, dont la composition est pour nombre de dyspeptiques un problème insoluble. De la journée, c'est le moment où le lait a le plus de chances de passer ; on peut donc, s'il est indiqué, le leur recommander, — mais sous quelle forme ? Les susceptibilités individuelles déroutant les prévisions les mieux établies, il est sage et prudent de répondre : Sous la forme où vous le digérez le mieux, cru ou cuit (longuement bouilli), chaud ou froid, sucré ou non, mais en ayant toujours soin de le boire très lentement, *de le mâcher*, comme nous le disions dans le chapitre précédent, en s'aidant pour cette manœuvre de pain peu ou pas trempé. Suivant les goûts, on peut aussi l'additionner de café (café de malt), de thé, à qui ce coupage enlève ses propriétés excitantes, ou d'une farine, genre racahout, dans laquelle le cacao n'entre qu'à titre d'aromate. Pur, en effet, le cacao ne saurait être permis à l'arthritique, en raison de la quantité relativement énorme d'acide oxalique qu'il contient (4 centigr. par tasse de cacao de 10 gr.); de même le chocolat qui, en outre, est essentiellement indigeste par ses principes gras, et le café noir qui, pris à jeun, est responsable de bien des gastralgies.

Si pur ou mélangé, le lait n'est pas accepté, donner le choix entre : le thé léger, avec pain grillé et beurré, à condition de ne point récidiver au goûter ; la bouillie d'avoine des Écossais, cuite à l'eau et mangée avec des compotes ou des gelées de fruits, ou encore une assiettée du potage de la veille réchauffé au bain-marie.

Enfin, lorsque l'arthritique n'est pas doublé d'un dyspeptique, nous l'engageons à constituer ce repas par du pain complet beurré ou non, avec soit des fruits, crus ou cuits, soit du lait caillé, association d'aliments valant certes bien un laxatif.

Un mot aussi des *dérivés du lait*. 1º La crème fraîche est, en général, de toutes les graisses celle qui se digère le plus aisément. 2º Puis vient le beurre ; certains dyspeptiques pourtant s'accommodent mieux de l'huile d'olive ou des beurres végétaux (beurres de coco, d'amandes, de noix ou de noisettes) qui, comparativement au produit animal, sont beaucoup moins gras (1). 3º Quant aux fromages, nous ne pensons pas qu'il y ait lieu d'en priver l'arthritique, ni même le dyspeptique, pour lequel il est un excellent pepto-gène ; faisons toutefois une distinction. Lui seront permis les Bondon, Brie, Camembert..., lors même

(1) Pour la confection des mets, employer le beurre frais ou salé et non le beurre fondu, car cet aliment perd sa digestibi-lité quand on le fait cuire longuement. Pour cet usage, et en particulier pour les fritures, les beurres végétaux et l'huile sont incontestablement supérieurs à la margarine et au sain-doux.

qu'ils sont un peu faits, les Gruyère et autres fromages à pâte ferme, s'il veut les mastiquer minutieusement ; lui seront interdits les fromages avancés, ainsi que ceux genre Roquefort. Les fromages double-crème, le petit suisse par exemple, sont fréquemment indigestes ; mais il n'en est pas de même du fromage à la crème et surtout du lait caillé qui, bien préparé et peu égoutté, est un excellent aliment pour les hypochlorhydriques et les constipés, précieux aussi dans les maladies aiguës où le dégoût du lait est très prononcé. La même remarque s'applique au kéfir et autres laits aigris, dont la réputation n'est plus à faire tant comme eupeptiques que comme antiseptiques intestinaux.

Au lait je rattacherai encore *les œufs*, car ils sont comme lui un aliment gras par leur jaune et un aliment de croissance, ce qui les rend absolument inassimilables par certains arthritiques. D'autre part, Haig, qui a fait une étude approfondie des aliments générateurs d'acide urique (1), les compte parmi eux. Cette opinion, logique étant donnée la richesse du jaune d'œuf en nucléoprotéides, ayant cependant été contredite par des auteurs autorisés, il est bon dans le doute, sinon de s'en abstenir complètement, du moins de n'en user qu'avec discrétion. Veiller à leur fraîcheur, car ils s'altèrent aisément en donnant naissance à des toxines redoutables, et les manger à la coque (laiteux), brouillés ou en omelette peu cuite (omelette nature, aux fines herbes, au fromage... et

---

(1) V. PASCAULT. Uricémie, sa pathogénie et son traitement diététique d'après Haig. (*Revue des maladies de la nutrition*, 1906, 2).

non au lard ou au jambon) ou encore pochés, soit à la
sauce blanche, soit au beurre noir (?); mais pas
d'œufs durs, frits ou au vin.

D. — Après les graisses, ce sont *les farineux* que
l'arthritique, qu'il soit ou non dyspeptique, redoute le
plus, à tort selon nous, car pour enlever à ces aliments
les propriétés nocives qu'on leur attribue, il suffit de
les cuire et mastiquer convenablement. — Il faut les
cuire, car la plupart des grains d'amidon sont pour-
vus d'une coque résistante qui les rend réfractaires à
l'attaque par les sucs digestifs, d'où des fermentations
se traduisant par des gonflements, de la pesanteur, de
la flatulence... et jetant dans la circulation des dérivés acides qui vont renforcer le vice humoral du
diathésique. Or, on ne les cuira à fond qu'en
employant une eau non calcaire et en prolongeant
leur séjour sur le feu beaucoup plus longtemps que
n'ont coutume de le faire nos modernes cordons-bleus.
— Il faut les mastiquer. Ce serait faire injure au lecteur que d'insister encore sur cette pratique; notons
pourtant que, si elle est utile pour tous les aliments,
elle est indispensable pour les farineux, qui sans salive
ne seront jamais qu'imparfaitement digérés.

Analysons brièvement les avantages et inconvénients
des divers aliments à base d'amidon.

1º *Pain.* — C'est par le pain que les huit dixièmes
des Français se suralimentent et se font dyspeptiques.
Ils se font dyspeptiques, parce qu'ils mâchent peu
ou pas un pain généralement mal cuit, dans la mie
duquel la levure a conservé toute sa vitalité de ferment : passons. Ils se suralimentent, parce qu'avec
nos habitudes nationales nous abusons de cet aliment
trop nourrissant, quand on a, comme on dit vulgaire-

ment, quelque chose à mettre dessus. Songeons, en effet, que 100 grammes de pain valent environ 260 calories et 400 grammes (moyenne de la consommation du Parisien adulte) 1.040 calories, soit plus de la moitié des 1900 qui doivent suffire à un homme de poids moyen. La mastication méthodique étant un facteur important de guérison dans la dyspepsie et rendant impossible la suralimentation, il faut donc demander au pain d'être avant tout masticable.

Or, à ce point de vue, le pain complet, lorsqu'il est bien fait et mangé un peu rassis, donne toute satisfaction. De plus il est laxatif par le son qu'il renferme (1) et fortifiant par ses sels minéraux. C'est en lui qu'on trouve le plus de magnésie, minéral d'action des cellules nerveuses ; aussi le considérons-nous comme le pain de choix. non seulement pour les névropathes, mais aussi pour les intellectuels et pour tous les cerveaux qui travaillent. On pourrait, il est vrai, lui reprocher sa cellulose, l'acide oxalique et les purines qu'il renferme en proportions minimes ; mais ces inconvénients s'atténuent singulièrement quand on réduit sa ration de pain à 3 gr. 5 par unité de poids, comme nous l'avons conseillé plus haut.

A défaut de pain complet, choisir du pain blanc de seconde qualité, préférable au pain de gruau, frais (je ne dis pas chaud), à croûte épaisse, bien cuite, croustillante et fondante, ou, pour les dyspeptiques, du pain grillé, des biscottes, zwiebachs ou

---

(1) Il est probable même qu'il entrave les putréfactions intestinales, car un bon moyen de désodoriser les selles des chiens nourris avec de la viande est de leur donner du pain de son.

breakfasts. Mais pas de pain de seigle, pas de pain mollet ni de croissants, qui dans la bouche s'agglutinent et « font mastic ».

2° Les défauts majeurs du pain étant son aptitude à fermenter dans l'estomac et sa valeur nutritive trop élevée, l'arthritique devra tendre à le remplacer en partie par d'autres aliments farineux ne portant pas en eux des germes de fermentation et moins nourrissants. A ce titre sont particulièrement recommandables le macaroni et les gruaux de céréales ; en seconde ligne seulement, les pommes de terre et le riz, dont les amidons plus friables que celui du blé se saccharifient relativement vite dans l'estomac, et sont susceptibles d'y subir la transformation lactique s'il se vide trop lentement ; en troisième lieu, la châtaigne, qui « bourre », mais souvent se digère laborieusement. Tous ces aliments, sauf la pomme de terre et la châtaigne, absorbant en cuisant une très grande quantité d'eau, deviennent de ce fait beaucoup moins nutritifs, à volume égal, que le pain ; c'est ainsi que, d'après Atwater, si 100 grammes de riz ou de macaroni crus donnent environ 360 calories, 100 grammes de ces mêmes aliments cuits ne valent guère que de 90 à 120 calories.

Peuvent donc être conseillés : a) *La pomme de terre*, bonne sous toutes ses formes, sauf frite, sautée ou en salade, car elle est alors par trop imprégnée de substances grasses. Trois fois moins nourrissante que le pain, elle engendre la satiété sans suralimenter ; c'est probablement là le secret de ses succès dans le diabète, où elle agit, en outre, comme alcalinisant par sa potasse, comme oxydant par son manganèse. Rapprochons-en les patates et les topinambours. —

b) *Les pâtes alimentaires,* le macaroni ou mieux les nouilles fraîches, cuites dans très peu d'eau, non égouttées et arrosées d'une sauce blanche ou tomate, plutôt qu'au beurre ou au fromage, à moins de ne les assaisonner qu'au moment de servir. — *c)* *Les céréales,* dignes d'entrer dans notre alimentation courante le jour où nous saurons les accommoder agréablement (1); tels le riz et les gruaux, grillés ou non, d'avoine, d'orge, de maïs (?), au beurre, au gratin, en croquette, à la sauce tomate, ou encore cuits soit à l'eau, soit au lait, et mangés au dessert avec des confitures ou des compotes. — *d)* *Les marrons,* grillés, au beurre ou en purée (?).

3° **A regret,** nous proscrivons *les légumineuses* (haricots, pois, fèves et lentilles); mais ce sont plus des azotés que des farineux, et des azotés elles ont tous les inconvénients sans en avoir les avantages. Elles n'aident point à la digestion ; tout le monde le sait. Mais de plus et surtout, elles renferment de l'acide oxalique et une très grande quantité de purines. Or, sur ce dernier point, la théorie vient de confirmer trop exactement la pratique pour qu'on puisse le leur pardonner. Pratiquement, il est reconnu que parmi les peuplades végétariennes de l'Inde, seules sont goutteuses celles qui au riz, base de leur nourriture, ajoutent des légumineuses. Théoriquement, Fauvel, dans les expériences dont nous avons parlé plus haut, a démontré que la majeure partie de ces purines se retrouve dans les urines sous forme d'acide urique, et

(1) Consulter à ce sujet les livres de cuisine végétarienne et en particulier, *La table du végétarien,* par CARLOTTO SCHULZ, Paris, 1903.

d'acide urique précipitable par les acides, — apte
par conséquent à s'immobiliser dans les tissus de l'arthritique hyperacide par définition. Celui-ci devra donc,
quel que soit l'âge de sa diathèse, s'en priver ou n'en
user qu'avec la plus grande circonspection ; tout au
plus pourrait-on lui passer les flageolets frais et les
petits pois, dont la teneur en eau (60 à 80 p. 100 au
lieu de 10 à l'état sec) diminue sensiblement la noci-
vité.

4° Dans notre régime, au repas du soir les farineux
sont représentés par *les potages*. Ce sont d'excellents
aliments dont on a pu dire à juste raison : « C'est une
poignée de bonne terre jetée à la surface du sol que
vous allez semer », car ils font appel aux sécrétions
de l'estomac. Nous ne voyons guère que les dilatés
gastriques et peut-être les obèses qui aient à s'en abstenir. Eviter pourtant le bouillon gras déjà cité, les
soupes trop grasses (soupes aux choux, à la graisse...)
ou trop épicées (bisque...), et exiger de la cuisinière
qu'elles mitonnent longtemps au coin du feu avant de
paraître sur la table.

E. — Les *aliments sucrés* ont auprès du dyspeptique une réputation presque aussi fâcheuse que les
farineux. Elle est peut-être un peu mieux justifiée
sans toutefois l'être complètement, car ils ne fermentent et ne donnent lieu à des brûlures et du pyrosis
que quand il y a stase gastrique ; or, ces symptômes
s'atténueront ou disparaîtront dans la plupart des cas,
lorsque, par une série de purgatifs, on aura rétabli la
perméabilité des voies digestives.

Le réel danger de ces aliments réside dans ce qu'on
les prend habituellement à la fin d'un repas déjà trop
copieux qui surcharge l'estomac, et sans tenir aucun

compte de leur valeur nutritive parfois fort élevée et généralement ignorée. Donnons-en quelques exemples calculés sur la quantité moyenne de desserts que mange un homme d'appétit ordinaire.

Une demi-livre de raisins, ou de fraises (avec sucre : 20 gr.) vaut	150	calories
Une belle poire de 200 à 220 grammes..	90	»
2 bananes moyennes.	100	»
6 à 8 dattes ou noix, 5 ou 6 châtaignes		
6 à 8 pruneaux cuits (avec sucre : 10 gr.) }	125	»
3 petites cuillerées de confitures (50 gr.)		
1 madeleine de 40 grammes ou 3 biscuits d'avoine (45 gr.)............	150	»
6 grandes cuillerées de crème à la vanille (150 gr.) (1).................	270	»
Une portion moyenne de gâteau de riz (150 gr.) (2).....................	350	»
4 grandes cuillerées de fromage à la crème (100 gr.) (3)................	120	»
4 grandes cuillerées de crème fraîche (60 gr.).........................	150	»
Un petit suisse (70 gr.)...............	320	»

(1) Crème pesant 600 grammes et faite avec : lait, un demi-litre (350 cal.) ; sucre, 120 grammes (480 cal.) ; 4 jaunes d'œuf, 75 grammes (270 cal.) : soit au total 1100 calories.

(2) Gâteau pesant 900 grammes et fait avec : riz, 150 grammes (510 cal.) ; lait, un demi-litre (350 cal.) ; sucre, 200 grammes (800 cal.) ; 6 jaunes d'œuf, 110 grammes (395 cal.) ; 6 blancs d'œuf, 135 grammes (85 cal.) ; soit au total 2.140 calories.

(3) Fromage fait de 3 parties de lait caillé pour 1 partie de crème fraîche.

On le voit, il faut « garder une place » pour le dessert et s'en méfier lorsqu'on ne le dépense pas en travail physique. Chose à remarquer, le sucre, aliment musculaire, est à redouter précisément par ceux qu'une sensation de lassitude permanente invite le plus à en manger. Cette fatigue, en effet, coïncide généralement avec la présence d'acide oxalique dans le sang. Or, quand l'exercice est impossible, le sucre ne peut qu'aggraver cette intoxication, car, s'oxydant incomplètement, il s'arrête au stade oxalique, au lieu de se transformer en acide carbonique et eau.

Les fruits nous offrant le sucre sous sa forme la plus assimilable, sont de véritables aliments de force ; mais, pour l'arthritique, ils sont surtout intéressants en tant qu'agents d'alcalinisation ; aussi n'en parlerons-nous que plus loin. Pour l'instant, limitons-nous aux aliments pouvant les remplacer lorsqu'ils font défaut.

1º Parmi les entremets sucrés, sont permis tous ceux de consistance molle, crèmes à la vanille, au café, au chocolat (?), œufs à la neige et au lait, charlotte et pommes au beurre ou meringuées, soufflés et puddings légers, gâteaux de riz ou autres céréales, etc. Les glaces et entremets glacés peuvent être tolérés une fois en passant. Mais pas de crêpes ni de beignets.

2º Parmi les pâtisseries, sont permis tous les biscuits secs (biscuits de Reims, biscuits anglais et gauffrettes, biscuits d'avoine, langues de chat...), l'échaudé, le bon pain d'épice, les madeleines et gâteaux de Savoie, les tartes aux fruits (?). Sont défendus toutes les pâtes feuilletées, les brioches et babas, les gâteaux à la crème (éclairs), au beurre (mokas) ou aux amandes (nougats, croquets, massepains), la plupart des petits fours ; et aussi les dragées, fondants et bonbons de toutes sortes, les chocolats pralinés ou autres, les fruits glacés, confits ou à l'eau-de-vie.

3º Enfin pour le sucre en nature (dans le café, par exemple) n'en user qu'avec modération.

Après avoir vu dans l'arthritique le perverti digestif, le dyspeptique, voyons le perverti général, le ralenti hyperacide et auto-intoxiqué, et recherchons si la nature ne nous offre pas des aliments capables, soit de corriger l'altération de ses humeurs, soit d'exercer une influence heureuse sur les échanges de ses cellules. Or ces aliments, véritables *aliments anti-arthritiques* existent : ce sont les légumes verts (c'est-à-dire tous les légumes sauf ceux classés plus haut parmi les farineux) et les fruits. Légumes verts et fruits sont en effet peu ou pas toxiques. D'autre part, ils sont alcalinisants par leurs bases en excès et, par là même, favorisent les oxydations et les actes de fermentation vitale, qui ne peuvent s'accomplir régulièrement dans un milieu trop acide. Enfin ils présentent l'inestimable avantage d'être d'une grande richesse en sels minéraux et en eau de constitution, qui, dans les processus nutritifs, jouent un rôle capital. Je m'explique.

Dans les premières pages de cet ouvrage, nous avons vu que la cellule vivante n'entre en activité que si elle y est invitée par une excitation provenant de son milieu ; mais cela ne suffit pas. Dans la molécule protoplasmique, la matière azotée est impuissante à « réagir » à l'aide de ses seules ressources ; pour devenir apte à profiter de l'excitation, autrement dit, pour vivre, il lui faut être soudée ou combinée avec un minéral approprié à sa fonction spéciale, avec ce que Gaube appelle son « minéral d'action » (1) ; il faut, en outre, que ce minéral soit dans un état de dilution tel que les opérations physiques ou chimiques de la nutrition puissent s'effectuer aisément : *corpora nisi soluta non agunt*. Or, toutes proportions gardées, c'est dans les légumes et les fruits que nous trouvons le plus d'eau et de sels minéraux (2) ,le plus de ma-gnésie (*alcalin*, minéral d'action des centres nerveux et des organes de la génération), de soude (*alca-lin* présidant aux phénomènes de la vie végéta-tive), de chaux (*alcalin* entrant dans la constitution des ferments hydratants, et fixateur de l'azote dans la croissance ou la convalescence), de potasse (*alcalin* et agent indirect de la force musculaire), de fer et de manganèse (minéraux oxydants), etc.

En bonne logique, ces considérations nous obligent à faire entrer les légumes et les fruits pour une large part dans l'alimentation de l'arthritique. Examinons s'il n'y a pas lieu d'en éliminer quelques-uns.

F. — Les *légumes verts* seront tous permis, sauf les choux et choux de Bruxelles (indigestes par leur cellulose et leurs principes sulfurés), la choucroute (qui contient en outre des acides de fermentation), la

____

(1) V. Gaube (du Gers). *Cours de minéralogie biologique*. Paris, 1899 à 1903.

(2) La plupart des viandes et des farineux contiennent sou-vent autant de sels minéraux que les légumes verts et les fruits ; mais, dans le régime intestinal, à part le pain, on en mange proportionnellement beaucoup moins que de ces der-niers ; de plus, ils sont généralement pauvres en eau de cons-titution.

betterave et la rhubarbe (acide oxalique abondant).
L'oignon ne figurera que dans les assaisonnements; de
même l'oseille (en potage, en omelette), les champi-
gnons et les truffes, ces derniers à cause de leurs
purines.

Conseillons : *a*) Comme légumes d'hiver et de prin-
temps : les salades cuites, laitues, scaroles, endives,
chicorée et pissenlits (toutes très fortement minéralisées), et parmi les salades crues celles qui sont assez
tendres pour se bien mastiquer, comme la laitue, la
mâche...; les épinards, dont l'acide oxalique est neu-
tralisé par une forte proportion de soude, chaux et
magnésie ; les cardons ; le céleri en branches, très
réputé en Angleterre comme anti-goutteux, et le céleri-
rave ; les poireaux (à la sauce blanche ou vinaigrette) ;
les carottes (très riches en soude), les navets, salsifis
et crosnes, tant qu'ils ne sont pas ligneux ; la citrouille
ou potiron (en potage ou au beurre) ; les artichauts ;
les choux-fleurs (?)... ; les conserves de légumes cuits
à l'étuvée et les légumes conservés par dessication,
mais non ceux que l'on garde dans du sel.— *b*) Et plus
tard, les asperges (avec réserve, en raison de leurs
purines et de leur action irritante sur les reins) ; les
petits pois (également avec réserve pour les raisons
données plus haut ; souvent, en outre, ils sont indigestes parce que cuits dans une eau calcaire et mal
mastiqués) ; les haricots verts, malgré leurs traces
d'acide oxalique ; le pourpier et la tétragone, succé-
danés fort estimables de l'épinard ; l'aubergine (?) et la
courgette (?) ; la tomate, une fausse acide, —A. Gautier
s'en porte garant, et qui n'est dangereuse que par les
condiments qu'on y ajoute ; enfin le melon qui, mûr

à point et mangé lentement (1), avec la modération qu'il sied d'apporter en toutes choses, est généralement bien toléré.

Choisir ces légumes de grosseur moyenne, fraîchement cueillis et sains, tendres et juteux ; les primeurs sont peu recommandables. Pour qu'ils conservent leur valeur nutritive, il importe au plus haut point d'éviter toute déperdition de leurs principes minéraux, de leur eau de constitution et même de leurs essences aromatiques, qui, en impressionnant agréablement le goût et l'odorat, suscitent la réaction « psychique » en vertu de laquelle se met en train le travail digestif. C'est dire que, sauf exception rare (pour les légumes trop odorants), il faut renoncer à les « blanchir » et les cuire à petit feu, dans leur jus avec peu ou pas d'eau, en se servant d'une casserole hermétiquement close ou d'un de ces appareils *ad hoc*, qu'on trouve dans le commerce (marmites à vapeur ou à bain-marie, pour cuisson à l'étuvée). Enfin les accommoder au beurre, sans les y noyer, au gratin, en croquettes..., ou en purée passée, quand ils sont fibreux. Mais éviter les légumes sautés ou en salade (salades de choux-fleurs, de haricots verts).

G. — En parlant des aliments sucrés, nous avons dit *des fruits* qu'ils sont des aliments de force ; leur sucre,

_____

(1) Pour le melon et les fruits que certains arthritiques, (les rhumatisants goutteux surtout), qualifient de *froids*, parce que leur muqueuse gastrique redoute les températures basses, cette recommandation de les manger lentement n'est pas une banalité. La bouche, en effet, remplit auprès de l'estomac le même office que les fosses nasales à l'égard des poumons ; elle réchauffe les aliments (ou les refroidit, suivant le cas), lorsqu'on les y laisse séjourner assez longtemps.

en effet, se présentant très dilué et à l'état de glycose ou de lévulose, peut entrer directement dans le cycle des oxydations, et être utilisé sans délai par les muscles en contraction. Leurs acides, d'autre part, qu'ils soient libres ou sous forme de sels acides, leur confèrent des qualités fort utiles pour l'arthritique, à la condition toutefois qu'ils ne soient pas en excès, comme dans les fruits verts, les groseilles et certaines cerises. En éveillant l'activité des glandes gastriques et pancréatiques, ils font des fruits des digestifs pour eux-mêmes et pour les aliments qui les accompagnent. Doués de propriétés germicides assez énergiques, ils contribuent à assurer l'antisepsie de l'intestin. Enfin les sels acides sont de *puissants* alcalinisants, car ils se comportent dans le sang comme des aliments respiratoires, et brûlent intégralement en mettant en liberté les bases qui entrent dans la constitution de leurs molécules. Ajoutons que certains fruits, les raisins entre autres, sont nettement laxatifs et éliminateurs d'acide urique.

C'est en s'appuyant sur ces données que l'on sera en droit de conseiller l'usage des fruits à tous les ralentis, et que la *cure de raisins* sera spécialement indiquée dans l'arthritisme avec constipation ou diarrhée paradoxale, avec pléthore abdominale ou congestion du foie, dans la lithiase hépatique ou rénale, dans la goutte, en un mot dans tous les états uricémiques, où elle agira à la façon des eaux alcalines.

Une seule contre-indication aux fruits, la stase gastrique avec hyperacidité, et encore dans ce cas parvient-on souvent à les faire tolérer en les donnant une heure avant les repas ou le soir, au moment du coucher ; notons que, ingérées de cette manière, les noix constituent un laxatif aussi sûr qu'agréable à prendre.

Parmi les innombrables espèces de fruits, nous ne voyons guère à proscrire que les groseilles et cerises acides, les nèfles et les coings à cause de leur astringence, les figues sèches en raison de leur acide oxalique, et, pour les malades ayant une dentition mauvaise, les pruneaux crus, les ananas, les amandes, noix et noisettes, qu'il leur est impossible de mastiquer convenablement.

Recommandons : quand elles se digèrent, les fraises, véritable médicament par leur soude et leurs salicylates ; les framboises, les cerises douces, les abricots bien mûrs, les pêches, les bonnes prunes, qui, de même que les fraises et le raisin, se prêtent bien à la cure de fruits ; les amandes fraîches et les cerneaux ; le raisin ; les poires et les pommes, à la condition de les mâcher à fond (si l'on en est empêché, les râper crues) ; les figues fraîches ; les bananes, dattes et raisin sec ; les oranges et enfin les citrons qui, dans les salades et les sauces remplacent avantageusement le vinaigre, et dont on a récemment prôné les vertus anti-goutteuses non sans raison. — Choisir tous ces fruits parfaitement mûrs, fondants et sucrés, frais et sans taches ; s'ils sont médiocres, mieux vaut les cuire. Les manger crus, ou, si on les digère mal ainsi, cuits comme les légumes, à petit feu, dans leur jus avec peu ou pas d'eau et très peu de sucre.

En hiver, recommandons encore : les fruits conservés au naturel après cuisson à l'étuvée ; les compotes de pruneaux (malgré des traces d'oxalates), de pommes, de poires, d'abricots et de pêches déséchés (?) ; les confitures ou gelées de fruits, enfin le miel, dont les propriétés laxatives sont parfois utilisables.

H. — Reste, pour être complet, à traiter la question du sel et des condiments.

Pour *les condiments* (vinaigre, poivre, moutarde, ail...), il nous suffira de faire remarquer que, étant tous plus ou moins irritants, nul ne sait pour combien ils entrent dans la genèse des phlegmasies des multiples organes qu'ils touchent en cheminant à travers l'économie. Ils doivent donc être maniés avec prudence, surtout chez l'enfant dont les muqueuses sont si fragiles et chez les vieillards dont le foie ou les reins sont presque toujours insuffisants.

Quant *au sel,* les expériences instituées pour élucider la pathogénie des œdèmes ont montré qu'il nous est beaucoup moins indispensable qu'on ne le croyait autrefois ; on peut donc se demander si, à la dose quotidienne de 10, 15 grammes et plus, il n'est pas, non seulement inutile, mais encore nuisible. Un empirique allemand, Lahmann, qui a fait à ce sujet des recherches fort curieuses (1), répond par l'affirmative, en se basant sur le raisonnement suivant. « Les échanges qui entretiennent la vie s'effectuent grâce à la différence de concentration existant entre le liquide du sang (peu dense) et celui qui imprègne nos cellules (très dense). Conformément aux lois de l'osmose, le courant principal va du sang aux cellules et leur porte les aliments dont elles se nourrissent. Mais augmentons la densité des plasmas en les saturant de sel de cuisine, fatalement le courant se renverse ; dès lors, les cellules, au lieu de s'enrichir, s'appauvrissent. » Ces déductions sont logiques ; on ne peut que leur reprocher de pousser les choses à l'extrême et de supposer

(1) LAHMANN. *Dysœmie.* Leipzig, 1899.

que l'osmose est le seul régulateur de la concentration sanguine. En réalité, à côté d'elle, il faut faire intervenir les émonctoires qui, d'une façon continue, rejettent au dehors les molécules tendant à élever cette concentration (1). Il en est ainsi du moins chez l'homme sain, mais chez l'arthritique il est possible qu'il en soit autrement. Les organes d'élimination étant généralement lésés, rien ne prouve que, ce procédé de défense faisant en partie défaut, les échanges osmotiques n'acquièrent pas chez lui une importance anormale, et qu'alors l'apport quotidien d'un grand excès de sel marin n'est pas préjudiciable à la nutrition de ses tissus.

Si nous ajoutons à ce grief que le sel met obstacle aux combustions, — grave défaut chez le suralimenté et le ralenti, — qu'il irrite les voies digestives et les reins, qu'il pousse à boire plus que de raison..., nous ne manquerons pas de motifs pour conseiller à l'arthritique de perdre l'habitude de trop saler ses aliments.

Dans le régime que nous venons de décrire, le praticien ne trouvera probablement rien de bien nouveau, car, c'est celui qui, de tout temps, a été appliqué à l'arthritisme. Notre excuse aux longs développements dans lesquels nous sommes entré, est d'avoir voulu montrer, autant que possible, la raison de chaque prescription, de chaque proscription. Notre but, d'autre part, a été d'établir que, tel que nous le concevons, le régime de l'arthritique lui est utile et nécessaire,

____

(1) Hallion. L'osmose en physiologie et en pathologie. *Presse médicale*, 9 mai 1906.

parce qu'il répond aux principales lois régissant le fonctionnement de son organisme, — loi physique de l'osmose, — lois chimiques des oxydations et des fermentations vitales, — loi physiologique des excitations, cette dernière contenant en germe toute la pathogénie de la diathèse de fatigue et d'usure dont il est la victime.

CHAPITRE XIV

Traitement de l'arthritisme par suralimentation (*fin*).

Sommaire. — *Traitement anti-toxique.* Il sera médicamenteux et hygiénique. — *Traitement médicamenteux.* De même que l'intoxication, il comporte une étape intestinale et une étape générale. Dans les deux cas, le purgatif est le maître-médicament. Technique de la cure purgative. Critique des agents réputés dissolvants ou éliminateurs de l'acide urique. — *Traitement hygiénique.* « Tout l'art de guérir est dans l'art d'exciter. » L'hydrothérapie et l'exercice considérés comme agents d'excitation. En sa qualité d'hypersensible, le ralenti n'est justiciable que des procédés de douceur en hydrothérapie. L'exercice lui est préjudiciable plutôt qu'utile ; il lui faut du repos.

L'arthritique par suralimentation étant malade par le fait de la quantité et de la qualité défectueuse des substances dont il se nourrit, le traitement « alimentaire » doit être la clef de voûte de sa thérapeutique. A lui seul, il suffit pour le guérir, tant que ses organes de défense et de dépuration n'ont pas cédé au surmenage qu'il leur impose. Mais du jour où ces appareils

faiblissent, au traitement alimentaire il est urgent
d'adjoindre un traitement antitoxique, lequel comprend l'emploi de quelques médicaments et certaines
pratiques d'hygiène ayant pour propriété d'accélérer
les combustions et d'augmenter les éliminations.

Parlons d'abord du *traitement médicamenteux*.
Il comporte deux étapes distinctes, nécessitant la mise
en œuvre de procédés un peu différents. Il s'agit, en
effet, de copier la nature et de refaire, en sens inverse, la route suivie par l'intoxication, lorsqu'elle a
envahi l'organisme. Or, si nous décomposons la
marche de l'empoisonnement, qui pied à pied mine la
famille arthritique, nous voyons que dans les premières générations, il débute par le fléchissement du
point le plus faible du tube digestif, du cœcum ; d'où
stase et fermentations génératrices de toxines qui pénètrent dans les vaisseaux portes. Parallèlement le
foie se congestionne pour lutter contre ces produits
des putréfactions intestinales, et contre ceux qui
naissent dans l'intimité des tissus, par suite de la
grande activité que déploie l'arthritique tant qu'il est
trop plein de santé. C'est *l'étape intestinale* ou digestive pure.

Pendant un temps, qui peut se mesurer par une
ou au plus deux existences d'homme, le foie et les
glandes antitoxiques neutralisent les dérivés nocifs qui
polluent les humeurs ; le foie encore, l'intestin, les
reins, les poumons et la peau les éliminent ; puis,
épuisés par une tâche trop lourde, ils en arrivent à ne
plus l'accomplir que d'une manière imparfaite. A ce
moment, la production des poisons ne se ralentit pas,
loin de là, car la déchéance de l'appareil digestif s'accentue de génération en génération et se complique

d'une perversion des actes cellulaires. Alors, impuissant à oxyder ses déchets, incapable de leur trouver une issue, l'arthritique use de sa dernière planche de salut ; il les cantonne et les immobilise dans les coins perdus de son organisme, partout où le sang, circulant paresseusement, peut à loisir déposer les résidus qui le souillent. Ce mode de défense « par rétention » est aujourd'hui mal connu, presque ignoré ; mais il n'en existe pas moins et même il est infiniment probable que sa portée est beaucoup plus considérable que nous ne le supposons. Mais ne nous égarons pas dans les hypothèses : le fait est là, l'arthritique s'imprègne de toutes les scories dont il ne peut se libérer ; la preuve nous en est donnée par les crises d'élimination qui accompagnent ou suivent ses maladies aiguës, par celles aussi que nous sommes maîtres de provoquer par un traitement antitoxique. Telle est *l'étape générale* de l'intoxication.

Comme elle, le traitement doit être intestinal d'abord, général ensuite. Intestinal, c'est affaire aux purgatifs. Avec eux, on tarit une des sources de l'empoisonnement, vraisemblablement la plus importante ; on opère une véritable saignée du foie et on épure cet organe d'épuration, en même temps qu'on réveille son activité paralysée. Quant au traitement général, il peut se proposer différents buts : il peut tenter de dissoudre les produits mal solubles qui viennent se buter aux émonctoires ou de raviver les oxydations pour les brûler ; il peut essayer de stimuler l'inertie des reins ou de la peau, de secouer la torpeur des régulateurs nerveux... Mais, il faut bien l'avouer, les médicaments solubilisateurs sont infidèles ; les oxydants ne le sont guère moins. Impossible non plus de compter sur les diurétiques ou sur les diaphorétiques, qui fréquemment restent sans effet, et d'ailleurs donnent une urine et une sueur « artificielles », nullement comparables à celles des crises spontanées, et qui n'emportent presque rien des poisons que l'on a si grand intérêt à soustraire. Les excito-nerveux eux-mêmes souvent font faillite, car fatigué, usé, déprimé par l'intoxication, l'organisme ne réagit plus au coup de fouet ou réagit par des secousses qui l'ébranlent profondément et l'épuisent.

Ici encore il faut nous inspirer des moyens employés par la nature. Pour en saisir les détours, analysons un cas extrême, désespéré, celui du brightique avancé. Nous le savons, quand ses reins se bloquent, apparaissent des vomissements ou des flux diarrhéiques incoercibles qui le sauvent pour un temps ; suivant une expression pittoresque, il pisse par son estomac, *par son intestin,* et il pisse efficacement, puisque son état s'améliore presque aussitôt. Or, pourquoi n'en serait-il pas de même chez ceux, dont les reins sont moins insuffisants ? Certes, le tableau est alors moins dramatique, parce que l'urgence est moins absolue. Mais combien de dyspepsies ne sont-elles pas dues à ce que l'appareil digestif, renversant son rôle, d'absorbant se fait éliminateur ? La coprologie, encore dans l'enfance, nous le dira. Pour nous qui avons une expérience déjà longue de la médication purgative intensive et longtemps prolongée chez l'arthritique, nous croyons pouvoir affirmer que son appareil digestif est par excellence la voie de sortie de la plupart des poisons qui trouvent ailleurs porte close.

Dans la phase générale de l'intoxication comme dans sa phase intestinale, *le purgatif est donc le maître-médicament*, celui qui donne les résultats les plus certains et les plus décisifs. A cette période encore, il épure et le tube digestif et le foie, mais en outre, drainant du sang les résidus qu'il charrie, il fait appel à ceux qui sont enfouis dans les tissus, et les oblige à se mobiliser pour revenir au point d'où ils sont partis. Voici, en effet, comment nous avons toujours vu se succéder les événements chez les arthritiques que nous avons purgés systématiquement.

L'étape intestinale se parcourt assez rapidement ; les premiers purgatifs évacuent la lumière du canal digestif et, rétablissant sa perméabilité, amendent momentanément les symptômes de dyspepsie. Reste la crasse intestinale, cet enduit gluant fait du mucus dont se tapisse le côlon pour se garantir contre les contacts irritants et de cellules épithéliales mortes en sécrétant : c'est ce que nous avons appelé l'entéroripose ; en quelques semaines on en vient généralement à bout. Enfin l'intestin donne à la percussion une sonorité franche et partout égale : il est vide. Une partie de la route est faite ; c'est peut-être la plus dure, ce n'est pas la plus longue, car nous abordons à peine l'étape générale.

Attendons, en faisant patienter le malade à l'aide de quelques-unes des drogues anodines dont nous allons parler. Il a consenti à observer le régime, à subir la ration... et pourtant quinze jours, un mois plus tard, l'appétit disparaît, la langue se recharge, le cœcum s'encombre ; une série nouvelle de purgations provoque des évacuations extrêmement abondantes. *Elles ne sont pas fétides comme celles du début*, qui se composaient de matières ayant longtemps stagné dans les replis du côlon : ce sont des glaires, c'est de la bile qui, même quand on ne se purge pas, brûle au passage. Enfin, encore une fois l'intestin sonne clair, et le calme renaît. Puis, après une pause de quelques jours ou semaines, les mêmes phénomènes se reproduisent *avec des débâcles identiques*, et ces alternatives se répètent pendant des mois. On ne sait vraiment pas ce qui peut sortir d'un ventre, quand on n'a jamais systématiquement purgé un arthritique, tant qu'il accuse des malaises généraux.

Car c'est là le critérium ; l'étape générale de l'intoxication ne saurait être considérée comme franchie, tant qu'il y a de la lassitude, des douleurs vagues ou des névralgies, de l'oppression, des palpitations, de l'insomnie…, ou un quelconque des mille petits signes dénotant que l'organisme est toujours en puissance de toxines. Bien plus, il faut savoir que *pendant cette cure, tous ces symptômes désagréables ou pénibles s'exaspèrent:* — que le médecin ne l'oublie pas et qu'il exige de ses malades, avant tout traitement, l'engagement de gravir leur calvaire avec courage et résignation. Cette promesse, on l'obtient assez aisément en leur représentant que la seule façon d'en finir avec une affection chronique, c'est de la ramener à l'état aigu (exemple : la goutte acquise). La plupart répondront : « Si c'est un mal pour un bien, allons ! » Et, en effet, c'est un mal pour un bien, car, si la perversion nutritive n'est pas trop ancrée dans l'économie, si l'organisme n'est point trop usé, un jour vient enfin où le patient, délivré de toutes ses misères, se sent revivre et comprend que, « en dépouillant le vieil homme », il a reconquis la santé.

Ces préliminaires posés, traçons la technique du

traitement antitoxique. Bien entendu, nous ne décrirons qu'un cas type, — arthritique sans tares héréditaires graves, sans lésions ni déchéance irrémédiables, et offrant une résistance suffisante pour affronter les rigueurs de cette médication fortement perturbatrice. Les variantes à lui apporter sont innombrables : nous en indiquerons le plus possible en passant, mais sans nous flatter de les englober toutes dans notre schéma.

Notre arthritique est ou n'est pas constipé : peu importe ; il a de la stase cœcale ou au moins de l'entéroripose — toujours : notre résolution est prise, nous allons le purger. Alors la première question à lui poser est la suivante : « Etes-vous difficile à purger ? Que prenez-vous habituellement, et à quelle dose ? », car, à côté des réfractaires qu'ébranle à peine une bouteille d'eau de Janos, il est des Forts et, à l'opposé, des Faibles et des nerveux, qu'un verre à bordeaux malmène très suffisamment.

Puis nous rédigeons l'ordonnance qui, pour un cas « moyen », serait ainsi conçue : « Ce soir, dîner sommairement d'une soupe et d'un dessert, et trois heures après *au moins* prendre le cachet suivant :

Calomel ....)	ââ 0,05 à 0,20, rarement
Bicarbonate de soude.....)	0,25 centigr.
Poudre de Dower	0.10 à 0,30 centigr.

Demain matin, 20 à 30 grammes d'huile de ricin (deux ou trois cuillerées à soupe). Une heure après, une tasse de thé léger, bien chaud ; à renouveler toutes les demi-heures jusqu'à 10 heures. Un lavement glycériné si la première selle se fait attendre. A 10 heures, déjeûner d'un bon potage ou une purée, œuf et

pain, fruits cuits. A midi, commencer à prendre régu_
lièrement toutes les heures, sans tenir compte des
repas, une pilule d'ipéca :

Ipéca pulvérisé ......
Savon médicinal ..... } àâ 0,01 ou 0,02 centigr.

Pour une petite pilule argentée, n° 100.
Les continuer pendant trois jours pleins, à raison de
12 à 16 par vingt-quatre heures. »

Le cachet de calomel est destiné à décongestionner
le foie et préparer la purgation du lendemain. Nous le
donnons trois heures au moins après le dîner, afin d'é-
viter les indigestions ou la combinaison possible (?) du
chlorure mercureux avec le sel ingéré au repas. Au
calomel nous associons du bicarbonate de soude et de
la poudre de Dower, pour en favoriser la tolérance et
esquiver les coliques, parfois très vives, qui se produisent chez quelques personnes. Lorsqu'il y a répugnance
pour l'huile de ricin, nous la remplaçons par un purgatif salin (sans redouter le calomel, maintenant bien
loin) ou, chez les rénaux et les intestins paresseux,
par :

Eau-de-vie allemande.... }
Sirop de nerprun....... } àâ 10 à 15 grammes.

Au thé léger, parfait pour lutter contre l'abattement
accompagnant toute purgation, nous substituons chez
les nerveux le tilleul, la menthe, le classique bouillon
aux herbes, etc. Nous tenons à ce que le malade mange
de bonne heure et assez copieusement, parce que l'arrivée des aliments dans l'estomac active habituellement

le travail de la purge. Enfin nous insistons auprès de lui pour qu'il comprenne bien que l'ipéca a pour but, non de le faire vomir, ni même de lui donner « mal au cœur », mais uniquement de compléter l'action du purgatif, et d'empêcher la constipation consécutive. De fait, l'ipéca, en agissant sur la musculature et les sécrétions gastro-intestinales, amène généralement une selle dès le lendemain, et il est quelques sujets chez qui on n'a pas besoin de revenir aux purgatifs proprement dits ; chez ceux qui, au contraire, ne « répondent » pas à l'ipéca, nous lui adjoignons la quassine cristallisée à dose de 1 ou 1/2 milligramme par pilule.

Dans les 24 heures qui suivent la prise du calomel-huile de ricin, aucune constatation utile ne peut être faite ; la langue est saburrale, même si elle ne l'était pas précédemment ; le ventre est plus ou moins mou, en raison de la dépression qu'entraîne l'irritation par le purgatif. Le surlendemain, la langue se nettoie quelque peu, et le ventre reprend de la tonicité : souvent même on le trouvera plus ferme et plus élastique qu'il ne l'était avant la purge. A la percussion, il est quelquefois partout sonore ou à peu près. Mais, après les trois jours d'ipéca, cette sonorité ordinairement s'évanouit et fait place, tout au moins dans la zone du cœcum, à de la submatité ou de la matité. L'interprétation de ce phénomène est délicate : peut-être est-il simplement dû à ce que dans ce cul-de-sac s'accumulent les sécrétions provoquées par l'ipéca et les matières qu'il a délayées après les avoir chassées des alvéoles cœcales, en agissant doucement mais d'une façon continue sur la musculature intestinale. Toujours est-il qu'une seconde ingestion de calomel-huile de ricin a pour résultat de donner des garde-robes aussi copieuses au moins, et souvent d'une odeur beaucoup plus repoussante, que la première fois, — très probablement parce que les résidus qui les constituent étaient depuis longtemps séquestrés dans l'intestin, parce que ce sont de « vieux fonds ».

Après cette nouvelle épreuve, nous revenons à l'ipéca pendant 3, 4 ou 5 jours, suivant la fatigue éprouvée par le malade (contre toute attente, en dehors des jours de purge, elle est généralement nulle), suivant que le cœcum redevient plus ou moins vite mat à jeun. Et nous continuons ainsi tant que nous n'avons pas de raisons de croire que le gros intestin est, dans toute sa longueur, non seulement vide, mais parfaitement « décapé », dépouillé de son enduit glaireux.

La fin de ce ramonage, qu'on nous passe l'expression, s'annonce par un retour de l'appétit, et par l'apparition d'un pointillé rouge sur la base de la langue, lequel n'est autre que le sommet des papilles gustatives perçant la couche de saburre maintenant moins épaisse. En même temps, on observe que la région cœcale est sonore, même à jeun ; toutefois des zones mates peuvent persister dans le flanc gauche.

Enfin nous admettons que *l'intestin est décidément vide, lorsque se trouvent réunies les trois conditions suivantes :* 1º sonorité abdominale franche et partout égale ; 2º langue absolument propre ; 3º garde-robes non fétides. Alors, mais alors seulement, nous mettons de côté les purgatifs jusqu'à nouvel ordre, c'est-à-dire jusqu'à ce que l'arthritique présente de nouveau des symptômes d'embarras gastrique ou tente de s'exonérer par les débâcles spontanées dont nous parlions tout à l'heure, — dans lequel cas nous reprenons la série de purgatifs alternés avec l'ipéca pendant toute la durée de la crise.

A la suite de ces purgations répétées, on pourrait croire qu'une constipation opiniâtre va s'établir. Dans la plupart des cas, il n'en est rien ; il semble, au contraire, que débarrassé des matières qui l'encombraient et peut-être le paralysaient par irritation ou inhibition, l'intestin récupère une vitalité nouvelle. La sonorité abdominale est bonne, et les garde-robes se font régulièrement et sans efforts tous les jours ou tous les deux jours.

Toutefois *lorsque le canal digestif est très atone*, quand, dans les dernières semaines de la cure intestinale, le ventre conserve une certaine mollesse, nous croyons prudent de se mettre en garde contre la constipation de retour. Dans ce but, en même temps que les purgatifs, nous faisons des injections sous-cutanées d'eau de mer stérilisée (plasma de Quinton) ; nous en avons obtenu d'excellents effets, en particulier chez les Faibles et les déprimés. Chez ces mêmes malades, on se trouvera également bien d'adjoindre aux pilules d'ipéca, soit de la quassine, comme nous l'avons indiqué plus haut, soit de la strychnine, à raison de 1 demi-milligramme par pilule, soit 6 à 8 milligrammes par jour, dose assez forte, il est vrai, mais qui, ainsi fractionnée, se tolère généralement bien. *Chez les spasmodiques*, le calomel est parfois mal supporté : alors nous lui substituons les lavements huileux (un verre d'huile d'olive tiède, tous les deux jours, en se couchant ; à garder toute la nuit) ; si l'ipéca, lui aussi, est refusé, nous donnons chaque soir une pilule ainsi composée :

Evonymine..........
Poudre de belladone.. } ââ 0,01 ou 0,02 centigr.
Extrait de belladone..

et le lendemain matin, une cuillerée à café d'huile de
ricin, une heure avant le petit déjeuner.

La fin de la cure purgative marque la fin de l'étape
intestinale de l'intoxication. Alors commence l'embarras du thérapeute, car de tous les médicaments pré-
conisés pour poursuivre le vice arthritique jusque dans
l'intimité des tissus, nous n'en connaissons guère qui
aient été étudiés avec la rigueur scientifique qu'on est
en droit d'exiger aujourd'hui. Nombreuses sont les
drogues et les eaux minérales qui, affirme-t-on, dissolvent et éliminent ce fameux acide urique, que l'on
charge de tous les maux ; mais pour combien d'entre
elles s'en est-on assuré dans des conditions suffisantes d'exactitude ? Généralement on dose l'acide urique
seul, quand il faudrait en même temps doser les
xanthines et autres leucomaïnes, vraisemblablement
aussi redoutables que lui. De plus et surtout, les recherches faites jusqu'ici ont été, dans l'immense majorité des cas, pratiquées sans tenir le moindre compte
du régime alimentaire suivi par le malade ; et cependant on sait pertinemment que la proportion des composés xantho-uriques trouvés dans les urines est étroitement liée au genre de nourriture et à sa quantité ;
les résultats annoncés sont donc sans valeur. Aussi
nous croyons-nous autorisé à dire que la plupart des
agents anti-arthritiques sont sujets à caution. En
réalité, nous ne savons pas si les effets bienfaisants
qu'on en retire sont dus à une élimination des matières toxiques en circulation ou, au contraire, à leur

précipitation et leur rétention dans les tissus ; nous ignorons si, en faisant du bien sur le moment, nous ne grevons pas l'avenir de nos malades, si nous ne masquons pas leur tare au lieu de la guérir.

Ces remarques expliquent la réserve que nous observons dans l'administration des médicaments et pourquoi, confiant dans la tendance qu'a l'arthritique à se libérer par des crises spontanées, nous ne sortons qu'exceptionnellement de la médication symptomatique.

C'est ainsi que si, malgré le régime alimentaire, les malaises dyspeptiques s'éternisent, nous prescrivons les silicates (solution siliceuse Décène), qui les améliorent presque sûrement sans courir grand risque de porter préjudice au patient. Si les urines sont d'une acidité notable, nous employons l'eau de Vichy-Hôpital (un grand verre par gramme d'acidité totale, suivant les indications de Gautrelet) ; de même quand le foie est gros *et douloureux*, ce qui, notons-le en passant, est généralement de bon augure. Si, par contre, cet organe nous paraît torpide, nous formulons la Grande Grille, en renforçant son action par les sulfures (pendant 20 jours, prendre une demi-heure avant les trois repas, un demi-verre ou un verre de Grande Grille, tiédie à 40 degrés, avec à chaque fois 0 gr. 02 ou 0 gr. 03 de sulfure de calcium en pilule). Cette combinaison des alcalins avec les sulfures étant cholagogue, nous l'utilisons encore quand les garde-robes persistent à être glaireuses après la cure purgative. Dans les mêmes circonstances, la bile ayant pour propriété de retarder la coagulation du mucus, nous recourons également à l'extrait de fiel de bœuf (pilules anti-hépatiques Debouzy).

Enfin, si nous avons la main forcée par des complications tenaces ou graves que nous supposons dues à une surcharge des humeurs en composés xantho-uriques (manifestations morbides relevant de l'auto-intoxication avec *ou sans* excès d'acide urique dans les urines), alors nous donnons au petit bonheur les médicaments réputés dissolvants : alcalins, salicylates, benzoates, colchique, urotropine, lithine, pipérazine, lycétol, acide quinique (ou sidonal), acide thyminique (ou Solurol), Uricédine, citarine, globularine (ou Prasoïde)..., parmi lesquels ceux qui nous semblent les mieux étudiés sont les alcalins, le salicylate de soude recommandé par Haig, le colchique (?) et l'acide thyminique.

Entre temps, nous faisons faire des cures d'eau chaude, des cures de fruits, quand la saison s'y prête, ou, de confiance, nous expédions nos malades aux eaux : à Vichy, les dyspeptiques, les hépatiques (tous ceux dont le foie fonctionne trop ou mal), les arthritiques florides ; à Royat ou Saint-Nectaire, les affaiblis ou les déprimés ; à Aix, les douloureux et les déformés ; à Vittel, Contrexéville ou Evian, les rénaux et les scléreux...

Notre incertitude sur la valeur et le mode d'action des médicaments anti-arthritiques explique aussi pourquoi nous attachons une importance majeure à un régime alimentaire choisi, qui alcalinise « à jet continu » et, d'autre part, à certaines *pratiques hygié-niques* qui, tout en augmentant les dépenses de l'organisme, le tonifient et combattent l'intoxication, en accélérant les combustions et en corrigeant le métabolisme cellulaire par l'intermédiaire de son régulateur, le système nerveux. Nous faisons allusion à l'exercice, à l'hydrothérapie et à toutes les excitations portant sur les nerfs sensitifs, qui s'épanouissent à la surface de la peau ou dans l'épaisseur des masses musculaires. Convaincu que, suivant l'heureuse formule de Monteuuis, « *Tout l'art de guérir est dans l'art d'exciter* », c'est à ce point de vue spécial que nous allons examiner et juger les pratiques d'hygiène les plus couramment employées chez les arthritiques.

Faisons remarquer d'abord qu'*exciter n'est pas toujours tonifier*; ce résultat utile n'est atteint que si le sujet possède en lui des provisions d'énergie, qui attendent le moment d'être libérées : sinon, l'excitation se solde par une perte et une fatigue. Or, si l'arthritique des premières générations est riche de réserves qu'il peut dilapider sans inconvénients, il en est tout autrement pour celui à qui ses ancêtres ont légué un organisme usé; celui-là naît et reste pauvre et doit vivre d'économies.

C'est pourquoi, en principe, chez l'arthritique invétéré, nous réprouvons *l'hydrothérapie* telle qu'on la pratique chez nous. La douche, avec sa pression qu'on ne trouve jamais assez forte, nous paraît un contresens; de même l'eau très chaude ou très froide. Ce sont des moyens essentiellement perturbateurs, dont seuls bénéficieront peut-être les Forts ou encore les apathiques, les « mous », qui réagissent avec lenteur et difficulté. Mais les autres, c'est-à-dire la grosse majorité, n'en retireront que de mauvais effets; ces procédés violents constituent pour eux de véritables chocs entraînant des désordres cellulaires et un épuisement qu'ils auront grand peine à réparer. Avec eux mieux vaut employer la douceur, les lotions fraîches

générales ou partielles ; le bain tiède qui, entre 33 et
36° est, suivant sa durée, tonique ou sédatif ; la douche
tiède également, administrée soit avec le collier-
douche, soit avec un jet très brisé, sans pression,
caressant et bien enveloppant. Signalons enfin la
douche-massage sous l'eau et le massage à sec comme
très efficaces pour remettre en circulation les matériaux toxiques immobilisés dans les tissus, mais qui
demandent une étroite surveillance chez tous ceux dont
les reins sont peu ou prou insuffisants.

D'ailleurs, qu'on ne s'y trompe pas, ces procédés
de douceur recèlent une énergie que nous ne soup-
çonnons pas. L'eau voisine de la température dite
indifférente est peut-être indifférente pour un individu dont le système nerveux a le calme de la force,
elle ne l'est certainement pas pour l'arthritique franc
dont la sensibilité s'est hypertrophiée à mesure qu'il
s'est affaibli et qui, pour cette raison, amplifie considérablement toutes ses sensations. Aussi estimons-
nous qu'il est parfaitement logique de donner une
place, à côté des applications d'eau, aux *applications
d'air*, aux bains d'air, bains de lumière, bains de
soleil (1), qui font le succès des sanatoriums natu-
ristes. Ce sont là, dira-t-on, pratiques bizarres et sans
portée utile. Eh bien ! nous ne le croyons pas, car la
stimulation douce et lente qui les caractérise, s'adapte

(1) Pour la technique de ces applications d'air, consulter les
travaux de MONTEUUIS, qui les a introduites chez nous, et qui,
avec un à-propos et une ténacité dont il faut lui savoir gré, s'ef-
force de nous en faire admettre le côté scientifique. Voir en
particulier : *Les bains d'air, de lumière et de soleil dans le traitement des maladies chroniques.* Paris, 1904.

merveilleusement aux hypersensibles que presque tous nous sommes.

Pour *l'exercice*, de même que pour l'hydrothérapie, une division s'impose. Qu'il soit musculaire ou cérébral, l'exercice est un excitant qui, une fois la machine en mouvement, l'incite à forcer son allure, donc à dépenser. En outre, ce travail jette dans la circulation des déchets d'autant plus abondants que l'individu est moins entraîné à le faire. De ces considérations résulte que, si l'exercice peut rendre quelques services aux arthritiques en hyperfonction, tant qu'ils jouissent d'une intégrité parfaite de leurs émonctoires, il est au moins douteux qu'il en soit de même pour les ralentis et les dégénérés.

Nous ne poussons pas la crainte des excitations et de l'intoxication jusqu'à exiger de ces derniers qu'ils se chambrent et passent leur existence sur la chaise longue, mais nous croyons devoir mettre en garde malades et médecins contre une pratique d'hygiène qu'on emploie trop souvent sans en peser toutes les conséquences, hypnotisé qu'on est par cet objectif : augmenter les combustions organiques. Passée la phase d'excès de santé, l'arthritique est toujours un fatigué et un intoxiqué par insuffisance de ses émonctoires. Or, comme tout excitant, l'exercice risque de fatiguer et de renforcer la toxicité des humeurs ; d'autre part, s'il accélère les oxydations, c'est dans une mesure limitée *et sans les améliorer sensiblement* quand on ne s'y consacre pas d'une façon exclusive et systématique (1). Ses avantages ne nous paraissant pas

(1) Une heure de marche au pas de promenade consomme tout au plus 130 à 140 calories : les oxydations sont donc *accé-*

compenser ses inconvénients, nous le déconseillons nettement au ralenti : qu'il vaque donc à ses affaires, mais qu'il se repose le plus possible et ne se fasse pas une obligation de marcher « par hygiène ».

L'exercice ne lui sera permis que pendant les quelques semaines où il s'accorde des vacances : alors il le devra pratiquer avec une extrême pondération, et en se soumettant à un entraînement progressif et lent. En dehors de cette période de loisirs, il ne lui demandera qu'un service, celui « d'entretenir » les muscles que ses occupations journalières laissent inactifs, en particulier ceux du ventre et de la cage thoracique. Et pour cela, il n'est qu'un moyen, c'est de codifier l'exercice, d'en faire par principes et en s'astreignant aux règles d'une gymnastique rationnelle (1).

Si, comme conclusion, nous voulions synthétiser le traitement de l'arthritisme par suralimentation, nous le ferions donc de la façon suivante :

Indépendamment d'une cure antitoxique nécessaire, sinon à tous les arthritiques, du moins à tous les

---

lérées, mais elles le sont, en somme, relativement peu. D'autre part, sont-elles en même temps *améliorées*? Leurs produits sont-ils plus parfaits, moins toxiques? Nullement ou à peine ; il est, en effet, reconnu que la « qualité » des combustions organiques ne se modifie vraiment que par des exercices longs et accomplis dans de bonnes conditions d'entraînement.

(1) Voir PAGÈS, *Hygiène des sédentaires*, où les différentes méthodes de gymnastique sont très clairement exposées et discutées. Dans un petit ouvrage de J. P. MÜLLER, intitulé « *Mon système* », on trouvera un programme d'exercices abdominaux et respiratoires fort bien compris, mais un peu fatigant quand on l'accomplit dans son entier.

hérédo-arthritiques, il faut : à l'accéléré, une ration « normale » et de l'exercice sans excès ; au ralenti, une ration subnormale et du repos ; à l'un et à l'autre, un régime peu azoté et s'adaptant à l'état actuel de leur appareil digestif, — *un minimum d'excitations* et d'excitations modérées, attendu que, tôt ou tard, toute excitation anormale se paie.

TABLE ANALYTIQUE DES MATIÈRES

Avant-propos I

PATHOGÉNIE DE L'ARTHRITISME

CHAPITRE PREMIER

La physiologie de la cellule doit être faite en partant
de son milieu.............................. 1

La vie est entretenue par les excitations provenant
de ce milieu.............................. 5

Si elles sont excessives, on a de l'hyperfonction cellulaire.............................. 6

**Mieux que toute autre cause, les excitations
alimentaires expliquent l'Arthritisme...** 7

*Pourquoi nous devons redouter les excitations
fortes* 10

Certaines d'entre elles conduisent à la neurasthénie. 16

CHAPITRE II

L'A. dérive du surmenage alimentaire.. 19

Dans un aliment, il faut considérer : 1° sa valeur nutritive ; 2° sa puissance et son mode d'excitation.. .22

L'aliment considéré en tant qu'excitant.. 24

Cette propriété explique pourquoi « on est fort par le ventre » 28
Les excitations alimentaires doivent être modérées et durables pour être utiles 32
La viande excite trop vivement et nourrit peu. 35
Comment elle conduit à la suralimentation 38

CHAPITRE III

Autres voies menant à la suralimentation 43
Suralimentés volontaires 44
Suralimentés involontaires 47
Comment on stimule artificiellement l'appétit 49
Conséquences résultant de la surexcitation de l'appétit ; suralimentation : hyperfonction cellulaire 51
Résumé de notre pathogénie de l'arthritisme par suralimentation 55

ÉVOLUTION DU PROCESSUS ARTHRITIQUE

CHAPITRE IV

Comment l'hyperfonction cellulaire engendre les troubles fonctionnels, puis les lésions organiques, caractérisant l'A. classique 59
A. Pléthore avec hyperfonction : Première génération d'arthritiques, préarthritiques 64
Suralimentation et suractivité s'associent pour engendrer la péthore 66
Rôle prépondérant du foie 67
Pléthore hépatique, abdominale, générale ; obésité .. 68
Poussées arthritiques 71

B. **Réactions défensives avec hyperdysfonction : Deuxième génération d'arthriti-
   ques**... 74
Obésité ; gravelle, goutte ; diabète ; hypersécrétions
   muqueuses... 75
Le fonctionnement de l'organisme est troublé uniquement parce qu'exagéré........................... 80

CHAPITRE V

Pourquoi dans les premières générations il y a
   excès de santé...................................... 81
*Pourquoi dans les générations suivantes, à la
   surnutrition s'ajoute de l'auto-intoxication*... 85
C. **Manifestations régressives avec hypo-
   fonction : Arthritisme classique**.......... 86
Tissus les premiers attaqués. *L'Arthritisme « dia-
   thèse glandulaire »*................................ 88
Causes pouvant modifier l'évolution de l'Arthritisme. 90
Symptomatologie de la **troisième génération
   d'arthritiques** : cancer, fibrome, etc........... 93
Pourquoi l'A. aboutit à la stérilité.................. 95
Dégénérescence des cellules nobles : *prolifération
   des cellules conjonctives et sclérose*........... 100
Importance des phénomènes toxiques et des phéno-
   mènes réflexes à cette période de l'Arthritisme... 102

CHAPITRE VI

Quand faut-il penser à l'arthritisme ?............... 106
Symptomatologie des **dernières générations
   d'arthritiques**.................................... 108
MALADIES PAR SURALIMENTATION :
   1° Chez le nourrisson.............................. 108

2° Dans la seconde enfance : *lymphatisme, nervosisme*, etc.................................... 114

3° Chez le collégien : dyspepsies, appendicite, etc.   120

Chapitre VII

4° Pendant le service militaire : rhumatisme, *tuberculose*, etc................................ 127

5° A l'âge adulte : dyspepsies, entéroptose, lithiases, catarrhes, *scléroses viscérales et vasculaires*, rhumatismes chroniques, affections nerveuses, etc...................................... 129

L'A. chez la femme : chlorose, A. génital....... 140

L'arthritique meurt par le ventre.............. 144

DIAGNOSTIC DE L'ARTHRITISME EN VUE DU TRAITEMENT

Chapitre VIII

Diagnostic urologique........................... 145

*S'attacher surtout à la recherche des causes qui
entretiennent l'Arthritisme*.................... 151

1° **Insuffisance hépatique** : ses symptômes   154

La dyspepsie est toujours hépatique............ 155

2° **Insuffisance rénale ou antitoxique** : ses
symptômes 167

3° **Artério-sclérose** : ses symptômes.......... 173

4° **Irritabilité nerveuse** : ses symptômes..... 175

Chapitre IX

5° **Insuffisance intestinale : la stase
cœcale, cause première de l'Arthritisme**   178

Pourquoi le cœcum cède le premier chez le suralimenté. 182
Conséquences de la stase cœcale : stase gastrique, intoxication. 188
La tension abdominale, élément de pronostic et de traitement. 191
Elle est d'origine viscérale : sa signification. 193
Ses variations normales et chez le suralimenté. 196
Sa valeur différente chez les Forts et les Faibles. 200

CHAPITRE X

Exploration abdominale : technique ; interprétation.

Exploration abdominale : technique ; interprétation. 202
1° *Inspection* : Gros et petits ventres. 203
2° *Palpation générale*, procédé de choix pour apprécier la vitalité digestive. 205
3° *Palpation profonde, méthodique.* 207
Exploration du foie : sensibilité épigastrique ; lobe d'alarme. 207
Diagnostic différentiel des douleurs siégeant dans les viscères abdominaux. 210
Boudin cœcal, cordon sigmoïdal, hypertrophies du foie, etc. 211
4° *Percussion générale* : interprétation des qualités de la sonorité abdominale. 218
5° *Percussion méthodique* : interprétation de la topographie de la sonorité abdominale. 220
Percussion du cæcum : son importance capitale pour le traitement. 222
6° *Epreuve de la sangle.* 224
7° *Inspection de la gorge et de la langue.* 227

L'ARTHRITISME CHEZ LES ANIMAUX DOMESTIQUES

CHAPITRE XI

L'influence de l'alimentation se dégage clairement chez les animaux domestiques   231

1° **Bovidés.** *Régime engraissant* ; il détermine un Arthritisme identique au nôtre   234

Les procédés pour stimuler l'appétit chez les animaux sont les mêmes que les nôtres   238

L'engraissement ne peut s'obtenir qu'en augmentant les aliments azotés   240

2° **Chevaux de course.** *Régime excitant* ; il use très rapidement (arthritisme suraigu)   246

3° **Chiens.** *Régime carné* : il détermine un Arthritisme identique au nôtre   249

CONCLUSION. L'arthritisme est créé et entretenu par l'usage des aliments azotés ou trop excitants   252

TRAITEMENT DE L'ARTHRITISME
PAR SURALIMENTATION

CHAPITRE XII

L'arthritique est et reste tel, parce qu'il se suralimente : il faut donc diminuer ses recettes   253

Ration alimentaire   255

Elle est applicable à tous   256

Comment on en contrôle les effets   258

Calcul de la *ration-type*, dite d'entretien ou de sédentarité   259

Son application individuelle. Rations de travail, de croissance, etc   261

Comment on la traduit en aliments usuels   265
Elle exige une mastication méthodique.   269
Comment on apprend à mastiquer.   270

CHAPITRE XIII

Régime alimentaire.   272
Le régime intestinal, régime normal de l'homme,
    ne convient pas à tous les arthritiques.   273
Ses contre-indications : arthritiques à ventre mou . .   275
Ses avantages et indications.   276
Caractéristiques du régime des arthritiques   280

ALIMENTS PERMIS, TOLÉRÉS, DÉFENDUS :

   1° *Aliments azotés et excitants*.   281
      a) Viandes et poissons.   281
      b) Alcool. *Vin*. Bière. Cidre.   283
Ce que doit boire l'arthritique   287
Thé, café ; leurs dangers.   287
Cures d'eau chaude   289
   2° Aliments gras.   290
Lait : ses contre-indications.   290
Composition du petit déjeuner   292
Dérivés du lait (crème, beurre, fromages...).   293
Œufs.   294
   3° Aliments farineux.   295
Pain : ses inconvénients.   295
L'arthritique doit en partie le remplacer par des
    pommes de terre, des pâtes alimentaires, etc.. . . .   297
Pourquoi les légumes secs lui sont interdits.   298
Potages.   299
   4° Aliments sucrés : *leur haute valeur nutritive*.   299
Ils sont contre-indiqués chez les fatigués.   301
Entremets, pâtisseries, etc..   301
   5° *Pourquoi les légumes verts et les fruits sont
     antiarthritiques*.   302

Conseils pour le choix et l'emploi de ces aliments..   303
Cures de fruits..   306
    6° Dangers des condiments, du sel..............   308

Chapitre XIV

Traitement antitoxique................................   311
Il sera médicamenteux et hygiénique..............   312
1° Traitement médicamenteux....................   312
Il comporte deux étapes. la première intestinale, la
    seconde générale..................................   313
Dans les deux cas, *le purgatif est le maître-médi-
    cament*..   314
Tendance de l'arthritique à se libérer par des crises
    spontanées..   315
Technique de la cure purgative..................   317
Critique des médicaments réputés antiarthritiques...   322
Médication symptomatique..........................   323
2° Traitement hygiénique............................   324
Tout l'art de guérir est dans l'art d'exciter.....   325
L'hydrothérapie et l'exercice considérés comme
    agents d'excitation................................   325
En hydrothérapie, *le ralenti* n'est justiciable que des
    procédés de douceur................................   325
L'exercice lui est plus préjudiciable qu'utile, il lui
    faut du repos..   327
Schéma du traitement de l'arthritisme par suralimen-
    tation à ses deux périodes d'accélération et de ra-
    lentissement de la nutrition......................   328

Buzançais (Indre), Imprimerie F. Deverdun.

www.ingramcontent.com/pod-product-compliance
Lightning Source LLC
LaVergne TN
LVHW050350060726
842524LV00002B/315